はじめての医学

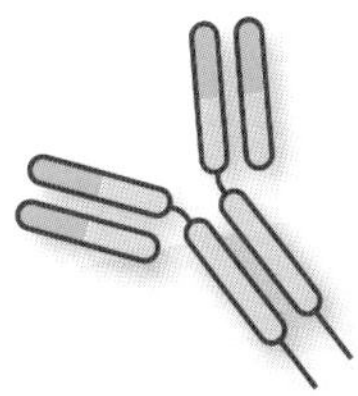

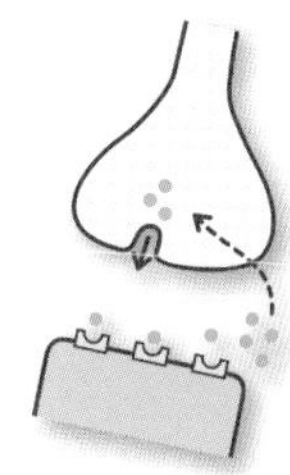

著

木南 凌

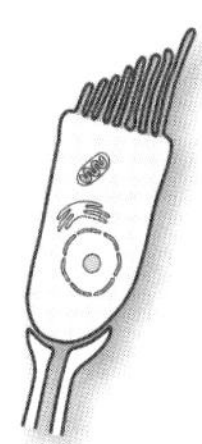

新潟大学名誉教授
新潟大学医学部教育研究担当

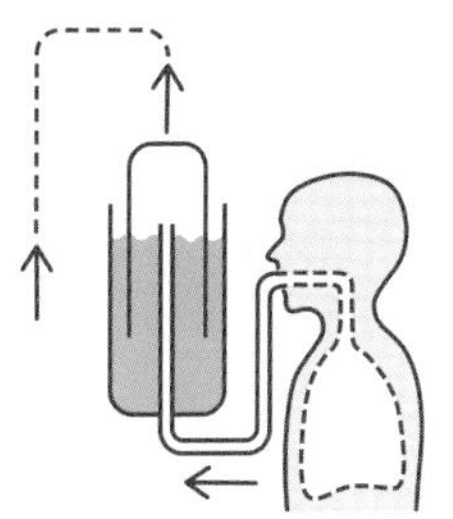

メディカル・サイエンス・インターナショナル

1，11，31，41，55，67，77，87，97，105，113，
125，135，147，169，179ページのイラストの出典
©2016 DBCLS TogoTV

Introduction to Medicine
First Edition
by Ryo Kominami

ISBN 978-4-8157-0175-8

Printed and Bound in Japan

はじめに

ピアノや自転車に限らず，何ごともはじめて学習するときは，戸惑いや挫折がつきものです。はじめて医学を学ぶときも，同様です。医学というものの全体像を俯瞰し，学びのゴールがどこにあるのか，この見当付けは難題です。学びの方向を見失い，単位を取得できない医学生が出てくることが，長い間気になっておりました。このような状況を背景に，学び始めの敷居を下げ不安を和らげたいという願いから，本書の執筆は始まりました。そして，表裏一体となる臨床医学と基礎医学の関係性を念頭に置き，筋道立てて執筆してみると，思いの外，平易で簡潔にまとめることができました。しかも，基本的かつ普遍的な広がりをもつ内容になったので，医学生ばかりでなく，保健学科や他学部の学生および院生の諸君にも薦めたい一冊になりました。

医学科の講義や実習は，まず解剖学，生理学，生化学などからスタートしますが，教科書で解説されている内容はいずれも途方もなく膨大で複雑です。保健学科のそれも同様です。しかも，講義内容は縦割りのことが多く，科目間の関連性をつかむのが難しい。このようなときに，今，医学全般のどの領域を学んでいるのかを知ることは安心につながります。基礎医学を学び始める，あるいは学んでいる学生にとって，医学全体の学習ナビゲーターになるというのが本書の目指すところであり，学習意欲を高め，それを保持させるのが目的です。

本書の構成は，よくある病気（ありふれた病気と呼ばれます）の概略と症例，治療薬，これらに引き続き病態や薬効の説明という流れになっています。そして，これらの理解に必要と考えられる，基礎医学の内容を簡潔にまとめて付加しました。「メモ」や「アドバンス」，あるいはコラム「詳しく知りたい」は，さらに追加したいと思った課題です。少し高度ですが，挑戦して欲しい内容となっています。

「学習目標」では，病気に関して理解したことや，その基礎となる医学について，30 秒程度の口頭による説明，つまり文章（言語）を主体としたプレゼンテーションを期待しています。これは言語による理解と知識の整理であり，将来必要とされる「患者さんへの説明」の練習をしておくためです。ですから，図表は必要最小限にとどめました。

簡単な査読をお願いした新潟大学医学部の元同僚（佐藤昇，福地健郎，竹林浩秀，長谷川功，日比野浩，高田俊範，片貝智哉，森田由香，矢尾板永信の各先生），および光山正雄（京都大学名誉教授），増田道明（獨協医科大学副学長），岡崎具樹（帝京大学教授），黒沢陽一（新潟県立リウマチセンター）の各先生に，心から感謝の意を表したいと思います。ただ，間違いや違和感があるとしたら，その責任はすべて私にあります。

最後に，メディカル・サイエンス・インターナショナル社の方々のご配慮に感謝申し上げます。特に，藤川良子氏には，多くの文章の見直しと，暖かい叱責や激励をいただき，感謝しております。

2019 年 12 月

木南 凌

本書の使い方

各章は基本的に 1 つの病気を扱い，臨床医学的内容と基礎医学的内容の両面から解説されています。基礎医学的内容が，どの講義科目で扱われるかをナビゲーションします。

症例　その章に関連した症例を紹介します。

メモ　本文を補足する情報を紹介します。

まとめ　その章で学んでほしい内容を概略します。

学習目標　学習目標を設定しました。学習の確認に利用してください。

コラム「詳しく知りたい」　基本的な知識を整理したり，新しいトピックを紹介したりします。

概略目次

詳細目次

1章

「イライラ，ドキドキ」となるバセドウ病はホルモンの病気

生体内情報を伝達する物質とそれを受け取る受容体細胞の関係を学ぶ

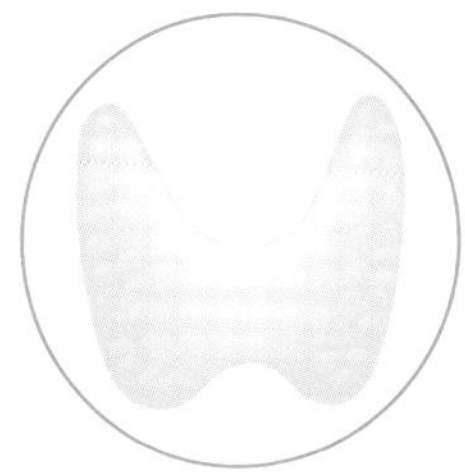

人間の体には心臓や脳といった臓器があり，その臓器は組織から構成されています。臓器はわかりやすいでしょうが，組織といわれるとイメージしにくいかもしれません。特定の形や性質をもつ細胞が集合した細胞群を指し，筋肉組織とか上皮組織などがあります。臓器を一般の会社に例えると，組織は営業部や総務部などに当たり，そして細胞は社員といった感じでしょうか。こんな漠然とした理解でとりあえず十分です。会社組織と同様に，臓器や組織に含まれる細胞は，互いに情報のやりとりをし，コミュニケーションをとっています。コミュニケーションは，細胞全体が秩序立って，バランスをとりながら働くのに必要不可欠なものとなります。1つの細胞が遠く離れた臓器の細胞とコミュニケーションをすることもあれば，すぐ近くの細胞とコミュニケーションをすることもあります。

会社でのコミュニケーションは，主に言葉を介して行われるでしょうが，細胞間のコミュニケーションは何を介するかというと，化学物質になります。化学物質のやりとりにより，メッセージ(情報)が伝達されているのです。この第1章では，甲状腺という器官から分泌される甲状腺ホルモンについて話しますが，ホルモンが，メッセージを伝える化学物質となります。甲状腺ホルモンは血中に分泌され，体内のすべての細胞にメッセージを伝えていきます。

情報は正確さが命です。情報が足りなくてうまく伝わらなかったり，あるいは情報量が多すぎて適切に処理できなかったりしたら問題ですね。情報は多すぎても少なすぎても困るわけです。このことは，ホルモンについても当てはまります。甲状腺ホルモンは，多すぎても少なすぎても病気になります。後ほど詳しく説明しますが，甲状腺ホルモンが過剰に分泌されると，甲状腺機能亢進症という病気になります。その1つにバセドウ病があります。一方，甲状腺ホルモンの分泌量が不足すれば，やはり病気になります。不足した場合は，甲状腺機能低下症とな

ホルモンとその分泌器官については解剖学と生理学，シグナル伝達については生化学の講義で学びます。

メモ
器官と臓器ってどう違う？
わかりにくいと感じる人が多いのでは？ 実は，英語だとどちらもorganで，同じです。

ります。

生体内での情報のやりとりが，どのような仕組みで行われているのかを詳しく知ることは，病気がどうして起こるのかや，薬がどのように体に作用して効き目を発揮するのかを学ぶときに非常に重要になります。化学物質が体の中で合成され，それが別なところにある細胞に受け取られるという生体のコミュニケーションは，生きるという生命現象の根幹をなす反応なのです。ですから，本書の第1章で取りあげましょう。

甲状腺ホルモンは甲状腺で作られる

甲状腺ホルモンは，甲状腺(thyroid)という部位で作られて，血中に放出されるホルモンです。甲状腺で作られるホルモンなので，甲状腺ホルモンという名称がつけられています。

甲状腺は，蝶の形をした小さな器官で，顎の下側の頸部にあり，気管を覆うように存在しています(図1.1)。約25 gの小さい器官ですが，首の前側を触ってみて，想像してみましょう。通常外部からはその存在はわかりませんが，バセドウ病のような異常があると大きく腫大し，自分でも首の前の膨らみを認識できることがあります。

メモ
代謝とは？
栄養素を分解してエネルギーを産生したり，生体内物質を合成する体の活動のことで，その結果，熱が発生したりします。第5章 糖尿病で詳しく説明します。

甲状腺ホルモンは多すぎても少なすぎても病気になる

甲状腺ホルモンが血中に分泌されると，それを受け取った体のさまざまな臓器の細胞は，どんな影響を受けるのでしょうか。一言でいうと，甲状腺ホルモンは，細胞の活動性を高めるように作用します。専門用語でいうと，細胞の代謝を高める，ということになります。わかりやすく言い換えれば，細胞にハッパをかけ，鼓舞する働きをする，ということです。

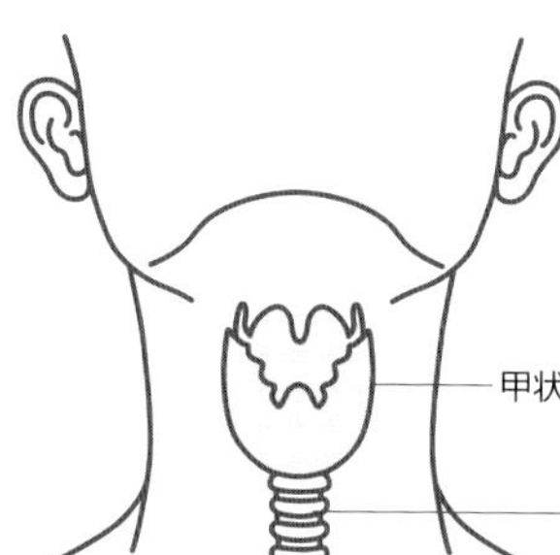

図1.1 甲状腺は顎の下方にあり，蝶のような形をしています。本文参照。

症例 1

[43歳の主婦，身長166 cm，体重50 kg]　生来健康と思ってきましたし，ここ数年健康診断で異常を指摘されたこともありません。しかし，半年ぐらい前から体の変調を感じ始め，体重が少しずつ減り始めたのが気になっていました。体重を先日測定しますと，5 kgも減少していました。1か月ほど前から，安静時にときどき脈が飛ぶのを感じるようになり，何もしていないときでも発汗がみられるようになりました。脈拍も速いような気がし，イライラすることもあります。また，坂道を登ったり，軽い運動をしたときにも息切れがしたりし，倦怠感もあります。それで心配になり，受診することにしました。診察と検査の後，バセドウ病と診断されました。なお，血圧は140/80 mmHg，脈拍120/分（通常は50～100/分）と言われました。

症例 2

[29歳の会社員，女性，身長154 cm，体重65 kg]　1年ほど前からですが，疲れやすいなと感じていました。何をするのも気が進まず，そのため仕事を休みがちになりました。特に食事の量が増えたわけでもないのに，体重が増加し，眼瞼や顔が腫れぼったい感じがしています。先日体重を測定しますと，約8 kgも増えていました。これまで比較的暑がりでしたが，今年は暑さが気にならず，坂道を登っても汗があまり出ないと思いました。また，手足のむくみも気になっており，これと関係があるのかわかりませんが，毎日のように足がつるようになりました。便秘もこれまで以上にひどくなり，下剤を服用したりしています。それで，精密検査を希望し，受診しました。診察と検査の後，橋本病と診断されました。

甲状腺ホルモンのこの働きは，体を正常で活動的な状態に維持する上で非常に重要なのですが，甲状腺ホルモンが分泌されすぎると，代謝が活発になりすぎて，疲れてしまい，病気になります。先ほども言いましたが，甲状腺の機能が上昇しすぎることにより病気が起こるので，甲状腺機能亢進症と総称されます。それに対して，甲状腺ホルモンの量が不足した場合には，代謝が不活発になり，やはり病気になります。甲状腺の機能が低下することにより病気が起こるので，甲状腺機能低下症と総称されます。

甲状腺機能亢進症としては，バセドウ病がよく知られています。症例1を読んでください。脈拍数の増加，イライラ感や体重減少（エネルギーを多く消費するため）などの症状がみられます。体の活動性が高まると（代謝が過剰になると），このような症状があらわれるのです。

甲状腺機能低下症としては，成長期に甲状腺機能が低下して，その結果，細胞の代謝が低下して身体の成長や精神の発達に遅れが生じるという，子どもの病気が知られています。大人の病気としては，橋本病があり，症例2に示したように，倦怠感，体重増加，浮腫（むくみ），徐脈などが徐々に進行します。代謝が低下すると，このような症状があらわれます。

メモ

代謝が活発になると，どうしてイライラするの？

このような質問を学生さんから受けたことがあります。答えは，「わかりません」。臨床医学には，まだまだわからないことがあるのです。

分子レベルの情報のやりとりをシグナル伝達という

体の中では何百種類ものホルモンが働いていて，情報が行き交い，そのおかげで，体全体がバランスよく秩序立って働けるようになっています。甲状腺ホルモンを例にとって，情報のやりとりの仕組みについて詳しくみていきますが，その前に，基本的な概念や用語について少し説明させてください。

甲状腺ホルモンは血中に分泌されますが，血液中を流れていくという移動手段をとることにより，遠く離れた所に存在する臓器の細胞にも情報を素早く伝えることが可能になります。そしてホルモンは，毛細血管から血管の外に出ることができ，各組織に行きわたります。太い血管が高速道路だとしたら，毛細血管は街のふつうの道路ということになります。

さて，コミュニケーションをはかる際には，メッセージを伝える相手を間違えないようにすることが大事ですが，生体の情報の伝達においても，同じことがいえます。ホルモンには，情報を伝える相手を正確に指定できる仕組みが備わっています。分子レベルの巧妙な仕組みです。

一般に，化学物質が細胞の中で合成され，それが別な細胞に受け取られていくという情報伝達の反応のことを，専門家は「シグナル伝達」と総称します。ホルモンなどの化学物質によって運ばれる情報のことを，シグナル(信号)と呼ぶのです。生命現象を理解する上で，非常に重要な反応です。シグナルの伝達が，相手を正確に指定して行われる仕組みについて，次に説明しましょう。

シグナルは受容体がキャッチする

メモ

受容体がリガンドを受け取る

受容体が受け取る物質のことを「リガンド」と総称します。

細胞がシグナルを受け取るとは，いったいどんな物で受け取るのでしょうか。電話やパソコンではないのは，もちろんです。血中を流れていろいろな組織にやってきたホルモンを受け取るのは，「受容体」と呼ばれるタンパク質の構造体です。細胞の表面に突き出ていたり，細胞の中に存在していたりします。受容体はタンパク質でできているのですが，ピッチャーが投げるボールを受け止めるキャッチャーグローブのような構造だとイメージしてください。では，ボールに相当するホルモンは何でできているかというと，それはいろいろです。タンパク質のこともあれば，アミノ酸や脂肪の一種などのこともあります。甲状腺ホルモンの場合は，アミノ酸から由来した単純な化合物(アミン)でできています。

シグナルが，相手を間違うことなくきちんと伝わるのは，どうしてなのでしょうか。それは，受容体によって，どのシグナルを受け取ることができるかが決まっているからです。つまり受容体は，決まった相手とだけ結合できるので，結合できるシグナルだけを受け取れるのです。何百種類ものシグナル(ホルモン)には，それを受け取る専用の受容体がそれぞれ存在するのです。ボールの大きさや形に合わせたグローブが存在するというわけです。

実は甲状腺ホルモンの場合は，体中のすべての細胞が受け取ることができます。つまり，体中のすべての細胞が，甲状腺ホルモンを受け取る受容体をもっているということです。特定の臓器の細胞に働くホルモンの場合は，その臓器の細胞だけが，そのホルモンを受け取る受容体をもっているということになります。今後，生理学あるいは臨床医学を学んでいく際に，いろいろなホルモンの分泌細胞と標的器官(細胞)の関係を学んでいくと思いますが，それはシグナルと受容体の関係が基礎になっているのです。

甲状腺ホルモンを分泌せよ，というシグナル

血中に分泌される甲状腺ホルモンの量が過剰になったり不足したりすると，病気になりますが，量の異常はどのように起こるのでしょうか。それを知るにはまず，健康な状態でホルモンの量はどのように調節されているのかをみてみましょう。それを突き止めることが，病気の原因を知り，治療法を見つける第一歩となります。

さて，甲状腺の内部をみてみると，ホルモンの溜池(ためいけ)，つまり甲状腺小胞(濾胞)がたくさん並んでいます(図1.2左)。醤油醸造所に原醤油が詰まった樽(たる)がたくさん貯蔵されているようなイメージです。それぞれの濾胞(樽)には，甲状腺ホルモンの元になるサイログロブリンと呼ばれるタンパク質(原醤油)で満たされています。濾胞は濾胞細胞という細胞で囲まれた容器です。濾胞細胞は，内部にためられているサイログロブリンを材料にして，甲状腺ホルモンを合成します。また，

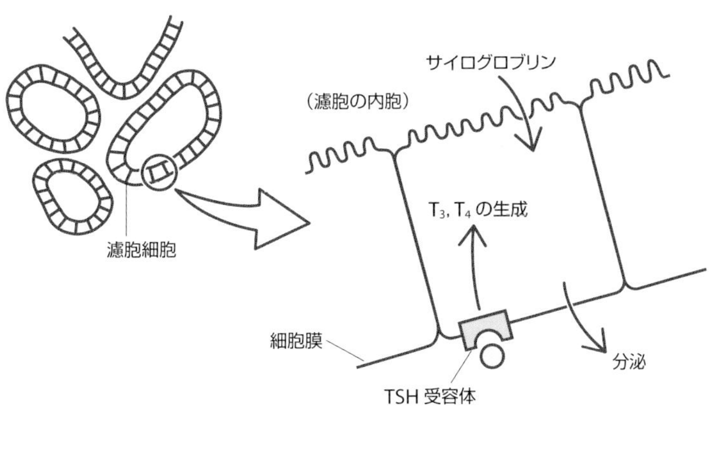

図1.2　濾胞の断面図(左)と，濾胞細胞の拡大図。濾胞細胞は，甲状腺ホルモンの原料であるサイログロブリンを作り，濾胞の内腔に送り込みます(そこでサイログロブリンにヨウ素が付加されます。さて，TSHのシグナルを受け取ると，サイログロブリンが濾胞細胞に戻ってきたのち分解され，甲状腺ホルモンの活性型T_3と前駆体T_4が形成されます。

甲状腺ホルモンの合成に必要なヨウ素（ヨード）を細胞外から取り込んで，濾胞内に送り込んだりもします（図1.2右）。

濾胞細胞で作られた甲状腺ホルモンは，周りの毛細血管に分泌されます。そして，血中を通っていろいろな組織にまで運ばれ，「代謝を活発化せよ」という指令を細胞に送ります。ただし，その甲状腺ホルモンが分泌されるためには，また別なシグナルが必要になります。「甲状腺ホルモンを**分泌せよ**」という指令（シグナル）です。このシグナルは，どこから来るかというと，体の司令塔ともいうべき脳からやってきます。脳の脳下垂体の細胞からシグナルが発せられ，血中を通って，濾胞細胞にやってくるのです[注]。子会社で，社長が命令を出すには，さらにその上の本社の社長からの命令が必要となる，といったイメージでしょうか。脳下垂体からのシグナルは，ホルモンの分泌を指令するホルモンなので，「甲状腺ホルモン刺激ホルモン」という長い名前になります。通常は，英語名の略であるTSHという記号で呼ばれます。

注：濾胞細胞は，脳下垂体の上部にある視床下部（脳の一部）とその分泌因子のシグナルにも影響されますが，ここでは省略します。

脳下垂体から発せられたシグナル（TSH）は血中に分泌され，体を循環しますが，このシグナルを受け取ることのできる細胞は，このシグナルに結合できる受容体をもつ細胞だけです。それは，甲状腺の濾胞細胞です。このようにして，シグナルが，特定の相手だけにきちんと伝わるのです。

甲状腺ホルモンの量を一定に保つためのシグナルのやりとり

甲状腺ホルモンの分泌をめぐるシグナルのやりとりは，まだ続きます。ホルモンの量が一定に保たれるような絶妙な仕組みが働いているので，それを紹介しましょう。

濾胞細胞から分泌された甲状腺ホルモンは，さまざまな組織の細胞に「代謝を活発化せよ」というシグナルを伝えるわけですが，そのシグナルは，脳下垂体（の

メモ

甲状腺ホルモンには活性型と前駆体の2種類がある

厳密にいうと，分泌される甲状腺ホルモンは，T_3型とT_4型の2種類で構成されていいます。T_3は活性型で，T_4はその前駆体，つまり予備軍になります。甲状腺ホルモンを受け取る受容体は，T_3のみを受け取りますが，血中にT_3が少なくなると，T_4からT_3への変換がすぐさま行われます。この変換は，肝臓や腎臓などにある酵素の働きで行われます。

T_3はヨウ素を3原子含むトリヨードサイロニン，T_4はヨウ素を4原子含むサイロキシンです。T_4のヨウ素原子が1つとれると（脱ヨード化），T_3となります。

甲状腺機能低下症には活性型のT_3を投与することは少なく，T_4薬（チラーヂン）が一般に処方されます。

細胞)にも受け取られるのです。他の細胞と同じく，甲状腺ホルモン(T_3)に対するホルモン受容体があるからです。血中のT_3が減少すると，脳下垂体細胞が受け取るT_3が減少し，「T_3が減少している」という情報が感知されます。すると，脳下垂体細胞から分泌される，TSHの分泌が促進されるのです。その結果，「甲状腺ホルモンを分泌せよ」というシグナルが増え，濾胞細胞からの甲状腺ホルモンの分泌が増えるというわけです。このようにして，甲状腺ホルモン濃度の恒常性が保たれています。このような仕組みを，「循環する負のフィードバック調節機構」といいます。

逆に，T_3の血中濃度が上昇すると，どうなるでしょうか。この場合には，TSHの分泌抑制が起こり，やはり恒常性が保たれる方向に動きます。

理解を確認するために，ホルモンと受容体からなる制御ループをノートに図示してみましょう。細胞と細胞がコミュニケーションしていることがわかるはずです。図1.3は負のフィードバック機構のまとめです。復習用に使ってください。

ホルモンを分泌する細胞と標的の細胞は，基本的に，このような負のフィードバック機構により互いに連携し，ホルモン分泌が調節されています。このようにして，生体の恒常性(ホメオスタシス)が保たれているのです。なお，ホルモンだけでなく，神経系もこの調節に関与していますが，ここでは説明を省略します。

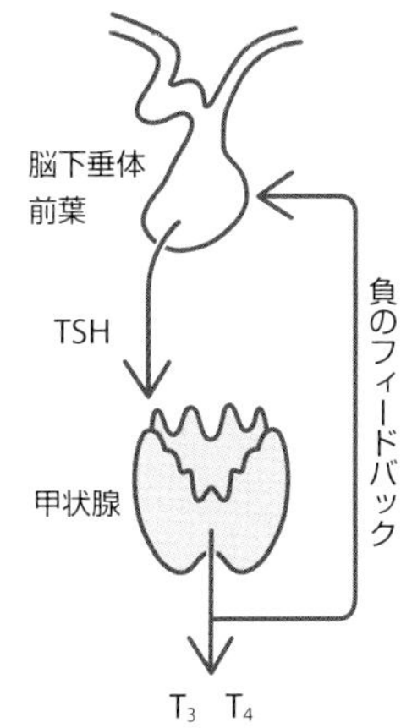

図1.3 甲状腺と脳下垂体前葉の間にみられるフィードバック調節。脳下垂体前葉から分泌されたTSHが甲状腺を刺激し，甲状腺ホルモンの活性型T_3と前駆体T_4を分泌させます。このT_3，T_4は血流を介して，脳下垂体前葉にまでたどり着き，脳下垂体前葉細胞を刺激します。その結果，TSHの分泌が抑制されます。

どうしてバセドウ病や橋本病が起こるのだろうか？

バセドウ病は，甲状腺ホルモンが増えて，甲状腺の機能が亢進する病気ですが，どうしてそんなことが起こるのでしょうか。その理由はこうです。「なりすまし」のシグナルが来て，甲状腺ホルモンを分泌せよと指令するからなのです。甲状腺ホルモン刺激ホルモン(TSH)と似たこのなりすましタンパク質は，TSHを受け取る濾胞細胞の受容体に結合し，甲状腺ホルモンを分泌させるのです。

なりすましのシグナルって，いったい何でしょう？　この場合は，自己抗体といい，その正体は，TSH受容体を攻撃(刺激)するタンパク質です。抗体という名称は，抗原抗体反応，つまり免疫反応をつかさどる主役ですから，聞いたことがある人が多いでしょう。外界から体の中に侵入してきた異物を攻撃するためのタンパク質が抗体です。バセドウ病の場合，自分自身のTSHを外界から侵入した異物だと勘違いし，それを攻撃する抗体が合成されるのです。このような勘違いが起きる病気を総称して，自己免疫疾患といいます。バセドウ病の治療には，甲状腺ホルモンの合成を抑制する薬が用いられます。

バセドウ病は甲状腺機亢進症の約90 %を占めています。女性に多く，好発年齢は20～40歳代ですが，その理由はよくわかっていません。甲状腺機能検査や

メモ

自己免疫疾患とは？

私たちの体には，免疫細胞が自分自身の体の成分を攻撃しない仕組みが整っています。しかし，この仕組みが破綻し，免疫細胞が自身の成分を攻撃してしまうことで起こる病気が，自己免疫疾患です。臓器に特有なもの(バセドウ病など)と，複数の臓器にわたる全身性のもの(関節リウマチなど，第13章参照)があります。

自己抗体の有無の検査などで診断され，治療には甲状腺ホルモンの合成を抑制する薬が用いられます。予後のよい疾患です。

一方，橋本病は，甲状腺ホルモンが低下して甲状腺の機構が低下する病気ですが，その原因は甲状腺の慢性炎症です。炎症というのは，体内に異常が起こった結果生じる生体の反応状態を指しているわけですから，炎症がどうして起こるのかを知ることが大事になります。橋本病の場合，その原因が解明されています。実は，これにも自己免疫が関係しているのです。

▶ 炎症についての詳しい説明は，第9章で行います。

甲状腺ホルモンは甲状腺（の濾胞細胞）で作られるのですが，甲状腺ホルモンの合成にはいくつかの酵素が働いています。その1つにペルオキシダーゼという酵素があり，この酵素を免疫系が異物だと勘違いし，抗体を作ってしまうのです。その結果，ペルオキシダーゼにその抗体がくっついて，酵素本来の働きを示せなくなるのです。

橋本病も女性に多い病気です。頻度は高いのですが，予後のよい病気です。治療には，甲状腺ホルモンを補充する方法がとられます。補充療法では，ホルモン前駆体(T_4)を人工的に合成したものが投与されます。

▶ 甲状腺ホルモン前駆体については，6ページのメモ参照。

アドバンス

局所ホルモンと呼ばれるホルモンもある

ホルモンは血流に乗って体内を循環するので，体のどこに存在する細胞であっても，適切な受容体をもっていれば作用可能です。一方，これとは違って，体内の臓器や組織の一部の場所だけで働く局所ホルモンというものも存在します。局所ホルモンにはさまざまなタイプのものがあり，生理活性物質，あるいはシグナル伝達物質と総称されることもあります。具体的には，サイトカインや増殖因子（第18章で説明されている上皮細胞増殖因子など）などがこれに当てはまります。

局所ホルモンは，血流に乗ることなく，一定の領域内を移動して，そのシグナルを受け取ることのできる受容体をもつ細胞に遭遇したときに，シグナルを伝達します。

アドバンス

シグナルが受容体に受け取られると，その後どうなる？

ここまでは，ホルモンが分泌され，標的細胞（組織）の受容体に結合し，シグナルを細胞に伝えるところまでを説明してきました。シグナルを受け取った細胞には何が引き起こされるのでしょうか。

メモ

細胞は核，細胞質，細胞膜からなる

ヒトの細胞は核，細胞質，細胞膜から構成されています。細胞核にあるDNAは遺伝情報の保管庫としての役割をもちながら，タンパク質合成の司令塔として働き，細胞活動を指揮します。細胞質は細胞活動の大部分が行われる場で，いろいろな機能をもつ細胞小器官が存在します。例えば，ミトコンドリアはエネルギー産生を担い，リボゾームはタンパク質合成を，小胞体はタンパク質の輸送や分泌などを担っています。細胞膜は外部との壁となるばかりでなく，情報交換の場としての役割をもっています。細胞膜の特殊化した例として，微絨毛などがあります。

細胞の外に突き出た受容体がシグナルを受け取ると，そのシグナルは細胞内に伝えられていきます。途中，シグナルの中継点を複数経た後，最終的に，細胞の中にある「核」という場所にシグナルが到達し，核の内部にある，DNA（遺伝子）を活性化させます。つまり，シグナルに従って，特定の遺伝子が活性化され，遺伝子からタンパク質が作られます。一方，細胞内にある受容体（T_3受容体など）がシグナルを受け取ると，核内に移行し，やはり遺伝子を活性化します。このような内容を研究する学問領域を分子生物学といいます。66ページのコラム「詳しく知りたい：ヒトの遺伝子とその発現についておさらいしましょう」を見てください。

細胞は多くの異なる受容体をもっているので，細胞外からのシグナルは通常複数となり，それぞれの受容体が異なるシグナルの伝達を行います。さらに，シグナルが中継点を経るごとに，シグナルの増幅が起こることもあれば，他系統のシグナルとのクロストークが起こったりすることもあり，シグナル伝達の全体像は非常に複雑で，把握するのは簡単ではありません。

まとめ

脳下垂体が分泌するTSH（ホルモン）が甲状腺細胞の受容体に結合し，甲状腺ホルモン（T_3）が分泌されます。このT_3は体内を循環し，T_3受容体をもつ細胞を刺激し，細胞の代謝を活発にさせます。バセドウ病はT_3が過剰に分泌された病態で，甲状腺機亢進能症の約90 %を占めます。代謝が活発となることにより，脈拍の亢進，イライラ感，体重減少などの症状がみられます。甲状腺ホルモンの合成を抑制する薬物治療が第一選択薬とされています。一方，甲状腺機能低下症の原因の多くは橋本病（自己免疫性の慢性甲状腺炎）です。倦怠感，体重増加，浮腫，除脈などの症状を示します。甲状腺ホルモン薬の投与という補充療法が行われます。

甲状腺ホルモンに限らず，ホルモンは細胞の性質や活動を調整する化学的なメッセンジャー（シグナル伝達物質）です。内分泌腺で合成され，血中に放出され，体内を循環し，末梢組織で作用します。それぞれのホルモンと特異的に結合する受容体をもつ細胞のみがこれに応答します。ホルモンが結合することにより受容体が活性化されると，シグナルが細胞内に伝達され，最終的には核内での遺伝子発現の調節に至ります。

学習目標

- 甲状腺と甲状腺ホルモンについて30秒で説明できる。
- バセドウ病と橋本病を30秒で説明できる。
- ホルモンの作用と生体の恒常性の維持機構を30秒で説明できる。

参考文献

人体の構造と機能 第4版　Elaine N. Marieb著，林正健二訳，医学書院，2015

ハリソン内科学 第4版　福井次矢，黒川清監修，メディカル・サイエンス・インターナショナル，2013

ヒトの分子遺伝学 第4版　Tom Strachan, Andrew Read著，村松正實，木南凌監修，村松正實，木南凌，笹月健彦ら監訳，メディカル・サイエンス・インターナショナル，2011

今日の治療薬　浦部晶夫，島田和幸，川合眞一編集，南江堂，2017

2章

上腹部の痛みや不快感を感じたら，胃潰瘍を疑ってみよう

胃の構造を知り，胃酸の分泌がヒスタミンにより調節されていることを学ぶ

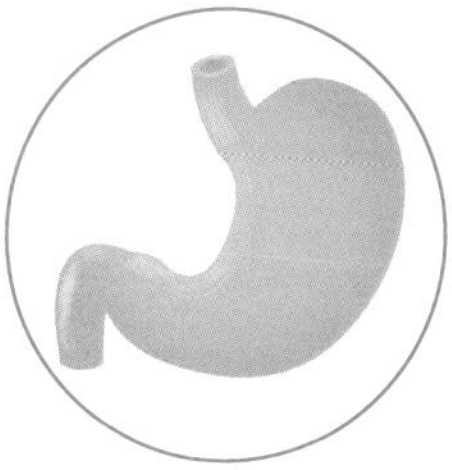

胃のあたりが痛くなったりすることはありませんか？　私は，胸の骨の下側から上腹部にかけて漠然とした痛みを感じたり，酸っぱい液体がお腹や胃から，口や喉の方に上がってきて，不快な感覚を覚えたり，といったことがよくあります。食べすぎたり，飲みすぎたり，心配事があったりしたときなどに多いようです。そういうときには，胃潰瘍かなと心配になります。不快感や痛みが軽度のものなら，皆さんのなかにも，身に覚えのある人は多いのではないでしょうか。いわゆる胃の調子が悪い，という訴えです。酸っぱい液体とは，胃の中に存在する胃液のことですが，これに含まれる塩酸（胃酸と呼ばれます）が，「酸っぱい」のもとで，胃潰瘍の原因となるのです。

胃の中に強い酸である塩酸が入っているというのは驚きでしょう。実際にpHを測ると，pH 1～2くらいになります。この強い酸のおかげで，食物の消化作用が進むのですね。でも，そんなに強い酸ならば，胃の壁も消化してしまわないのでしょうか？　確かに，胃壁は胃酸によって傷つく危険にいつもさらされてはいるのですが，胃酸の攻撃を防御する仕組みが抜かりなく備わっているのです。胃壁を覆う粘膜組織が巧妙に働き，防御してくれているのです。とはいえ，粘膜組織による防御と胃酸の攻撃のバランスがくずれてしまうようなことがあると，攻撃が勝って，胃潰瘍が生じてしまいます。

潰瘍という医学用語は，組織の一部が欠損することを表します。胃潰瘍では，胃壁（胃袋の内側）を覆っている粘膜組織が欠損し，粘膜組織の奥の方の筋層にまで欠損が達する場合があります。さらに，潰瘍が胃壁の深部にまで進展すると，しばしば合併症として胃の血管を損傷し，これによる出血[注]を伴うことがあります。胃潰瘍の好発年齢は40～50歳代で，類似の原因で起こる十二指腸潰瘍の発症と比べると，より高齢となっています。

注：胃の出血が起こると，上腹部から胸にかけての痛みが出たり，嘔吐，吐血（どす暗いコーヒー残渣様）や下血（黒い便）が見られたりします。

この章の内容は，主に解剖学，胃酸の分泌などは生理学，薬理学の講義で学びます。

メモ
産生って？
医学では，生体において何かが作り出されるときに，「産生」と表現することが多いです。一方，生物学などでは，「生成」や「合成」という言葉の方がよく使われます。

この第2章では，胃潰瘍の原因となる胃酸の分泌を話題にしましょう。胃酸は，胃の特別な細胞で産生され，胃の中に分泌されますが，この分泌にもシグナル伝達が関与しています。このシグナルの伝達を阻害するような優れた薬が開発されており，その作用機構について話します。

第1章では，血液中を循環するホルモンによる細胞間のコミュニケーションを話題にしましたが，メッセージ(シグナル)を伝える物質とそれを受け取る受容体の関係がテーマでした。重要な分野なのでシグナル伝達の話を続けて行います。今回は，胃の中で働く局所ホルモン(ヒスタミン)，そして，それを受け取る受容体(ヒスタミンH_2受容体)を取り上げます。病気としては胃潰瘍を扱います。

胃はどんな形をしていて，どんな部分からなるのだろうか？

胃潰瘍を説明する前に，肉眼で見られる胃の構造について，まず説明しましょう。「肉眼」というのは，日常会話にもときどき出てくる言葉ですが，医学では，「顕微鏡を使わずに行う」という意味でよく用います。医学部の専門教育で皆さんが最初に出会う授業の解剖学が「肉眼解剖学」と呼ばれるのはそういうわけです。

さて，胃は口から食道，胃，十二指腸，小腸，大腸，肛門にまで続く「消化管」の一区画になります。食道から肛門までは，連続した一つながりの「管」です。中が空洞の管状構造をしている器官なのです。胃は，食道と十二指腸の間に位置し，管状構造が，C字形の袋のように肥大しています。ですから，開腹して見ると，胃は簡単に見つかります。

注：胃の各部の具体的な名称については，書籍によって多少ばらつきがあります。

では，胃という消化管の構造[注]を詳しく見てみましょう。図2.1は，胃の形態を模式化した図です。入口は噴門部，出口は幽門部と呼ばれます。入口と出口にはさまれた内部が胃の本体で，大きく3つの部分(胃底部，胃体部，幽門前庭部)に分かれます。食物が食道から胃に入る部分である噴門部は，食道と胃の境(つまり関所)となっています。この噴門部を下部食道括約筋と呼ばれる筋肉(平滑筋)が取り囲んでいて，食物が通過するたびに開けたり閉めたりしています。こ

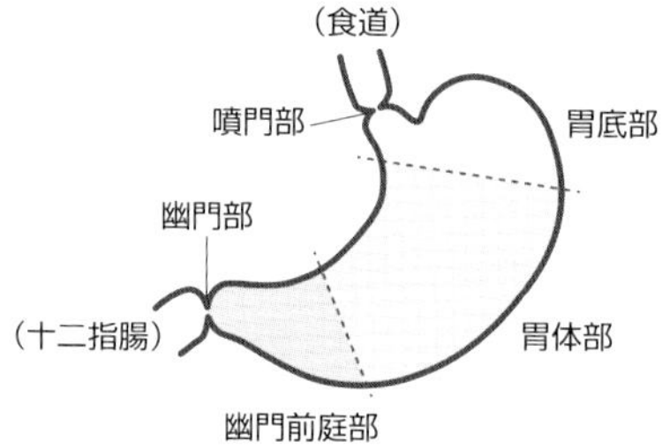

図2.1　胃の構造。

症例

［54歳の会社員，男性，身長167 cm，体重57 kg］ 最近，腰痛に悩まされています。それで，ときどき痛み止めのロキソニンを服用しています。今朝のことですが，胃が痛くて早くから起きてしまいました。昔患った胃潰瘍かなと不安になり，診察してもらいに来ました。最近の心配事といえば，大学生の息子のことでしょう。就職活動を懸命に行っているようですが，なかなか内定がもらえないのです。この心配が元でしょうか，近頃食欲がめっきり落ちています。私は学生時代から胃が弱く，試験前には食欲がよく落ち，胃薬をよく服用していました。また，かかりつけの医師から，ロキソニンといっしょに制酸剤であるガスターをときどき処方されています。大学卒業後，今の会社に入社しましたが，その直後に吐血したことがあり，1週間ほど入院した経験があります。このとき，上部消化管の内視鏡検査を初めて受け，胃潰瘍と診断されています。毎年春には会社の定期健康診断があり，欠かさず受けていますが，最近は胃の検診で異常はみられないとの報告を受けています。ただ，ピロリ菌陽性という診断結果をもらっています。

の弁機能のおかげで，通常は胃内の消化物が食道や口腔にまで逆流しないのですが，胃の調子が悪く「酸っぱいもの」を自覚したようなときには，胃酸を含んだ消化物が逆流しているということです。

次に，胃の本体にあたる袋の部分を見てみましょう。噴門部の下から外側に拡張した部分は胃底，それに続く袋の中央部は胃体部と呼ばれます。その下方は幽門前庭部と呼ばれ，胃の出口付近に位置していて，次の十二指腸に移行する区画です。専門用語に戸惑うでしょうが，慣れるために書いています。幽門部には幽門括約筋という平滑筋があり，胃と十二指腸の境を形成しています。消化活動の大半は幽門前庭部で行われます。図2.1を見て，理解できたかどうかの復習に利用してください。

> **メモ**
>
> 平滑筋って？
>
> 筋肉には，平滑筋と横紋筋の2種類があります。顕微鏡で見たときに，横紋が見えるのが横紋筋，見えないのが平滑筋です。平滑筋は，腸管，血管，気道，膀胱のような中腔器官の壁の部分にみられ，自分の意思では動かせない筋肉です。横紋筋には，骨格筋と心筋があり，心筋は自分の意思で動かせない筋肉です。

胃を作っている細胞を4種類の組織に分類してみよう

今度は，肉眼でではなく，顕微鏡で胃を観察してみましょう。顕微鏡でのぞくと，胃を作っている細胞が見えてきます。胃を構成する細胞群，つまり組織について簡単に説明しておきましょう。組織とは，「構造や機能という点で同じ性質をもつ，類似の形をした細胞が集合したもの」を指します。人体を構成している細胞は，まず，大きく4種類に分けられます。ちょっと脱線するように感じられるかもしれませんが，まずその説明から入ります。器官を構成する細胞を4つの組織に分けて整理することは，その構成や機能を理解するうえで役立ち，組織学の授業でしっかり学ぶことになります。由来の違う細胞が互いに秩序立って混在する様子を理解しましょう。やや難易度の高い内容となりますが，そのつもりで読んでください。

ヒトの体を作っている細胞を4種類の組織に分けて整理してみましょう。第1

は，人体が外界と接するところに位置する細胞集団で，上皮組織と呼ばれます。体を覆うという役割をもちます。すぐに思い浮かぶのは，体表を覆う皮膚の細胞でしょう。胃や腸管などの内側を覆う粘膜の層を構成する細胞も主に上皮組織に属します。食物が通過する消化管の内腔は，人体において，外界・外部とみなされるのです。ところで，同じ上皮組織でも，粘膜と皮膚には違いがあり，粘膜の方は常に液体(粘液)で覆われています。口の中の口腔粘膜を見るとよくわかるでしょう。口腔粘膜は，唾液と呼ばれる粘液で覆われているのです。潰瘍が起こるのは，胃の粘膜上皮組織からです。

第2は体の内部にある結合組織で，支える役割を担います。代表的なものは骨や靱帯などの細胞ですが，胃の構造を支えるうえでも働いています。胃袋の外側を覆っている漿膜が，主に結合組織の細胞で構成されています。この漿膜は，肉眼で見たときの胃の表面になります。また，胃壁の粘膜の層では，粘膜上皮細胞の間隙を埋めるような働きをしているのも，結合組織です。

さて，第3は筋肉組織で，動かすという役割を担います。胃でも，胃壁の中間部に筋肉の層があります。第4は神経組織で，脳や体をはりめぐらしている神経の細胞がこれにあたり，体全体の働きを制御するという役割を担います。**図2.2**に，胃の組織像を模式化しましたが，胃に張り巡らされている神経組織や血管については，図では省略しました。

この章では解剖学と組織学の専門用語が並びましたが，内容は漢字から推測できるでしょうから親しんでください。解剖学や組織学ではたくさんの専門用語が出現し，閉口することもありますが，専門用語を理解し覚えることが医学の基本と思ってください。医学的な現象を客観的に正確に表現するためには必須だからです。学生のときに，臓器や器官の形態と細胞・組織の構成を何か1つでも具体的に理解しておけば，どのような組織が組み合わさってそれらが構築されているかのイメージを広げられるので重要だと思います。説明が長くなりましたが，ここで注目してほしいのは，胃酸を分泌する細胞が粘膜組織にあるということです。

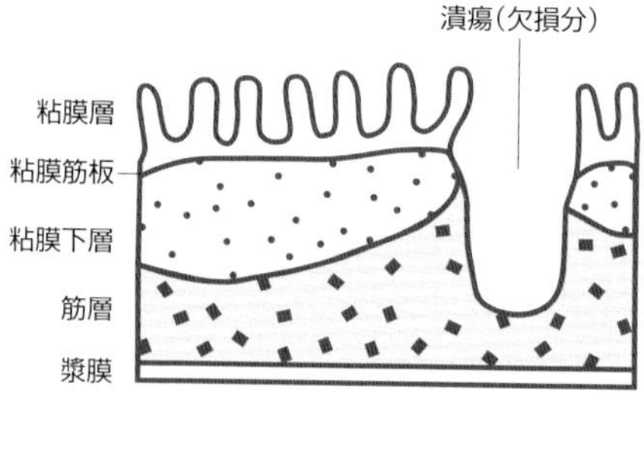

図2.2　胃の組織像。上部が胃の内腔に面しており，5層からなっています。右方に潰瘍の欠損を同時に示していますが，欠損の程度は表層のものから深部に至るものまでいろいろです。この図では，筋層にまで欠損が及んでいます。

消化に重要な機能を果たす粘膜層の細胞を詳しくみてみよう

胃潰瘍を理解する上で関係してくるので，顕微鏡の倍率を上げて，胃の粘膜層をさらに詳細にみてみましょう。管腔[注]に面している表面にはヒダのように凹凸がありますが，粘膜上皮細胞は，このヒダの表層に一層で並んでいます。

注：消化管の内腔のことをこう呼びます。

胃液の中には塩酸（胃酸）のほかに，消化酵素であるペプシンが含まれていて，食物を分解する消化作用を行います。粘膜上皮細胞には，胃酸や消化酵素，消化に関連したホルモン，そして粘液などを産生し分泌する細胞が含まれています。代表的な粘膜上皮細胞の種類をリストすると，その機能によって次のようになります。①粘液を産生・分泌する粘液細胞，②胃酸を産生・分泌する壁細胞，③ペプシノーゲン（消化酵素ペプシンの元になるタンパク質）を産生・分泌する主細胞，④消化に関連した局所ホルモンを産生・分泌する内分泌細胞です。このようにリストされた細胞機能をみるだけで，粘膜上皮細胞が胃としての働きの中心を担っているのだと想像できるでしょう。

この粘膜層の下には，境界線を作る粘膜筋板という層があり，その先に粘膜下層があり，中間部の筋層へと続きます。すでに何度も書きましたが，胃潰瘍でまず損傷されるのは，この粘膜組織の領域ですが，ひどくなると，中間部の筋層や外側の漿膜にまで及びます。

余談ですが，中間部の筋層は平滑筋の層になりますが，縦走（口から肛門側に沿う層），輪走（管の周り）に加えて，斜走する筋層が加わった3層構造になっています。これは，縦走と輪走のみの食道や腸管と異なる点です。この構築により食物を消化管に沿って動かすだけでなく，撹拌してより小さな破片へと砕くことができるようになります。

胃壁の粘液が胃酸の攻撃を防げる訳は？

いよいよここからは，本題である胃酸の話に移っていきましょう。えっ，これまでの話は本題でなかったのか，と思われるかもしれませんが，医学では，本題に入る前に，学んでおかなくてはならないことが山のようにあるのです。

さて，粘膜組織に欠損を生じさせる胃潰瘍の直接的な原因は，胃酸と消化酵素による攻撃です。空腹のときの胃の中は胃酸で充満しており，これによりpHは1〜2という強い酸性状態にあります。胃酸には2つの重要な役割があり，1つは，食べ物に含まれる細菌を殺し，毒性物質を分解することです。もう1つは，ペプシノーゲンを切断し，酵素活性をもつペプシンに変換させることです。つまり，ペプシンは，酸性の環境で働くということになります。

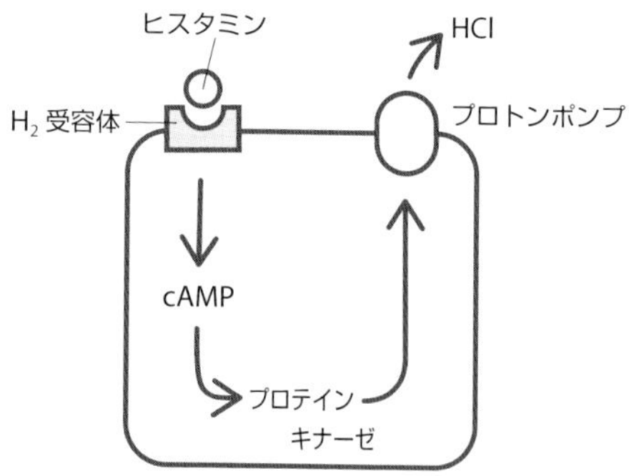

図2.3　胃粘膜の壁細胞と胃酸分泌。胃の内腔に分泌されたヒスタミンは壁細胞のH_2受容体に結合し，シグナルを細胞内部に伝達します。その出口として，プロトンポンプ（水素カリウムATPアーゼ）が活性化され，塩酸が胃の中に分泌されます。細胞内のシグナル伝達としては，cAMPの合成やプロテインキナーゼの活性化などがあります。

胃は，胃酸や消化酵素の攻撃に常にさらされており，その攻撃を防いでいるのは粘液組織だとすでに書きました。どのように防いでいるのだと思いますか？　答えを言ってしまえば，簡単です。先ほど紹介した粘液細胞が作り出す粘液がアルカリ性で，胃壁の表面を保護している，というのが答えになります。粘液は重炭酸塩に富んだアルカリ性で，この粘液が胃粘膜表面にべったりと付着しているので，胃粘膜表面の胃酸を中和してくれるというわけです。

しかし，この防護機構に破綻が生じると，潰瘍が発生してしまいます。防護機構の破綻原因の1つに，ヘリコバクター・ピロリ菌（*Helicobacter pylori*）の感染があり，そのほかにはロキソニンやアスピリン（バファリン）などの鎮痛薬の服用があげられます。**症例**に登場した鎮痛薬のロキソニンは，まさに胃潰瘍の原因となりうるのです。では，胃潰瘍の直接的原因である胃酸の分泌を抑える薬が開発できれば，胃潰瘍を治療したり予防したりできるでしょうか？　答えはイエスです。実際に，そうした薬が開発され，素晴らしい効果を上げています。では次に，その薬の作用機構について詳しく話していきましょう。

メモ

前駆体のペプシノーゲン

ペプシノーゲンは消化酵素ペプシンの元になるタンパク質で，前駆体と呼ばれ，これにはタンパク質を分解する酵素活性はありません。酸性になると，タンパク質の一部が切断されるようになっており，その結果，活性型のペプシンに変換されます。このように，前駆体は必要に応じて活性型（ペプシン）を供給するという役割を担っています。第1章の甲状腺ホルモンのうちのT_4をはじめ，そのような役割の前駆体はいろいろあります。前駆体を合成するには時間がかかりますが，活性型への変換はすぐに行えるという利点があります。

胃酸の分泌を抑える薬の仕組み

胃酸は，胃粘膜に存在する壁細胞で産生され，そこから胃の中に分泌されると書きました。胃酸の分泌が開始されるためには，胃酸の分泌を促す物質が働かなければなりません。胃酸分泌を促す物質とは何でしょうか？　いくつか存在しますが，その主要な成分はヒスタミンという局所ホルモン(生理活性物質と呼ばれることもあります)です(図2.3)。すでに説明したように，粘膜上皮細胞である内分泌細胞[注]から，胃の中に分泌されます。

注：ヒスタミンを分泌する内分泌細胞は，腸クロム親和性(ECL)細胞と呼ばれ，胃の壁細胞の近くに存在しています。食後，これが刺激となり，幽門前庭部などにあるG細胞からガストリンというホルモンが血中に分泌され，それがECL細胞に「ヒスタミンを分泌せよ」と働きかけます。

胃の中に分泌されたヒスタミンは，胃酸を分泌せよというメッセージ(シグナル)を運んでいます。そのシグナルを受け取るのは，胃体部(の腺組織)の壁細胞に存在するヒスタミンの受容体です。ヒスタミンがヒスタミン受容体に結合すると，その結果，胃酸が分泌されます。ヒスタミン結合が出発点のシグナルとなり，壁細胞の細胞内でそのシグナルが次々と伝達され，最終的にこの細胞から胃酸分泌がもたらされるのです。

胃酸の分泌を抑制する代表的な抗潰瘍薬の1つは，このヒスタミン受容体を標的にした薬です。ヒスタミンが受容体に結合するのを防ぐように働き，受容体の働きを抑制する薬で，その結果胃酸の分泌を抑制します。ヒスタミンの受容体には，H_1からH_4受容体まで4種類があり，胃酸分泌の場合，ヒスタミンが結合するのはH_2受容体です。そこでこの薬は，ヒスタミンH_2受容体拮抗薬(ヒスタミンH_2受容体遮断薬)と呼ばれます。シグナルの伝達を阻害することから，H_2ブロッカーと呼ばれることもあります。ガスターと呼ばれる薬が，このヒスタミンH_2受容体拮抗薬になります。ヒスタミンが過剰となったときに，ヒスタミンの働きを抑え，胃酸の分泌を抑える治療薬です。最近では薬局でこの薬を買えるようになりました。

ヒスタミンH_2受容体拮抗薬は，とても巧妙な仕組みにより，ヒスタミンが受

メモ

よく耳にするヒスタミンって？

ヒスタミンという物質は，ヒスチジンというアミノ酸から合成されます。簡単に説明すると，ヒスチジンの側鎖がもつカルボキシル基COOHからCO_2が除かれる反応(脱炭酸反応と呼ばれます)により産生されるのです。構造式で表すと，R-NH_2-COOHからCO_2が除去されてR-NH_3^+(アミン)となります(Rはアミノ酸の側鎖を表します)。ヒスタミンの名前は耳にしたことがある人が多いのではないでしょうか。毎年春になると多くの人が花粉症に悩まされますが，このときに処方される薬が抗ヒスタミン薬，つまりヒスタミンの働きを抑制する薬です。この薬は，ヒスタミンのH_1受容体に結合して，シグナル伝達を抑制します。

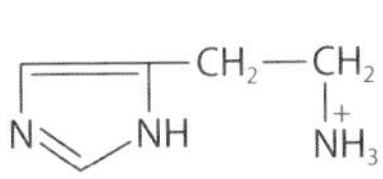

メモ

受容体が標的の薬はいろいろある

受容体を標的とする薬にはいろいろあり，身近なものも多いです。ここでのヒスタミンH_2遮断薬（ブロッカー），アドレナリン受容体のブロッカー（第12章），うつ病のSSRI（第4章）や抗がん剤のPD1抗体などがあげられます。

そもそも薬というものは，大きく3タイプに分けられます。その1つが，ここで紹介した受容体を標的とするものです。もう1つのタイプは，何かを補うものです。言い換えれば，薬としてのサプリメントともいえます。甲状腺ホルモンT_4（第1章）や鉄剤（第7章）などがそうです。そしてもう1つのタイプは，酵素を阻害する薬です。甲状腺機能亢進症の治療薬で述べた合成酵素の阻害薬（第1章），ロキソニンなどの鎮痛薬など，非常にたくさんあります。

容体に結合するのを防ぎます。この拮抗薬の分子構造は，ヒスタミンとよく似た構造に作られています。したがって，この薬とヒスタミンは，互いに競争しながらH_2受容体に結合します[注]。椅子取りゲームのようなもので，受容体という椅子を薬とヒスタミンが取り合うのです。拮抗薬が結合した受容体は，胃酸を分泌せよというシグナルを伝えることはなくなります。そして，胃酸の分泌が抑制されるというわけです。このように受容体に結合し，機能を抑制するタイプの物質のことをアンタゴニスト（拮抗薬）と呼びます。薬理学の専門用語です。一方，ここでは使いませんが，一般に，ヒスタミンH_2受容体を活性化するような薬はアゴニスト（作動薬）と呼びます。

注：互いに競争して結合する性質を拮抗的と呼びます。

もう1つ別な作用機序の薬もある

胃酸を分泌せよというシグナルの開始点を標的にした薬を紹介しましたが，別な部分を標的にする薬も作られています。壁細胞から胃酸が出ていく出口を抑える薬です。だんだん難易度が高くなる内容ですが，頑張って読んでください。

胃酸は塩酸であると書きましたが，分泌されて細胞の外に出ていく物質を正確にいうと，水素イオン（H^+）（通常プロトンと呼ばれます）です。H^+とpHの関係を思い出してほしいのですが，H^+の濃度が高くなれば，それだけpHを低下させ，酸性が高まるという性質をもっています。

H^+の濃度は，通常，細胞内部よりも細胞外（胃の内腔）の方が約10万倍高くなっています。ですから，胃酸を分泌するということは，この大きな濃度勾配に逆らって，細胞内のH^+を細胞外に放出するということになります。そのためには，H^+を細胞外に汲み出すポンプが必要です。このポンプには，井戸水（地下水）を電動ポンプで地上にまで汲み上げるように，エネルギーが必要になります。

細胞からイオンを汲み出すポンプに必要なエネルギーは，ATPです。ATPを

メモ

ATPって？

ATPとは，アデノシン三リン酸の略で，生体において万能なエネルギーをもつ分子です。ATPアーゼの働きで分解されると，エネルギーが放出されます。人体のすべての細胞でエネルギー源として使用されるので，エネルギーの通貨とも呼ばれます。第5章で詳しく扱います。

使うためには，特別な酵素が必要で，ATPアーゼと呼ばれます。この酵素は，壁細胞の細胞膜の内部に含まれています。

そこで，H^+が細胞から出ていくときの出口で働くATPアーゼ（厳密には，水素カリウムATPアーゼという名称で，イオンポンプの1つです）を阻害すれば，H^+が分泌されなくなると考えられますね。実際，このATPアーゼを阻害する薬，プロトンポンプ阻害薬（PPI）が開発されています。実はこの薬が，胃潰瘍治療の第一選択薬となってきています。ただし，街の薬局では買えません。

最後に，ATPアーゼの命名法について，簡単に付け加えます。ATPアーゼは，汲み出すイオンの種類によって名称がつけられています。上記の場合は，H^+を汲み出すポンプの酵素なので，「水素カリウムATPアーゼ（H^+,K^+-ATPase）」と呼ばれます。「カリウム」と入っているのは，H^+が出ていくときに，その代わりに細胞外から，K^+が細胞内に取りこまれるからです。そしてこのときに，ATPのエネルギーが必要になるのですね。いろいろな酵素の名前が出てきますが，生化学の専門用語です。これらも働きが想像できるように命名されているので，親しんでください。

メモ

イオンポンプとは？

エネルギー（ATP）を使ってイオンを細胞内外に移動させるのがイオンポンプです。その1つが，胃の壁細胞にあるプロトン（H^+）ポンプですが，このプロトンポンプは腎臓の尿細管でも働き，H^+を尿中に分泌（排出）します（第15章150ページ参照）。なお，すべての細胞の内外には電位差がありますが（第12章121～122ページ参照），この電位差の維持に働くのが，Na^+,K^+イオンポンプ（ATPアーゼ）です。

アドバンス

ピロリ菌感染は胃潰瘍の原因になる

胃粘膜防護機構を破綻させる原因の1つは，ヘリコバクター・ピロリ菌（*Helicobacter pylori*）の感染です。感染していても多くの人は健康で無症状ですが，胃潰瘍の患者さんを調べてみると，その70 %がピロリ菌感染者ですから，この感染が胃潰瘍の原因の1つと考えられています。

細菌の話は別の章で扱いますが，簡単にふれます。ピロリ菌はらせん状の形をしていて，片側に多数の鞭毛を有しています。この鞭毛をスクリューのように動かすことにより胃の内面にある粘液層に深く入り込み，胃粘膜細胞のすぐ近傍で生息することができます。菌は，尿素を分解するウレアーゼという酵素をもっていて，この酵素によって尿素（毛細血管に存在しています）からアルカリ性のアンモニアが産生され，胃酸を中和することができます。だから，胃の中でも生息可能なのです。ピロリ菌感染によって，胃酸の分泌量が増加し，幽門部の炎症が引き起こされることがわかっています。

胃潰瘍患者の70 %がピロリ菌感染者ですが，残りの30 %の患者さんの原因は鎮痛薬です（薬の王様と呼べるぐらいで，よく服用されています）。鎮痛薬，つまり非ステロイド性抗炎症薬（NSAIDs）の服用が，胃粘膜防護機構を破綻するもう1つの原因です。アスピリンやロキソニン（どちらも市販薬）は，代表的な非ステロイド性抗炎症薬であり，局所ホルモンとして働くプロスタグランジン（アラキドン酸[注]

注：アラキドン酸はω-6系の不飽和脂肪酸（第10章100ページのメモ参照）で，リノレイン酸（食物に含まれる）から合成されます。アラキドン酸からはいろいろな局所ホルモン（エイコサノイドと総称される生理活性物質）が合成される。プロスタグランジンはその一例で，他にはロイコトリエン，トロンボキサンがあります。

という脂肪酸から合成されます）を合成する酵素を阻害します。プロスタグランジンには胃粘膜を保護する作用がありますが，この酵素阻害によってプロスタグランジンの産生が抑制され，その結果胃粘膜が保護されにくくなる，というのが理由です。

まとめ

胃の粘膜は強い酸や消化酵素のペプシンによって傷つく環境にありますが，胃粘膜細胞から分泌される粘液の働きで保護されています。しかし，この防護機構が破綻し，消化作用により胃粘膜組織が欠損すると胃潰瘍が発生します。ヒスタミンは胃酸を分泌させる局所ホルモンですが，ヒスタミンH_2受容体拮抗薬はこの胃酸分泌を抑制する代表的な抗潰瘍薬の1つです。胃体部の壁細胞の表面に存在するヒスタミンH_2受容体に，ヒスタミンと競争して結合し，拮抗薬がこの受容体に結合すると働きを阻害します。その結果，壁細胞からの胃酸の分泌が抑制されます。

ヘリコバクター・ピロリ菌の感染は消化性潰瘍と深く関連しており，胃潰瘍患者の70 %がピロリ菌感染者です。胃潰瘍の残りの30 %は鎮痛薬（非ステロイド性抗炎症薬）の服用が原因とされています。

学習目標

- 胃の構造を30秒で説明できる。
- 胃潰瘍と胃酸分泌を30秒で説明できる。
- ヒスタミンH_2受容体拮抗薬を30秒で説明できる。

参考文献

人体の構造と機能 第4版　Elaine N. Marieb著，林正健二，今本喜久子，遠藤健司ら訳，医学書院，2015

内科クラークシップガイド　Douglas S. Paauw, Lisanne R. Burkholder, Mary B. Migeon著，上床周，奥田俊洋監訳，メディカル・サイエンス・インターナショナル，2004

薬の散歩道―薬理学入門―　仁木一郎著，メディカル・サイエンス・インターナショナル，2010

デビッドソン内科学 原著第21版　Nicki R. Colledge, Brian R. Walker, Stuart H. Ralston編，福井次矢監訳，医歯薬出版，2014

カラー版 内科学　門脇孝，永井良三編，西村書店，2012

3章

どうして見えにくくなるのか，緑内障

眼房水は眼球の圧力を維持するが，その分泌は交感神経系で調節されていることを学ぶ

緑内障は高齢者に多い眼の病気で，視野[注]に入っているはずの物が見えにくくなる病気です。つまり，視野の一部が欠けてしまうので，見えにくくなるのです。白内障も高齢者に多い目の病気ですが，これはもっと頻度が高く，眼球の前面にある角膜(黒い色の虹彩の前方にある)が白く混濁するために見えにくくなる病気です。どちらの病名にも色名がついていますが，患者さんの目が他の人から緑色や白色に見えたりすることからだそうです。

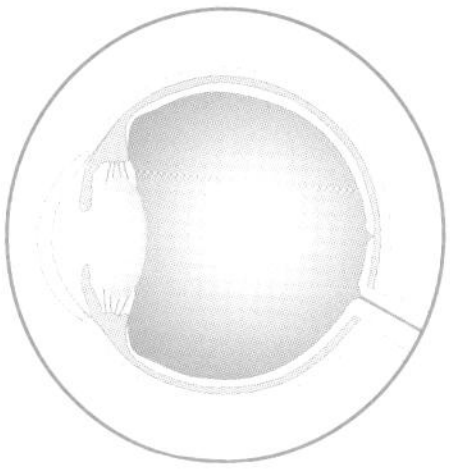

眼球の外壁は強靭な結合組織(線維層と呼ばれます)で覆われています。眼球を瞼の上から手で押さえてみると，硬い弾力性に富む球として感じられ，パンパンに張っていることがわかるでしょう。これは，眼球の内部に高い圧力がかかっているからです。眼球の前面には光を通す角膜と水晶体(レンズに相当する部分)があり，その後ろには，眼球のほとんどを占める硝子体(ガラスのような無色透明な部分)があり，一番後ろには絵を映し出すスクリーンに相当する網膜があります。網膜に投影された光情報は視神経を介して脳に送られます(図3.1)。

注：視野とは，見える範囲のこと。横側だと両眼で180度まで見ることができます。

緑内障では眼球にかかっている圧，すなわち眼圧が上昇し，この圧上昇が長年持続すると，眼にとって大きな負担となります。その結果，網膜や視神経が徐々に障害されていき，視野の一部(ときには多く)が欠けてしまうのです。高齢者に多くみられるので，老化と関係しそうですが，眼圧が上昇する原因は不明です。一方，病態については，よくわかっています。眼球内部を流れている体液(眼房水，単に房水とも呼ばれます)の量が増加し，眼圧が高くなっているのです。房水の産生(増加)や排出(減少)は自律神経系によって自動的に調節されていています。一方，房水の排出に関しては局所ホルモンであるプロスタグランジンも関与しています。ですから，眼圧を下げる目的で，自律神経系の働きやプロスタグランジンの作用に関連した治療薬が開発されているのです。

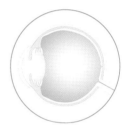

眼の構造と機能は解剖学と生理学で，視神経や網膜の病理像については眼科学の講義で学びます。

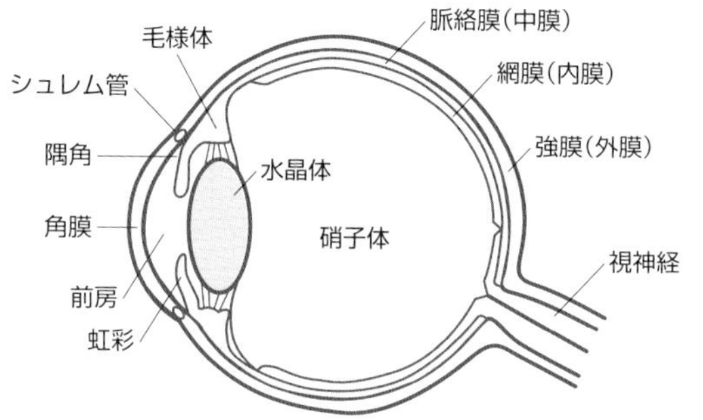

図3.1　眼球の構造。水晶体(レンズ)の両端に毛様体があり，それと角膜が接するところが隅角です。隅角のそばがシュレム管で，眼房水はそこから静脈に排出されます。

この章は眼という特殊な感覚受容器の話になりますが，病気の成り立ちや治療薬についての基本的な考え方は，体全体がかかわる病気の場合と変わりません。

感覚受容器は，外界からの刺激を感受して，そのシグナルを神経系に伝える器官です。感覚受容器には末梢神経(のうちの感覚神経[注])が連結しているので，感覚受容器が受け取ったシグナルは，末梢神経系から中枢神経系へと伝達され，脳で視覚などとして処理されるのです。また，房水の調節を行うのは，このような感覚神経系とは異なり，体の臓器や器官などの働きを調節する自律神経系です。

注：感覚神経系と運動神経系を合わせて体性神経系といいます。末梢神経系には体性神経系と自律神経系が含まれます。

緑内障で物が見えにくくなるとは，どういうことか

目に入力した映像(光情報)は，網膜に写し出され，それが神経により脳に運ばれ，脳でその光情報が処理されます。緑内障は網膜や視神経が徐々に障害されていく状態なので，視神経から伝えられる映像に異常が起こり，映像情報の一部が脳に伝えられなくなります。そうすると視野の一部が欠損することになりますが，ヒトには2つの眼球と網膜があり，これらの情報は脳内で1つに統括されます。このときに補正という現象が起こります。つまり，脳には目前の状況(映像情報)についての記憶が過去の情報にもとづいて予め備わっていることが多く，2つの網膜上の光情報はこの予測(記憶)を踏まえて総合的に脳内で処理され，その結果が実像として認識されるのです。実際，片眼の欠損部分は脳での光情報処理により，もう一方の眼からの情報で補われることが，しばしばあります。**症例**では，それが伺えます。

この緑内障の患者さんでは右目からの映像情報が不足しています。しかし，左目視野から得られる情報を脳で処理することにより，右目の視野欠損部分が補われています。ですから，緑内障で視野を失っているはずなのに，見えないことに気付きにくいのです。例えば，内側端から視野の欠損が始まっているので，左の眼では自分の鼻の先が見えるのですが，右眼ではそれが見えない，ということが

症例

［72歳，女性］ 孫と遊ぶのを楽しみにしております。この間公園を一緒に散歩しているとベンチの端に体がぶつかってしまい，驚きました。孫娘もどうしたのかと怪訝な表情をしておりました。このように思わず衝突してしまうことは家の中でもときどきあり，机の角に腰がぶつかってしまったりしてしまいます。それで，近くの眼科診療所に受診することにしました。診察の結果，緑内障と言われました。視野の広さを測る視野イメージの検査では，左目は正常でしたが，右目は視野の内側がほとんど真っ白な状態で，その部分の視界はほとんど見えていなかったようです。早いうちに気がつくと，早期の治療が可能だそうですが，こんなに悪くなるまで放置してしまったことを残念に思っています。

起こっていたようです。もう一度症例を読んでみてください。

一般に，視野欠損は視野のいろいろな部位で生じ，じわじわと進行するので，気づきにくいものなのです。この進行には大きな個人差があり，ある人は速く，一方遅い人ではゆっくりと，30～40年もかけて悪くなる人も存在するほどです。

緑内障の発症には眼房水が関係している

眼球の内部では，血液のような働きをする眼房水（単に房水ともいう）が絶えず還流しています。涙とは異なり，房水は眼球の中の特殊な組織（毛様体と呼ばれる上皮組織）で作られ，眼球中をめぐり，主に隅角（ぐうかく）という場所から静脈中に排出されます（図3.1）。房水の分泌が多くなったり，あるいは，排出量が低下したりすると，眼圧が高くなってしまいます。

房水の成分は血漿にきわめてよく似ています。房水は，水晶体や角膜などの血管をもたない透明な組織において，細胞の活動に欠かせない代謝を維持しています。つまり，組織に酸素と栄養素を補給し，老廃物を排泄させています。また，房水が流れることによって圧が発生し，眼球内部は一定の圧力（眼圧）が保持されます。ですから，この房水と後から述べる眼球の強膜が，眼球の硬いボールのような構造を維持するという役目を担っているのです。何らかの要因により，正常な房水の流れが滞ると，そこにうっ滞[注]が起こり，眼圧が上昇しますが，この上昇が一定の許容範囲（各個人により異なる）を超えてしまうことがあります。その結果，恒常的な眼圧上昇により，網膜や視神経が徐々に障害され，視機能が失われることになります。緑内障とはこのような病態をいいます。

メモ

涙は房水とは異なる

涙は涙腺で産生され，角膜の外側，つまり眼球の外部をうるおし，口腔に排出されるので，房水とは異なります。

注：うっ滞とは，血液が静脈内で淀んでいる状態のこと。

緑内障の治療では眼圧を下げる薬が用いられる

緑内障の原因は不明な場合が多いのですが，原因がわからない場合には，原発性とか本態性とかの医学用語が用いられます。ここでの話題は原発性緑内障ということになります。眼圧が高くなり，その結果網膜や視神経が障害されると説明しましたが，高齢者では眼圧は正常なのに障害を受けてしまう場合が多々あります(正常眼圧緑内障といわれる)。この正常眼圧緑内障では，視神経の先端部(乳頭)の構造が加齢に伴って脆弱になっていたり，血流障害が起こっていたりするのが，障害の原因と考えられています。つまり，正常な眼圧の範囲であっても，網膜や視神経が弱くなっていると，相対的に圧力が高くなるという状態です。実際は，これが最も頻度の高い病型です。いずれにしても治療としては，眼圧が高くても，あるいは正常であっても，眼圧を下げる点眼薬が主に用いられます。

緑内障は自覚症状が出にくいため，90 %程度の人で自覚がありません。ですから，健康診断，人間ドック検診などで発見されることが多いのです。しかし，進行すると，光の周りに輪が見えたり，かすみ目や頭痛などの症状が現れることがあります。中途失明の原因(外傷ではなく，病気が原因による)の1位に緑内障があげられており，その頻度は25 %だそうです。

早期発見が大切なので，40歳以上になったら，眼底鏡による眼底検査(網膜，視神経乳頭，血管などが見える)と，眼圧の検診が勧められています。眼底検査で緑内障がわからなくても，視野検査(十分広い視野が確保されているかの検査)で発見されることがあります。検診に来た人の約20 %に緑内障が発見された，という報告もあります。5年ごとの節目検診を実施(あるいは補助)している自治体もあり，眼の健康維持のための行政の対応は重要です。

眼房水は常に分泌され，眼球内部を循環し，隅角から排出される

緑内障の病態や治療法を理解するために，眼房水の流れをもう少し詳細に知る必要があります。まずは眼の解剖学の話をします。

眼球の基本的な構造を図3.1に示しましたが，いろいろ確認してみましょう。角膜，虹彩(瞳孔を広げたり狭めたりする黒目のところ)，水晶体(レンズ)というのは普通の状態で外部から見られるので，どこにあるかはわかりやすいでしょう。では，眼球の内容物をみてみましょう。水晶体と硝子体，そしてこの2つを潤す房水です。この内容物は3層からなる膜で覆われています。その一番外側にある外膜は，角膜それに連なる強膜(強靱な結合組織の層)です。真ん中の中膜は

ぶどう膜と呼ばれ，虹彩，毛様体，脈絡膜からなりますが，これらは連続しています。残る内膜は，網膜のことです。水晶体はぶどう膜に固定されていることも確認してみてください。ぶどう膜の部位に炎症(ぶどう膜炎)が起こると，虹彩，毛様体，脈絡膜を区別せず広がるので，臨床医学的にはこのように総称されるのでしょう。

さて，房水は，角膜と水晶体(とぶどう膜)に挟まれた間隙(空間)にたまっています。そして，角膜の端と虹彩(ぶどう膜)の端が接する領域(瞳孔から外側に外れたところ)が，隅角と呼ばれる場所です。

眼房水の流れで重要な点をまとめると，

① 房水が産生・分泌される場所が毛様体(ぶどう膜の一部で，上皮組織に属します)であること，

② 房水が，眼球内部のいろいろな部位を循環すること，

③ 房水は，主に隅角(のシュレム管)から，そして一部はぶどう膜から静脈に排出されること(後者は，ぶどう膜の血管を通しての排出で，ぶどう膜・強膜流路と呼ばれます)，

ということになります。実は，このぶどう膜・強膜流路は，緑内障の治療薬のターゲットとなっているので，あとで出てきます(「メモ：緑内障の第一選択薬はプロスタグランジン関連薬」参照)。

ここから先の説明は，さらに込み入ってきますから，ざっと目を通すだけで十分です。毛様体で産生された房水は，水晶体と虹彩の間隙(後房)に分泌され，そこから前の方に移動し，角膜と虹彩の間隙(前房)に流れていきます。そして，角膜の端(強膜に移行するところ)と虹彩(ぶどう膜)の端が接する領域に進み，隅角に運ばれます。先ほど書いたように，ほとんどの房水は隅角から排出され，一部

メモ

眼球の後方の構造はどうなっている？

眼球の空間のほとんどを占めているのは硝子体です。ガラスに例えられるように，無色透明です。硝子体を覆うのは網膜で，眼球壁の最も内層の感覚層，つまり光が投影されるスクリーンに当たります。網膜は外側と内側の2層からなります。この網膜の外側は網膜色素上皮と呼ばれる上皮細胞層で構成されており，内側には神経層，つまり光を感受するセンサーがあります。このセンサー層には光を感受することができる光受容器(桿体と錐体)が密集して存在しています。桿体と呼ばれる特殊な細胞群は，明るさを感知し，明暗を電気信号に変換する働きをします。一方，錐体の細胞は，3種類存在しますが，それぞれが青，赤，緑の色を感知し，電気信号に変換します。まとめると，外部から入って来た映像の明るさや色彩が刺激となり，神経層のセンサー(桿体と錐体)が刺激され，電気信号に変換されるということです。これらの仕組みについては，生理学で学びますが，各自興味をもって調べてみるのもいいでしょう。

は隅角の傍のぶどう膜にある血管から排出されますが，どちらの経路でも，最終的には，房水は静脈へと流れて全身の循環系に入ります。房水が眼球を全体的に流れているのだな，ということが理解できれば合格です。

眼圧は，房水の流れにより保持されていますが，眼房水の産生・分泌とその排出は，主に自律神経によって調整されています。自律神経の働きについては，治療薬の作用機構と関係するので，後でふれましょう。眼圧が上昇する原因として，房水の生産量増大と，排出量減少があると書きましたが，調べてみますと，ほとんどの場合は排出量の減少により，眼圧上昇が引き起こされていることがわかっています。

緑内障の薬にはどんなものがある？

眼圧が高い場合でも，正常な場合でも，緑内障の治療には，患者さん個人にとって適切な眼圧を保つ，という目的で薬が用いられます。眼圧を降下させる機構は，基本的に次の4つに分けられます。① 房水分泌の抑制，② 隅角のシュレム管経由による房水排出の促進，③ ぶどう膜，強膜流路による房水流出促進，④ 硝子体容積の減少です。つまり，房水の生産量を抑制するか，排出量を増加させるかに関するもので，当然といえば，当然です。

実際に，自律神経系の働きやプロスタグランジンの作用に関連した治療薬が開発されていると冒頭で書きました。最も使用頻度が高い薬は，後者のプロスタグランジン関連薬なのですが，それについてはメモで紹介することにして，ここでは，自律神経系に作用する薬について注目していきたいと思います。眼房水の産生や排出を調節しているのが，自律神経系だからです。とはいえ，その詳しい仕組みについて話を進める前に，自律神経とは何かについて，まず説明しましょう。少し横道にそれますが，大事なことです。

自律神経はどのような働きをしている？

自律神経は臓器・器官の調節に働く神経で，我々の日常活動を無意識的に，自律的に下支えしている神経系です。脳からの指令を伝える自律神経は，交感神経系と副交感神経系という2つの神経系がセットになって構成されており，眼房水の調節で主に働いているのは，交感神経の方です。

交感神経と副交感神経の違いは何かというと，交感神経は，私たちが緊張したときに働き，副交感神経は休息時に働くということです。例えば，典型例として，戦っているとき，つまり，やるぞと興奮し構える態勢のときには，交感神経が刺

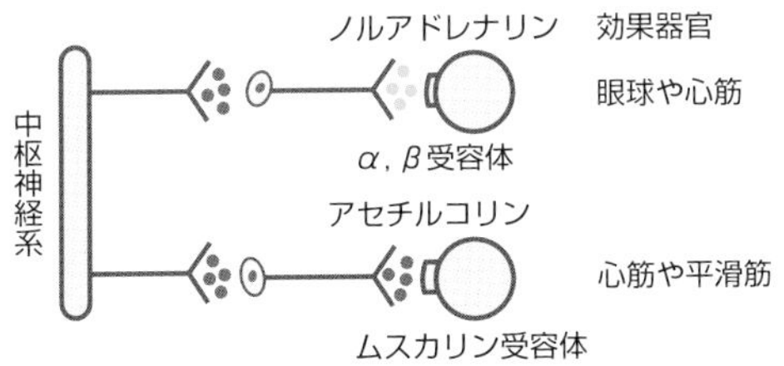

図3.2　自律神経系との末端で分泌される神経伝達物質。眼球や心筋に接する交感神経系の末端ではアドレナリン(ノルアドレナリン)が分泌され，α，β受容体で受け取られます。一方，副交感神経系の末端ではアセチルコリンが分泌され，ムスカリン受容体で受け取られます。

なお，交感神経系も副交感神経系も，中枢神経系との間には1つの神経節(シナプス)が介在し，そこではどちらの場合もアセチルコリンが神経伝達物質として働きます。

激される状況になります。具体的な体の変化としては，目はぎらぎら(瞳孔が拡大する)，心臓はドキドキ(心拍数の増加や心臓の収縮力の増加が起こる)，呼吸は荒く(気管支が拡張し，たくさんの空気を取り込む)，となります。一方，食べ物は喉を通らない状態(消化管の運動が抑制される)です。このような体の状態は，交感神経の細胞の末端からアドレナリンが分泌されることによります(図3.2)。一方，副交感神経が刺激されているときは，心臓はゆっくり(心拍数の減少と心筋の収縮力の低下)や，呼吸もゆったり(気管支の収縮)，食欲も出てきます(消化管の運動が亢進)。

興奮せよという交感神経の働きを伝えるシグナル物質は，アドレナリンです。一方，副交感神経の働きを伝えるシグナルはアセチルコリンです。アドレナリンやアセチルコリンは神経伝達物質と呼ばれ，受容体に結合することで，その細胞に働きかけるのです。交感神経系と副交感神経系は，互いに協調したり，拮抗したりして，血圧や呼吸，体温などの調節を行います。眼でいえば，眼房水だけでなく，眼の瞳孔を広げたり，狭めたりなどにも関与しています。

ここで1つ注意しておきたいのは，交感神経の細胞の末端から分泌されるアドレナリン(ノルアドレナリン)は，その作用の内容が，体の臓器や組織によって異なることです。例えば，筋肉では，血管を拡張させて血液の循環をよくし，筋肉を働きやすくしますが，皮膚では，逆に血管を収縮させ，血液を筋肉に集中させるように働きます。合目的ということでしょうが，まるで反対の作用をもたらし

メモ

アドレナリンとノルアドレナリン

アドレナリンのもつアミノ基にメチル基(CH_3-)の付加がない類似体がノルアドレナリンです。アドレナリンもノルアドレナリンも，アドレナリン受容体(α_1，α_2，βの3種類)に働きかけますが，副腎から分泌されるのが主にアドレナリンで，神経細胞から分泌されるのがノルアドレナリンです。ここでは煩雑さを避けるため，アドレナリンとして説明をしています。なお，米国では，アドレナリンはエピネフリンと呼ばれています。

ています。いったい，どのような仕組みが働いているのでしょうか？　実は，その答えは，受容体にあるのです。これが，受容体のおもしろいところなのです。

この違いを生じさせているのは，同じアドレナリンであっても，それを受け取る受容体が異なり[注]，それぞれが別なシグナルを伝えるからです。皮膚の血管には，アドレナリンα_1受容体をもつ細胞があり，これがアドレナリンを受け取ると，「血管を収縮せよ」というシグナルを発します。一方，筋肉の血管には，アドレナリンβ受容体をもつ細胞があり，これがアドレナリンを受け取ると，「血管を拡張せよ」というシグナルを発するのです。その結果として，筋肉内の血液循環量を増加させる方向に働きます。

注：同じシグナルを受け取ることのできる，異なる受容体のことをサブタイプと呼びます。

この例では，交感神経から分泌されるアドレナリンは，筋肉や皮膚に直接作用しています。このような働きに着目したときには，アドレナリンのことを神経伝達物質と呼びます。一方，アドレナリンは，副腎から血中にも分泌されて作用します。この働きに着目したときには，ホルモンと呼ばれます。神経系とホルモン系は，働き方や役割に似ているところがあります。

交感神経が眼房水の量を主に調節している

さて，眼の房水の話に戻りましょう。眼房水の産生・分泌とその排出の調整には交感神経（および副交感神経）が関与していることがわかっています。

房水を産生する毛様体上皮細胞には，アドレナリンの受容体が複数種類あります。つまりサブタイプが存在します。α（α_1とα_2）と呼ばれるアドレナリン受容

メモ

緑内障の第一選択薬はプロスタグランジン関連薬

眼圧を下げる薬として，最も使用頻度が高いのはプロスタグランジン関連薬と呼ばれる薬です。プロスタグランジンは，アラキドン酸（炭素数が20の不飽和脂肪酸）から合成される脂質で，局所ホルモンとして働き，房水の排出を促進させる作用があります。また，プロスタグランジンは，炎症に関連する局所ホルモンでもあり，脂質メディエーターとも呼ばれています。血管拡張作用や血管透過性の亢進作用をはじめとする，多様な生理活性をもちます。重要な物質であり，後の章にも何度か登場してきます。

プロスタグランジン関連薬は最も強力な眼圧降下作用をもっていて，1日1回の点眼でよいという利点があります。ですから，第一選択薬として使用されています。プロスタグランジンは，受容体（おそらく血管内皮細胞の膜表面にある）に結合し，血管透過性を亢進させます。その結果，房水は，ぶどう膜の血管から静脈に排出されやすくなるわけです。なので，26ページの ③ の房水流出促進効果をもつということになります。また，プロスタグランジンの薬理作用は，受容体に結合してその活性化を行うので，アゴニスト，つまり作動薬（刺激薬）となります。

注：脂質は，脂肪や油などと呼ばれることもある生体物質です。糖質，タンパク質と共に3大栄養素といわれ，水に溶けにくい性質が特徴的です。

体と，βと呼ばれるアドレナリン受容体です。毛様体のβ受容体にアドレナリンが結合すると，「眼房水を分泌せよ」というシグナルが発せられます。一方，α_2受容体にアドレナリンが結合すると，「分泌を抑制せよ」というシグナルが発せられます。緑内障の1つの治療薬として，アドレナリンβ受容体の遮断薬(阻害薬，アンタゴニスト)が用いられます。β受容体の働きを阻害することで，眼房水の分泌を抑制する効果をもつからです。

この交感神経β受容体遮断薬は，26ページに示した緑内障治療薬の機構のうち③に相当する薬です。また，交感神経α_2作動薬(刺激薬)も開発されており，分泌の抑制が活発化し，①の房水産生の抑制効果をもたらすことになります。なお，ここでは詳しくふれませんが，②のシュレム管経由流出促進や，④の硝子体容積減少に効果のある薬も販売されています。

まとめ

眼球内には房水が絶えず還流し，水晶体や角膜の代謝を維持し，一定の眼圧を保持しています。房水量が増えると眼圧が上がり，網膜や視神経が圧迫・障害され，その結果視野が次第に欠けていく病気が緑内障です。標準治療薬はプロスタグランジン(脂肪酸からなる局所ホルモン)の分泌を促進させる薬で，房水の排出を促進させます。

交感神経と副交感神経は体全体に作用し，交感神経は緊張時に，副交感神経は逆に休息時に働きます。交感神経が刺激されると，目はぎらぎら(瞳孔拡大)，心拍数の増加などが起こります。房水量の調整は主に交感神経が行っています。交感神経の軸索末端からはアドレナリンが分泌され，アドレナリンβおよびα_2受容体をもつ毛様体上皮細胞がこれにより刺激されます。β受容体は房水の分泌促進に，α_2受容体は抑制に働きます。ですから，分泌抑制を目的にβ受容体遮断薬やα_2受容体作動薬などが用いられます。

学習目標

- 緑内障と眼圧，房水の流れを30秒で説明できる。
- 緑内障治療薬とその作用機構を30秒で説明できる。
- 交感神経と副交感神経の働きが理解できる。

参考文献

人体の構造と機能 第4版　Elaine N. Marieb著，林正健二，今本喜久子，遠藤健司ら訳，医学書院，2015

今日の治療薬　浦部晶夫，島田和幸，川合眞一編，南江堂，2018

カンデル神経科学　Eric R. Kandel, James H. Schwartz, Steven A. Siegelbaum et al. 編，金澤一郎，宮下保司監修，メディカル・サイエンス・インターナショナル，2014

詳しく知りたい　神経細胞と神経系についての簡単な解説

ヒトの神経系には約1,000億個という膨大な数の神経細胞が含まれています。個々の神経細胞は，それぞれが他の神経細胞に接続して複雑なネットワークを形成し，情報の伝達(受信や発信)を行っています。神経細胞の接続部のことをシナプスと呼びます。

神経細胞(ニューロンとも呼ぶ)は神経情報を電気信号として体全体に伝える役割をもつため，非常に変わった構造をしています。細胞の核や細胞質がある部位が細胞体(①)です。細胞体からは，細い突起がたくさん出ており，この突起を樹状突起(②)といいます。通常は数本ですが，数百に及ぶこともあります。細胞体からはまた，1本の長いヒモのようなものも伸びていて，これを軸索(③)といいます。この軸索の先端部は，前シナプス終末(④)という変わった呼び名で呼ばれます。神経細胞と神経細胞の接続部であるシナプスが形成される場所だからです。シナプスは，軸索の末端と他の神経細胞の樹状突起との間に形成されます。シグナルは，1つの神経細胞の軸索末端から，別な細胞の樹状突起へと伝達されるので，軸索末端が「前」，樹状突起が「後」になります。樹状突起の先端のことを後シナプス終末とも呼びます。

神経細胞を伝わるシグナルは，長い軸索を伝わるときは電気信号として伝わりますが，シナプスを伝わるときには，物質(神経伝達物質)の移動によりシグナルが運ばれます。神経伝達物質が，前シナプス終末からシナプス間隙に分泌され，後シナプス終末(の受容体)が受け取るというわけです。

脳と脊髄のことを中枢神経系と呼びます。中枢神経系からは，全身のさまざまな部位に神経が伸びており，こちらは末梢神経系と呼ばれます。末梢神経系は大きく2種類に分かれ，1つはこの章で学んだ自律神経系です(交感神経と副交感神経からなります)。自律神経系は，心臓の動きや，消化管の平滑筋や分泌系の働きといった不随運動を調節します。もう1つの末梢神経系は，体性神経系で，脳から筋肉にシグナルが伝えられる運動神経系と，感覚受容器や皮膚などから脳へシグナルを伝える感覚神経系があります。

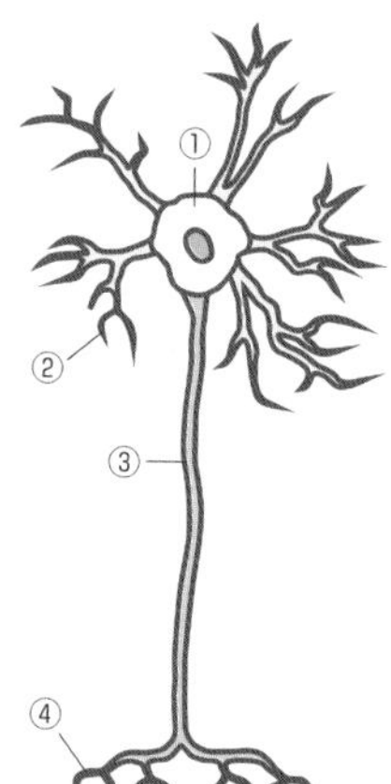

4章

うつ病は脳内の物質と どのように関係しているのだろうか

精神活動にセロトニンという物質が関与することを学ぶ

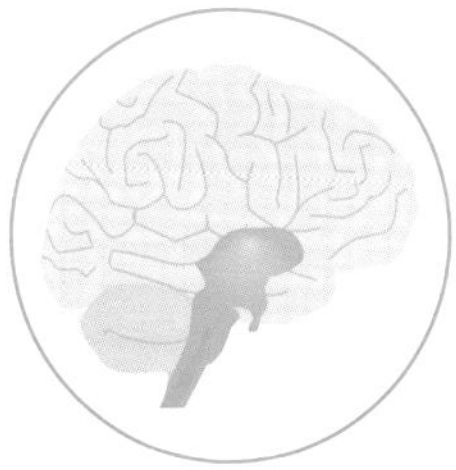

「うつだな」と言う人をよく見かけます。これは落ち込んでいる状態を伝えているのですが，病気だなと言っているわけではありません。「うつ」は単なる日常用語で，精神科の専門用語ではありません。一方，「うつ病」はれっきとした診断名で専門用語です。うつとうつ病は連続的な同一線上にあり，どこまでが「うつ」あるいは抑うつ気分の状態で，どこからがうつ病なのか，専門家でも判断が難しいと聞きます。うつ病と明確に診断できないときは，患者さんの示す症状，病態を「抑うつ」という用語で表すそうです。

うつ病を含めた精神科的疾患は，通常の身体の疾患とは異なり，科学的に理解しにくい特殊な疾患であると長い間思われてきました。これは，訴える症状が人間に固有な情緒，思考，記憶などの障害として現れるので，客観的な生物学的根拠を明らかにしにくかったためでしょう。精神科的疾患を研究するモデル動物の作製の難しさも，研究を遅らせていた一因でもあります。しかし，近年の研究進展により，少なくとも精神科的疾患の一部の原因については，脳組織の異常，つまり実体のあるものであることが明らかになってきました。そして，そのような精神科的疾患の数は増えてきています。これらの疾患や状態に対する，生物学的，物質的，遺伝学的な理解が飛躍的に進展してきているということです。ですから，精神の疾患と身体組織（胃や心臓など）の疾患を区別してきた境界が不明確になりつつあります。

この章では，神経系のうち，脳と中枢神経系に注目し，うつ病を物質的な面から考えてみます。具体的には，神経伝達物質であるセロトニンからみたうつ病です。

この章の内容は，神経科学，生化学，薬理学の講義で学びます。

うつやうつ病とはどんな状態なのだろうか

「うつ」あるいはうつ病の一般的な症状として，涙ぐむ，深い悲しみ，抑うつ気分，周囲への関心の消失，睡眠障害などがあげられます。世界保健機関（WHO）の報告では，人口の3〜5 %がうつ病とされているので，うつ病患者が全世界で1〜2億人いることになります。これには驚きます。一生を通して，うつ病または抑うつ気分といった病気・病態になるリスクは，男性で7〜12 %，女性では20〜25 %と高くなっています。多くの場合，発症には誘因となる出来事があります。発症は児童期から老年期までを含む全年齢層に認められ，その半数は20〜50歳の間に発症しています。高齢になってから発症するうつ病は老人性うつ病と呼ばれますが，その多くは体の衰えに伴う不安感や焦燥感が現れやすくなることに起因するとされています。落ち込んだときは「しょんぼり型」として，焦燥感が強いときは「そわそわ型」としてみられます。症例を見てください。

うつ病の症状は精神的な症状にとどまるだけでなく，身体的な症状としても現れます。つまり，感情，意欲行為，思考などに関する精神的な障害に加え，睡眠障害（眠れない，眠りが浅い），疲労倦怠感（疲れやすい），消化器症状（食欲不振），体重減少などの身体症状がみられます。うつ病の中には，抑うつ気分や気力の低下をあまり訴えないで，身体障害だけが前面に出てくる例もあります。これがいわゆる「仮面性うつ病」ですが，仮面をかぶっているため，うつ病とわかりにくいということです。身体的な症状を自覚して，内科や総合診療科を受診する人もいます。この数が驚くほど多く，原因が特定しづらい身体症状を訴えてきた患者さんの約30 %は，内科的な病気が原因ではなく，うつまたは不安という精神的な障害により起こった症状とされています。

このように，うつ病は精神的な障害だけでなく，身体的な障害をもたらすこともあるのですが，それとは逆のケースもあります。身体的な病気が原因で，「うつ」が引き起こされるケースです（二次性のうつ病ということです）。病気になれば，誰だって落ち込むのですが，それとは違います。きちんとした原因があるのです。第1章で登場した甲状腺機能低下症がその一例で，甲状腺ホルモン減少による，脳細胞の機能低下が原因でうつとなります。高齢者によくみられるビタミンB_{12}欠乏，あるいは脳梗塞や心筋梗塞の後遺症としても，うつがみられることがあります。また，数多くの薬を服用していると，抑うつを引き起こすことが知られています。これは，たくさんの薬を服用する高齢者によくみられます。このように，うつ病は精神の障害によって引き起こされるだけでなく，生体内物質（ホルモンやビタミン）の過度の変動や投与される薬が「うつ」を引き起こしたり，うつ病に影響したりするということです。言いたいことは，精神と身体は表裏一体

症例

[23歳の会社員，男性，身長174 cm，体重59 kg] 頑強な身体をしており，生来，いたって健康です。大学卒業後大手の会社に就職し，働いています。最近，やっと恋人もでき，人生の春を謳歌しているなと喜んでいました。ところが，彼女との交際が突然途絶えてしまい，落ち込んでいます。よくあることと言われますが，この落ち込みは辛いです。数週間にわたる不眠，興奮，食欲低下，仕事に集中できない，などがありました。このようにうつ気分が長く続くので，精神科クリニックを受診しました。自分はうつだと感じており，また実のところ父親もうつ病を患っていたと聞いています。はい，1週間ほど前，自殺したいと感じたことがありますが，このとき一度だけです。薬物は服用していません。

診察の結果，うつ病と診断されました。現在，処方された抗うつ薬のパキシル(選択的セロトニン再取り込み阻害薬)を服用し，通常の生活を送っています。

の関係にあるということです。そして，この関係には，生体内の物質(セロトニンなど)が介在しているのです。

双極性障害(躁うつ病)とうつ病は異なる病気

先に進む前に，ちょっと，双極性障害(以前は，躁うつ病といわれていました)についても簡単にふれておきます。双極性障害とうつ病(対比して，単極性うつ病と呼ばれることがあります)の2つをまとめて，気分障害(または感情障害)と呼びます。双極性障害は，うつ状態と躁状態という双極を反復することが特徴で，治療薬は，うつ病の薬とは異なります。この2つの疾患は異なる原因によるものと考えられているのです。うつ病に比べ，双極性障害は，遺伝的な要因の関与がより強く，病識(自分の病気を自覚すること)が少ないことが特徴とされています。発症は比較的若く，頻度は低く，生涯有病率は0.2～1.7 %と報告されています。

その他のよくある精神科的疾患に，不安障害(神経症やノイローゼといわれていました)や，適応障害(ストレスに関連した疾患)などがあります。気分障害は抑うつ，不安障害は恐怖という感情と深く関連しますが，興味をもった人は自分で調べてみましょう。

うつ病では脳内のセロトニンが少なくなっている

物質的な面からうつ病を考えてみましょう。うつ病には，特定の脳の部位(例えば，扁桃体や，海馬などと呼ばれる脳の領域)と，神経回路(神経細胞間のネットワーク)が関与するとされていますが，その詳細はよくわかっていません。ですから，現在よく解明されていて，治療薬の標的になっているセロトニンを話題にしましょう。

セロトニンは神経伝達物質の1つで，アミノ酸のトリプトファンから合成される物質です。化学的には，モノアミン[注]という種類に属する物質です。モノアミンには，セロトニンの他に，アドレナリンやノルアドレナリン（第3章の緑内障で登場した交感神経のシグナルを伝える物質）やドーパミンなどのよく知られている神経伝達物質が含まれています。

さて，うつ病とセロトニンとの関連性は偶然に得られました。歴史的な発見です。その歴史をちょっと振り返ってみましょう。脳内に存在するノルアドレナリンを分解する酵素の1つとして，モノアミン酸化酵素（MAO）が古くから知られていました。この酵素はノルアドレナリンなどのモノアミンを分解しますが，これを阻害する物質を探索するという研究が進展していたのです。努力と幸運の賜物ですが，結核の治療薬として用いられていたイプロニアジドという物質が，この酵素（MAO）を阻害することがわかりました。実際にイプロニアジドをラットに投与してみると，脳内のノルアドレナリンやセロトニンの分解が阻害され，これらの脳内含量が高くなることがわかりました。

この発見と並行して，興味深いことが観察されました。イプロニアジドを服用していた結核患者さんは，もちろん薬の副作用ですが，ふわふわとした幸せな気持ち（多幸感）を感じるというのです。そこで，セロトニンの上昇と多幸感の観察から，1つの推測がなされました。うつ病に見られる多幸感の減弱は脳内のモノアミンが低下することによるのではないか，という可能性が推測されたのです。これがうつ病原因のモノアミン仮説です。そうすると，モノアミンを増加させることが治療につながるはずと考えられます。早速，MAO阻害薬であるイプロニアジドの投与が，うつ病の患者さんに試されました。期待通り，薬効が確認されました。ですから，モノアミンの低下が，うつ病の1つの大きな原因と考えられます。すごい成果であり，これが治療薬開発の始まりとなりました。ただし，MAO阻害薬そのものは副作用が強いため，現在では利用されていません。次に登場するSSRIが第一選択薬となっています。

メモ

神経伝達物質とは？

1つの神経細胞から別の神経細胞にシグナルを伝えるときに用いられる物質。シナプス終末からシナプス間隙に分泌されます。30ページのコラム「詳しく知りたい」も参照

注：モノアミンとは，アミノ酸が脱炭酸されることにより形成される物質。つまり，$R\text{-}NH_2^+\text{-}COOH$ から CO_2 が除去（脱炭酸）されて，$R\text{-}NH_3^+$ となること。モノアミン（Rが1つ）をはじめ，$N\text{-}R_3$ という一般式で表せる物質を総称してアミンと呼びます。

セロトニンの再取り込みを阻害する薬が，うつ病の治療薬であるSSRI

神経のシグナルは，電気信号として伝わるものと，化学物質によって伝わるものの2種類があります（30ページ参照）。セロトニンは，その化学物質に相当する物質（神経伝達物質）です。神経細胞の長い軸索の末端であるシナプス終末から

セロトニンが分泌されます。これを受け取るのは，別な神経細胞の樹状突起にある受容体です(図4.1)。このとき，おもしろいことが起こります。

シナプス終末から分泌されるセロトニン分子の数は非常に多く，樹状突起の受容体が受け取っても，余りが出てしまいます。その余剰の分子はどうなるかというと，その場に残らないように，すぐに除去されるのです。すぐに除去されることで，シグナルはオフ状態になるのです。問題は，このときどうやって除去するかです。方法は2つあり，1つは，誰もが想像するように，伝達物質の分解による除去です。モノアミン酸化酵素(MAO)によってセロトニンが分解されることは，よく知られています。おもしろいのは，もう1つの除去方法なのです。セロトニンを分泌した細胞(シナプス終末)が，分泌したセロトニン分子を自ら回収することによって，除去するのです。この方法は「再取り込み」と呼ばれていますが，予想外の発見だったので，ノーベル賞が贈られました。再取り込みされたセロトニンは，細胞で再利用されて，再び分泌に使われることがわかっています。

話を治療薬に戻しますが，先ほど紹介したイプロニアジドの次に登場したうつ病治療薬は，この再取り込みに関与するもので，イミプラミンといいます。第二次世界大戦の頃に，統合失調症の治療薬として用いられていたクロルプロマジンという薬があるのですが(今でも使われている薬です)，その誘導体として開発されました。残念ながら，イミプラミンは統合失調症の良い治療薬にはならなかったのですが，うつ病の薬として効果的であることがわかったのです。イミプラミンは，セロトニンの再取り込みを阻害する作用をもつので，これにより分泌されたセロトニンがシナプス間隙に蓄積して，受容体に結合する量が増え，その結果，セロトニンによるシグナルの伝達がより長く維持されるわけです。

イミプラミンは，その化学的構造から，三環系抗うつ薬と呼ばれています。炭素環が3個連結した化学構造をしているので三環系と呼ばれるのです。この薬がどのように作用するのかを，もう少し詳しくみてみましょう。セロトニンを分泌した神経細胞が再取り込みを行えるのは，シナプス終末に存在するトランスポーター(輸送を助けるタンパク質)の働きによります。イミプラミンはこのトランスポータータンパク質に結合してセロトニンの輸送を妨げるので，再取り込みが阻害されてしまうのです。

このような働きをするイミプラミンですが，実は，セロトニンだけでなく，ノルアドレナリンに対しても作用してしまいます。神経細胞に再取り込みされる神経伝達物質は，セロトニンだけでないことが今ではわかっており，ノルアドレナリンも再取り込みされるのです。その結果，イミプラミンは，ノルアドレナリンの再取り込みも阻害してしまうのです。セロトニンの再取り込みだけを阻害する薬も開発されました。それが，選択的セロトニン再取り込み阻害薬であるSSRI

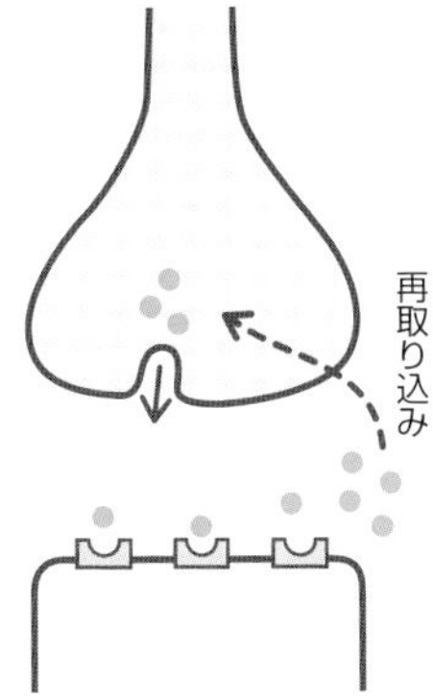

図4.1　セロトニンの再取り込み。1つのセロトニンニューロンの神経終末からシナプス間隙にセロトニンが分泌され，近接するもう1つのニューロンの受容体で受け取られることで，シグナルが伝達されます。このとき，一部のセロトニンは再び取り戻されます(再取り込み)。うつ病治療薬であるSSRIはこの再取り込みを阻害し，シグナル伝達を持続させます。

メモ

三環系抗うつ薬とは？

最初に開発された抗うつ薬で，今でも処方されています。ノルアドレナリンやセロトニンの働きをより長く持続させますが，副作用が強いのが弱点といわれています。

(英語名の頭文字)で，現在の第一選択薬になっています。イミプラミンなどの三環系抗うつ薬に比べ，その治療効果はやや劣るものの，吐き気や頭痛といった副作用が少ないという利点があるので，広く使われています。なお，セロトニンとノルアドレナリンの再取り込みを同時に阻害する薬，NSRIもありますが，話が長くなるので，説明は省略しましょう。

うつ病に関与する脳部位を特定する試み

うつ病には特定の脳の部位(例えば，扁桃体や海馬などと呼ばれる領域)と神経回路(神経細胞間のネットワーク)が関与するとされています。扁桃体は恐怖を含むネガティブな情報の処理時に働くとされていますが，うつ病では扁桃体の拡大がみられ，扁桃体の活動の基本的な活動レベルが上昇していると推測されています。ですから，うつ病などの気分障害への扁桃体の関与が当然予想されるのです。

補足ですが，薬物だけに頼るのではなく，非薬物療法もまたうつ病治療に有効とされています。その1つに，認知行動療法と呼ばれる方法があり，これは患者さんの症状に焦点を合わせた精神療法です。患者さんは，自身が遭遇した出来事に対し，ネガティブに歪んだ解釈や，うつ気分を引き起こしたり，あるいはそれを持続させるネガティブな思考を抱いているところあります。診察の過程でそのネガティブな解釈や思考を発見し，修正することに焦点を合わせて行う治療法です。このような学習治療形式を用いて，うつ病患者さんの脳のどの部位に何が起こっているのかを理解する試みは重要で，実際に行われています。扁桃体のようなネガティブな情動[注](恐怖や不安)を仲介する脳部位の神経活動が変化する可能性があり，これは脳機能画像解析技術(MRIやfMRIなど)を用いることで，テスト可能なのです。今後，うつなどの精神活動，脳の部位，セロトニンなどの神経伝達物質の変動などの関連性が総合的に理解されることが期待されます。

注：情動と感情は，区別のわかりにくい用語です。神経科学的には，ほぼ生理的に起こる無意識の反応のことを情動と呼びます。

脳と神経系の理解はやっかいです，だから簡単に整理しよう

中枢神経系について説明しましょう。中枢神経系は，脳と脊髄からなり，脳は大脳，間脳，脳幹，小脳の4つの部分から成ります。脳幹には中脳，橋，延髄が含まれます。

脳神経系は複雑なので，ほんのさわりだけ説明します。まず大脳半球です。表面から奥に向かってみていくと，大脳皮質，その下の白質，深部にある大脳基底核，扁桃体，海馬に分けられます。前後からみると，前半部分は遂行機能をつか

さどる領域であり，後半部分は環境の認知を行う領域とされています。さらに，前頭葉(前半の一部)と側頭葉(側面)などに領域が分けられ，それぞれが固有の機能をつかさどることがわかっています。領域の区分はさらに詳細に行われ，それぞれの領域の機能が推測されています。左右の大脳皮質に関しては，概ね類似の働きをしていますが，なかには機能的に異なる領域があります。右利きとか左利きの脳の話や，言語中枢は左側にあるといった話は聞いたことがあるでしょう。

間脳には，視床と視床下部があり，視床下部は体温や食欲を調節します。第1章では，甲状腺刺激ホルモン(TSH)の分泌には，視床下部やその下にある脳下垂体が関与すると説明しましたね。脳幹には，5つの機能があるとされていますが，その1つには，例えば，頭部と首，顔面の感覚および運動の制御などがあります。小脳は，主に運動機能の調節やその学習に関与しています。

うつ病と関連する脳の領域は，大脳半球の深部にある扁桃体，海馬です。扁桃体は不安や情動の表現に関与し，海馬は記憶に関与しています。扁桃体，海馬といった医学的な名称だけを羅列しましたが，複雑であいまいなところが多いので，その実体を示すこと，理解することはけっこうやっかいなものです。海馬という名前は，テレビの健康番組などで聞いたことがあるかもしれません。認知症，アルツハイマー病の紹介がされるときに，よく出てくるからです。

脱線します。大脳辺縁系と呼ばれる領域があります。この辺縁系は解剖学的にではなく，機能的(生理学的)に分類されている場所です。喜び，怒り，不快などの情緒的表現に関与している領域を指し，解剖学的には大脳半球内側側面にある帯状回，海馬，扁桃体，視床下部などが辺縁系に含まれます。この解剖学的と生理学的(機能的)な区別ですが，例えば，口は機能的な名称で解剖学的な名前ではありません。口で話をするとか，食べるとか，という点に注目した呼び名です。だから，唇，舌，歯などは口になるのか，と問われると，すぐには回答できないでしょう。他にも脳幹の機能的側面から呼ばれる名前に，網様体があります。命名する立場から考えていくのも，理解の助けになります。

> **メモ**
> **ニューロンのほかにグリアもある**
> 脳に含まれる神経系の細胞は，神経細胞(ニューロン)だけではありません。グリア細胞と呼ばれる細胞が何種類か存在します。量的にみると，グリア細胞は神経細胞の2〜10倍脳内に存在しており，神経細胞を補助する大切な役目を担っていて，その働きは現在注目されています。

いろいろな神経伝達物質にそれぞれ対応する受容体がある

脳の中枢神経系で情報を伝達する神経細胞(ニューロン)は，利用されるシグナル(神経伝達物質)により，いくつかに分類されます。今回登場したセロトニンやノルアドレナリンを利用するニューロンは，それぞれセロトニンあるいはノルアドレナリン作動性ニューロン[注]と呼ばれます。セロトニンやノルアドレナリンは，モノアミンに属するので，アミンを神経伝達物質に利用するニューロンのグループに属します。神経細胞の核は脳幹にありますが，大脳全体と連絡しています。

注：ノルアドレナリン作動性ニューロンは脳で数が少なく，存在はわかっていますが，どんな機能を担っているかは，実はよくわかっていません。

ですから，神経興奮伝達を調節するという役割を担っており，気分や情動などに関与しているのでしょう。

また別のグループに属するものとして，アミノ酸の一種であるグルタミン酸(Glu)を利用するグルタミン酸作動性ニューロンがあります。脳内では，実はこのニューロンが最も主要なもので，セロトニン作動性ニューロンなどとは対照的な存在になります。グルタミン酸作動性ニューロンは，一般的な興奮伝達を担当し，記憶，運動・感覚神経の情報伝達などに関与しています。

上記の2つのニューロンのグループは，興奮を伝える働きをします。一方，興奮を抑制する働きをするグループもあります。それは，GABA抑制性ニューロンと呼ばれます。GABAとは，グルタミン酸の誘導体であるγ-アミノ酪酸[注]のことで，これを伝達物質として利用するニューロンのことです。

注：γ-アミノ酪酸は，グルタミン酸デカルボキシラーゼという脱炭酸酵素により，グルタミン酸からCO_2が除去された物質。

この3種類だけで，今回のうつ病についての説明はできそうですが，その他のグループもあります。ペプチド(エンドルフィン，エンケファリン)を利用するもの，ホルモン(コルチゾール，エストロゲンなど：コレステロールから由来する)を伝達物質として利用するニューロンなどですが，ここでは詳しくふれません。

神経伝達物質の種類とそれぞれのニューロンについて説明しました。低分子量の神経伝達物質(アミンやアミノ酸)から，その生成に複雑なタンパク質合成のプロセスが必要となるペプチドまで，利用する物質はいろいろですが，当然それぞれに対応した受容体があるわけです。グルタミン酸が介在する興奮性(興奮を伝えるということ)のシナプス伝達では，グルタミン酸を感受する受容体ということになり，ナトリウムイオン(Na^+)とカルシウムイオン(Ca^{2+})，カリウムイオン(K^+)などを透過させるイオンチャネル型グルタミン酸受容体と呼ばれます[注]。グルタミンを受け取る受容体はどのような働きをするかというと，Na^+(やCa^{2+})とK^+をそれぞれ細胞内と細胞外に通行するのをオンにするスイッチの働きをします。イオンの移動により電位差が生じてくるので，電気的シグナルが発生するということになります。つまり，受容体は，化学的なシグナル(セロトニンやグルタミン酸の結合)を電気的なシグナルに変換させる働きをするのです。それが，「イオンチャネル型」という名前の由来です。ここではセロトニンがリガンドとなるリガンド依存性イオンチャネルを説明しましたが，イオンチャネルについては，第12章でも詳しく説明します。

注：抑制性のシナプスで働くGABA受容体は，塩素イオン(Cl^-)チャネル型の受容体により情報が伝えられます。

繰り返しになりますが，グルタミン酸が関与する主要な神経活動に影響または調節する伝達物質として，セロトニンやノルアドレナリン，ドーパミンなどのモノアミンがあり，それぞれに対応するニューロンがあります。これらをモノアミン系ニューロンといいます[注]。

注：セロトニン，ノルアドレナリン，ドーパミンの受容体には，それぞれ5-HT_2および5-HT_3，D_2，α_1といった名前の受容体があります。

まとめ

人口の3～5％がうつ病とされていますが，その一般的な症状は，涙ぐむ，深い悲しみ，抑うつ気分，周囲への関心の消失といった精神的な障害と，睡眠障害や食欲不振などの身体症状があります。うつ病はセロトニンやノルアドレナリンといったモノアミンが脳内で低下することが一因と考えられており，セロトニンの脳内濃度を高めるという薬，SSRIが治療に用いられています。その作用機構は，セロトニンの再取り込みを選択的に阻害するところにあります。

脳内の中枢神経系の主要な神経伝達物質にはグルタミン酸があり，グルタミン酸が介在する神経系は神経の興奮刺激を担い，一方グルタミン酸の誘導体であるGABAが介在する神経系は興奮の抑制を担います。この主要経路の興奮伝達を調節するという役割を担っているのが，セロトニン，ノルアドレナリンなどのモノアミンを神経伝達物質として利用する神経系です。

学習目標

- うつ病の概要を30秒で説明できる。
- セロトニンとその神経伝達機構を30秒で説明できる。
- SSRIの作用機構を30秒で説明できる。
- 脳神経系と神経伝達物質の概要が理解できる。

参考文献

人体の構造と機能 第4版　Elaine N. Marieb著，林正健二，今本喜久子，遠藤健司ら訳，医学書院，2015

内科クラークシップガイド　Douglas S. Paauw, Lisanne R. Burkholder, Mary B. Migeon著，上床周，奥田俊洋監訳，メディカル・サイエンス・インターナショナル，2004

薬の散歩道—薬理学入門—　仁木一郎著，メディカル・サイエンス・インターナショナル，2010

デビッドソン内科学 原著第21版　Nicki R. Colledge, Brian R. Walker, Stuart H. Ralston編，福井次矢監訳，医歯薬出版，2014

カンデル神経科学　Eric R. Kandel, James H. Schwartz, Steven A. Siegelbaum et al.編，金澤一郎，宮下保司監修，メディカル・サイエンス・インターナショナル，2014

詳しく知りたい　鎮痛薬とプロスタグランジン

胃潰瘍を引き起こす1つの原因に鎮痛薬(NSAIDs)の服用があること，NSAIDsはプロスタグランジンの合成を阻害することを第2章で説明しましたが，もう少し痛みやプロスタグランジンについて話をしましょう。

痛みの情報は，刺激局所から自由神経終末を経由して大脳に伝達されますが，大脳では，そのときの感情状態や周りの環境，記憶と関連して痛みを感じます。虫歯の治療のときを想像してみてください。自身の体調や興奮状態，診察台という環境，かつての怖かった記憶，などが痛みに影響するのは納得できるでしょう。ですから，痛み感覚は複合的で，わからないことが多く，治療も難しいということのようです。

それはさておき，打撲や病原体による組織の損傷による痛みを対象に，プロスタグランジンと鎮痛薬についてみてみましょう。細胞が損傷を受けると，さまざまな炎症メディエーターと呼ばれる生理活性物質(局所ホルモンの一種)が放出されます。その代表格にブラジキニンとプロスタグランジンがあります。ブラジキニンは最も活性の高い痛み誘発物質の1つで，自由神経終末にある痛みを感じる侵害受容器を刺激し，痛みを感じさせるのです。プロスタグランジンはこの痛みの感受性を上昇させるという間接効果を及ぼします。

プロスタグランジンはアラキドン酸(ω-6の不飽和脂肪酸で，炭素の数は20個)を原料とし，プロスタグランジン合成酵素によって合成されます。この合成酵素には2種類あり，COX-1とCOX-2(シクロオキシゲナーゼ-1，-2)です。非ステロイド性抗炎症薬(NSAIDs)はこのプロスタグランジン合成酵素を阻害する薬です。ですから，プロスタグランジン合成を抑制することによって，痛みを和らげるのです。

NSAIDsの代表的なものには，アスピリンやロキソニンがあり，誰もが知っている痛み止めです。アスピリン(アセチルサルチル酸)は，化学でお馴染みのベンゼン環に少し炭素側鎖をもつ構造をしています。歴史的にはサリシン(ヤナギの樹皮から分離した物質)の発見から始まり，その後の研究から鎮痛作用をもつ薬としてサルチル酸が同定されました。しかし，サルチル酸そのものは苦味があり，副作用が強く，消化管障害を引き起こしやすいという欠点があります。そこで，サルチル酸にアセチル基(CH3-CO-)を付加することにより，胃に少し優しい薬，アスピリンへと改良されたのです。

アスピリンの副作用として，やはり腹痛，胃潰瘍があります。どうして胃の痛みや胃潰瘍を誘発するのかを考えてみましょう。COX-1とCOX-2はいろいろな細胞・組織で働きますが，NSAIDsはどちらの酵素の働きをも阻害してしまうのです。頭痛や関節痛のために使っても，胃で働くCOX-1酵素も阻害してしまうのです。COX-1は恒常的に胃粘膜の粘液細胞(および血小板や腎臓)で発現していて，粘液細胞の機能維持に働きます。ですから，NSAIDs服用によるCOX-1酵素活性の阻害は胃粘膜保護作用にダメージを与え，副作用として胃潰瘍を引き起こす原因となります。

ところで，COX-2だけを選択的に阻害する鎮痛薬はないのでしょうか。実は開発されており，その代表にセレコキシブがあります。胃への負の刺激は確かに和らぎますが，今度は血小板凝集を阻害するという副作用が目立ちます。同じ薬が体の別な部位で別な働きをするので，想定外の副作用が現れるということです。

参考文献
デビッドソン内科学 原著第21版　College, Walker, Ralston著，福井次矢監訳，医歯薬出版，2014
薬の散歩道—薬理学入門—　仁木一郎著，メディカル・サイエンス・インターナショナル，2010

5章

血液中の糖がうまく利用できない糖尿病

糖の代謝とインスリンによるその調節を理解する

糖尿病は文字通り，尿に糖が混じり，甘い匂いがするというところから名付けられた病気です。実態は血液中に含まれる糖(グルコース)の量が常に多いため，尿の中に漏れ出てくるということなのです。しかし，病状がかなり悪化するまで，尿が甘くなるようなことはなく，通常の糖尿病では目立った自覚症状はありません。ですから，健康診断で指摘されるというのがしばしばです。内科学書によれば，糖尿病が強く疑われるという人は日本人の5％以上を占めるというのですから，驚いてしまいます。

糖尿病では，血液に含まれる糖の濃度が高くなる高血糖という症状が出るわけですが，すると，どんなことが起こるのでしょうか？　糖が尿中に無駄に排泄されるようになるのですが，それだけなら，問題は小さそうです。しかし，より深刻な問題を生じるのは，血液中の糖濃度が高いと，何らかの毒性が生じることです。毒性の正体が何なのか，詳しいことはわかっていないのですが，その結果，多くの合併症(腎臓の機能不全，神経障害，眼の網膜症など)を引き起こしやすくなります。例えば，腎機能が低下して腎透析を受ける患者さんが年々増加していますが，その原因は糖尿病なのです(第15章参照)。また，高血糖は，がんや脳卒中などの発症リスクを上昇させるところにも問題があります。このように糖尿病は非常にやっかいな病気なのです。

この章で後ほど詳しく説明していくように，糖尿病には，インスリンというホルモンが発症や治療に深く関係しています。糖尿病は，インスリンの作用不足により起こる疾患なのです。ですので，糖尿病はホルモンの病気，つまり内分泌疾患と呼ばれてもいいかもしれませんが，実際には，代謝性疾患(内分泌代謝疾患)として分類されています。実際の病態が糖代謝異常だからでしょう。

この章の内容は，生化学，分子生物学，薬理学の講義で学びます。

この章では，生活習慣病である糖尿病をテーマとし，その基礎にある糖の代謝や，インスリンホルモンによる糖代謝の調節について説明します。また，糖尿病治療薬の働く仕組みは興味深いものですから，これを説明しますが，難易度は高くなります。

糖尿病には１型と２型がある

注：１型糖尿病は，主に自己免疫によって引き起こされる糖尿病で，膵臓のインスリン分泌細胞に障害が認められます。

糖尿病には1型[注]と2型とがありますが，単に糖尿病と語られるときは，通常，2型糖尿病を指すと考えていいでしょう。こちらの方が，頻度が高いからです。30歳以降に発症し，成人で発症する糖尿病の90 %以上は，この2型になります。

2型糖尿病は，初期には症状として現れることはほとんどありません。しかし，糖尿病を放置し，病気が進行すると，口渇，多飲，多尿，多食，体重減少などという症状がみられるようになります。発症には内的要因(遺伝的な素因)と外的要因(環境因子)が関与しますが，後者の環境因子には肥満，過食や運動不足といった生活習慣の乱れがあるとされています。実際，肥満体型であることが多く，これは発症の一因と考えられます。症例を読んでください。上記の自覚症状がみられること，感染症の起こりやすい状態など，という合併症がイメージできるでしょうか。

２型糖尿病の診断にはどのような検査が必要か

メモ

グルコースとは？

ブドウ糖ともいいます。血糖の「糖」とは，グルコースのこと。細胞が使うエネルギーの貯蔵体であるATPは，グルコースや脂肪酸などの分解により作られます。

グルコースの分子式は$C_6H_{12}O_6$で，炭素の数が6個の単糖類に属します。食物に含まれるデンプンなどの炭水化物は，グルコースが多数結合した物質(多糖類)です。なお，炭水化物も広義には糖に含まれます。

先ほどから血糖値という言葉が出てきますが，血糖値とは，血液中のグルコースの濃度のことです。血糖の糖とは，グルコースのことなのです。糖尿病は，グルコースの利用がうまくいかなくなる病気といいかえることができます。ですから，その診断には，生化学に関連する多くの検査項目と検査値がかかわってきます。例えば，今回の症例では随時血糖の値(食事後の経過時間を考慮しないで測定した値)は，512 mg/dL(すごく高い)でした。また，ヘモグロビンA1c(HbA1cと記載される)は10.6 % (すごく高い)でした。

糖尿病の診断に用いる血糖値の検査についてここでまとめて整理してみましょう。随時血糖値(食事をしたかどうかにとらわれない値)，空腹時血糖値，経口ブドウ糖負荷試験(GTT)などが用いられます。一度でも血糖が200 mg/dL以上の高い値を示せば，糖尿病と診断されます。また，空腹時血糖値(朝食をとる前に測定する)は通常100 mg/dL以下ですが，126 mg/dL以上という検査結果を複数回示せば，やはり糖尿病を強く疑う必要があります。GTTテストでは，75 gのブドウ糖を摂取してもらい，その2時間後に血糖値を測定しますが，その値が140～200 mg/dLにまで上昇すると耐糖能異常，さらに200 mg/dL以上であれ

症例

［58歳女性，主婦。身長155 cm，体重68 kg］　息子2人はすでに独立し，主人との二人暮らしを楽しんでいます。元来甘い物が大好物で，間食のおやつを欠かすことはありません。また，友人とケーキ屋めぐりをするのが一番の楽しみでした。ところが，この1か月の間に体重が5 kgも減少し，驚きましたが，その理由は思い当たりません。ただ，夜間にトイレにいく回数が増え，喉の乾きがひどくなっていました。このことを心配した主人から，市販の栄養ドリンクを飲むようにと勧められましたが，その効果はありません。3日前から38度の発熱と腰痛が出現し，また体のだるさを覚えたため，診察してもらいにきました。

ば糖尿病と判定されます。インスリンは食後の血糖上昇を抑制する働きをしますが，その働きの良さ・悪さが，時間経過によって推測されるのです。

一方，血糖値を直接測定するのではなく，HbA1c値を測るという間接的な方法があります。HbA1cの値が5.0 %程度なら正常値ですが，6.5 %以上となると異常値とされています。そもそも，HbA1cとは何でしょうか。このHbとは，ヘモグロビンのことで，A1cとは，糖鎖（糖分子）のことです。赤血球には酸素を結合するヘモグロビンが多量に含まれていますが，このヘモグロビンに糖鎖が結合したものをHbA1cと呼び，血液中のヘモグロビン濃度全体を分母に，糖鎖が結合したHbA1cの濃度を分子にしたときの%で表わされます。血中の糖濃度が高いと，それだけヘモグロビンに糖鎖が多く結合することになりますが，このことをもとにした測定方法なのです。赤血球の寿命は約4か月ですから，4か月～1週間前までの日常の平均血糖値を反映しています。ですから，その値の変動は，治療効果の目安に使われ，価値のある検査となっています。

食事からATP産生までの代謝の概略を確認しておこう

人間が活動するにはエネルギーが必要です。生体が利用できるエネルギーは，細胞中のATP（アデノシン三リン酸）という物質に多くは蓄えられています（他の物質には，NADHやGTPがあります）。このATPを作り出す主要な物質にグルコースがあります。

人間の体は，活動を支えるエネルギーの供給レベルがいつも一定に保たれるように，生理的に調節されています。食事というものは間欠的[注]にとられますし，空腹を感じるときでも，エネルギーを消費する運動を強いられることがあるからです。つまり，通常の空腹時血糖値は100 mg/dL以下と先ほど書きましたが，この血糖値が大きく下がらないように生理的に調節されているのです。この値が2/3（63 mg/dL）以下となるようなことがあると，命を落とすことがある低血糖発

注：間欠的に食事をとるとは，朝昼晩といように分けて食べるということ。

作が起こるとされており，その調節の重要性がわかりますね。

ここでは，食物をグルコースにまで分解し，そのグルコースを使ってエネルギーが産生される代謝の概略を説明しましょう。中学や高校で学んだことの復習も兼ねています。

●食物を消化して得られたグルコースが細胞に取り込まれる

第2章で説明したように，食物は胃で消化され，高分子の物質から，単純な形の栄養素に分解されていきます。炭水化物[注]の場合は，グルコースに分解されます。グルコースは，単糖類と呼ばれ，炭素の数は6個で，糖の基本となる構造体です。

注：炭水化物は，デンプン，糖質などとも呼ばれます。

グルコースは小腸で吸収され，小腸から門脈[注]と呼ばれる血管に入り込み，肝臓を経由してから，全身の血液をめぐります。血液中のグルコースは，全身をめぐりながら，肝臓，脂肪組織，筋肉などをはじめ，全身の各組織の細胞に取り込まれていきます。この取り込みに，膵臓から分泌されるホルモン，インスリンが働きます。つまり，インスリンは，グルコースが細胞内へ取り込まれるために必要不可欠なホルモンということです。膵臓から分泌されるインスリンの量が減少したり，受け取る細胞側(肝臓，脂肪組織，筋肉など)に障害があり，インスリンの作用(効き目)が低下したりすると，これらの組織でうまくグルコースを取り込めなくなります。その結果，糖尿病になります。たとえで説明すると，ピッチャー(膵臓)がボール(インスリン)を投げなかったり，暴投したりする場合と，キャッチャー(受け取る細胞)がボールの捕捉エラーをしたり，うまくボールを配給できないような場合があるわけです。

注：門脈とは，小腸から肝臓に行く血管(静脈)のこと。

●グルコースが分解されて，ATPが産生される

細胞内に取り込まれたグルコースは，ATP産生反応に使用され，その結果，ATPが産生されます。どのような反応かというと，大きく2つの段階に分けられます(図5.1)。

最初の段階は，解糖系と呼ばれる反応過程で，炭素6個からなるグルコースが，炭素3つからなるピルビン酸にまで分解される過程です。細胞質で行われます。

次の段階は細胞質にあるミトコンドリア内で行われる反応過程で，ピルビン酸が最終的に二酸化炭素にまで分解されます。2つの特徴的な反応で構成されています。1つはクエン酸回路[注]，もう1つは酸化的リン酸化反応で，クエン酸回路で生じた産物がさらに分解されて，最終的にATPが生じる反応です。ミトコンドリアは，ATP産生工場と呼ばれることもあるのは，そういうことだからです。

注：クエン酸回路は，TCA(トリカルボン酸)回路，クレーブス回路とも呼ばれます。代謝の中心となる回路です。

それぞれの反応過程の詳細は非常に複雑なので，ここでは，グルコースから

ATPが産生されるまでの概略のみを書きました(アドバンスで少し詳しく解説します)。最終的に生じたATPは，高エネルギーの結合をその分子内に含んでいる特殊な化合物です。ATPが加水分解されると，その大きなエネルギーが放出されるので，細胞はエネルギーを必要とするときに，ATPを加水分解してそのエネルギーを用いるのです。ATPは，細胞が利用できるエネルギーを貯蔵している物質ということになるわけです。

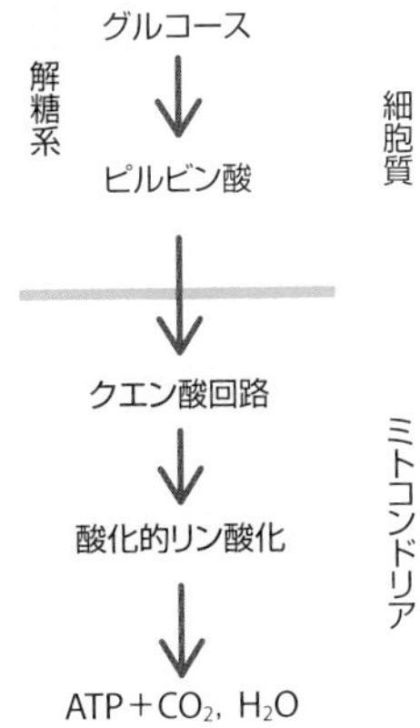

図5.1　グルコースからATP産生の過程の概略。解糖系の過程で，グルコースからピルビン酸が生じる。次にクエン酸回路と酸化的リン酸化の過程へと進み，ATPが生じる。

●糖質以外の栄養素としては脂質やタンパク質がある

糖だけがエネルギー源となるわけではありません。脂質やタンパク質もエネルギー源となり，糖，脂質，タンパク質の3つは3大栄養素として知られています。少し話を戻して，エネルギー源としての3大栄養素について，説明しておきましょう。糖と脂質はどちらも炭素(C)と水素(H)，酸素(O)からなる化合物ですが，タンパク質はこれに窒素(N)が加わったものです。タンパク質はアミノ酸に分解され，このアミノ酸から窒素が取り除かれると糖になります。これらの栄養素は分解され，どれもがエネルギー源となりますが，最終的には炭素と酸素からなる小さな化合物に分解され(脂質は脂肪酸からアセチルCoA[注]へ，タンパク質はアミノ酸から糖に変換されます)，グルコース分解で上述したクエン酸回路に入り，細胞のエネルギーとして利用されます。

注：アセチルCoAの分子式はCH_3-CO-S-CoA。ピルビン酸からCO_2が除かれて生じたアセチル基にCoAが結合したもの。酵素をアシストする働きをします。CoAは，コエンザイムAあるいは補酵素Aの略(英語ではコーエイと呼びます)です。

●過剰な栄養素は貯蓄される

栄養素が過剰に摂取されたときには，グルコースはATP産生に回されず，貯蓄されることになります。グルコースがATP産生に回されるか，貯蓄に回されるかは，そのときの状態によって決まるのです。

貯蓄に回されるとき，グルコースはグルコースのままではなく，グルコースが繰り返し結合したグリコーゲンという化合物に変換されて蓄えられます。この変換と貯蓄における中心的な臓器は，肝臓と筋肉です。インスリンはこのときにも働いて，グルコースからグリコーゲンの合成反応を活性化します。

栄養素としての脂質やタンパク質が過剰に摂取され，貯蓄されるときには，どちらもいったん脂肪酸とアミノ酸にそれぞれ分解されてから，脂質は脂肪酸として脂肪組織に，タンパク質はアミノ酸から再びタンパク質として筋肉などに貯蓄されます。

一方，運動などの活動を活発に行って，栄養素の摂取不足が生じたときには，貯蓄されている物質が利用されます。まず利用されるのが，肝臓のグリコーゲンで，これが分解されてグルコースとなって，血中に供給されます。そして，全身に運ばれ，グルコースの受け取り手となる筋肉や脳などの組織の細胞に取り込ま

メモ

脂質か脂肪か？

脂質と脂肪はだいたい同じことを指しますが，厳密にいうと少し違います。脂質は専門用語であり，「水に溶けにくく，有機溶媒に溶けやすい生体分子」の総称で，英語ではlipidといいます。中性脂肪，脂肪酸，リン脂質，ステロイド（コレステロール）などが含まれます。一方，脂肪は英語ではfatで，「肥満」などの意味も含め，より一般的用語として使われます。なお医学分野では，脂肪といえば，通常はトリアシルグリセロールという物質を指すことが多いです。

れ，ATPの産生が行われ，エネルギーに変換されるのです（脂質の利用については章末のアドバンスを参照してください）。

炭水化物や脂質，タンパク質などの栄養素が，それぞれ単純な物質に分解されてエネルギー源として利用されていく反応経路が分解系であるのに対し，貯蓄のために再び複雑な物質に変換される反応経路は合成系と呼ばれます。生命活動を維持するための，このような分解系および合成系の化学反応のことを代謝と呼ぶのです。代謝の分解系の反応は「異化反応」，合成系の反応は「同化反応」ともいいます。

メモ

膵臓の分泌機能

膵臓は内分泌機能と外分泌機能の両方を備えています。外分泌とは，導管で導かれて体外に分泌される場合（消化管や皮膚）を指し，内分泌とは血中に直接分泌される場合を指します。

膵臓のランゲルハンス島と呼ばれる領域は内分泌をつかさどり，その中のβ細胞はインスリンを，α細胞はグルカゴンを血中に分泌します。

ランゲルハンス島は，簡単に，「膵島」と呼ばれることも多いです。

インスリンの作用により，代謝の合成反応が導かれる

インスリンは，食後の血糖上昇がシグナルとなり，膵臓組織の中に存在するランゲルハンス島のβ細胞から血中に分泌・放出されます。繰り返しになりますが，インスリンは，①グルコースの細胞への取り込みと，②代謝の反応を合成系（同化）反応に傾ける[注]，という作用をもちます。つまり，インスリンの作用により，血液中のグルコースが肝臓，筋肉，脂肪組織などの細胞内に取り込まれ，グルコースを元にして種々の物質（グリコーゲンやアミノ酸，脂肪酸など）の合成が行われていきます。ですから，インスリンの作用の結果，血糖は，低下することになります。インスリンの分泌は，血糖の低下をもたらすということです。

注：インスリンは代謝の反応を合成系に傾けるので，同化ホルモンとも呼ばれます。

インスリンの作用不足はどうして起こるのか

糖尿病は，インスリン作用の不足で起こる疾患と書きました。その第一の原因は，分泌する膵臓β細胞の障害によるもので（つまり，投げるピッチャー側の問題です），膵臓からのインスリン分泌量が低下したり，分泌のタイミングに不具合が起こったりすることです。2型糖尿病の場合は，このどちらも起こり，分泌されるインスリンの量が少ないか，分泌の時期が遅れて，タイムリーに働かない

状態になっています。その結果，血糖値が高くなってしまうのです。基本的には，食後の時間経過を含めたインスリンの血中の量の問題です。この調節過程については治療薬と関係しますから，説明は後にします。

第二の原因は，インスリンが作用する標的細胞側に問題がある場合です（受け取るキャッチャー側の問題です）。分泌されたインスリンは血液中をめぐり，作用する細胞に到達するのですが，受け取る細胞でインスリンの効き目が低下してしまうというのが原因となります。これはインスリンの作用効率低下を意味し，「インスリン抵抗性」と呼ばれています。言い換えると，一定量のインスリンが存在していても，肝臓や筋肉，脂肪などへのグルコースの取り込み効率が悪くなっている状態を指します。その結果，血糖値が高くなってしまうのです。この抵抗性の機構は，インスリンがインスリン受容体に結合してから，シグナルが伝達していく過程がスムーズでなく，ギクシャクしている状態が原因と考えられています。ここでは詳細にふれませんが，その機構は興味深いものです。

なお，1型糖尿病について少しふれますと，1型では，インスリンの分泌が低下しています。膵臓のランゲルハンス島の中にあるβ細胞が自己免疫により破壊されて，β細胞からインスリンがうまく産生・分泌されない状態となります。1型糖尿病患者は一般に若年から発症し，やせ型の体型をしています。治療にはインスリン製剤が用いられます。

血糖値のシグナルがβ細胞に伝わりインスリンの分泌へ

血液中のグルコースは当然膵臓のβ細胞にも取り込まれますが，血糖が高くなれば，それだけ細胞内のグルコースの濃度も上昇します。すでにふれたように，この上昇がシグナルとなり，β細胞からインスリンが分泌されます。このシグナルから分泌までの反応経路が主要経路だとすると，この経路を横から修飾する補助経路というものがあります。糖尿病治療薬がどのように効くのかを知るために

メモ

インスリンのシグナル伝達

分泌されたインスリンは，標的細胞の表面にあるインスリン受容体に結合することにより，自身が運ぶメッセージを細胞内に伝達します（シグナル伝達の一般的な仕組みについては，第1章で説明しました）。インスリン受容体が受け取ったメッセージは，最終的には細胞核に到達し，遺伝子の転写を活性化させます。その結果，合成系（同化反応）に必要なタンパク質が複数産生されます。このようなシグナル伝達機構の詳細は複雑で難解ですが，将来，生化学・分子生物学でしっかり学ぶことになります。

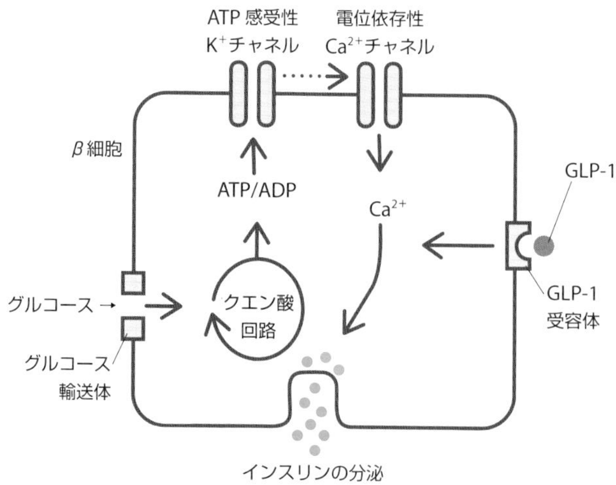

図5.2　血糖上昇のシグナルがβ細胞に伝わり，インスリン分泌に至るまでの経路。細胞内にグルコースが取り込まれてから，インスリンが分泌されるまでの主要経路では，途中に，ATPの産生（ATP/ADPの上昇），ATP感受性K^+チャネルの開口，そしてCa^{2+}チャネルの開口があります。一方，右側に示したのは，GLP-1（インクレチン）がGLP-1受容体に結合し，それが主要経路を修飾する補助経路です。

は，この主要経路と補助経路の理解は必須となります。

図5.2を見てください。「血糖値が高いぞ」というシグナルを最初にキャッチするのは，細胞の膜内に存在するタンパク質です。このタンパク質は，2型グルコーストランスポーター（輸送体）という名前で，細胞膜を貫通しており，そこをグルコースが通過するのです。このグルコースの取り込みにもインスリンが関与しているのですが，ここではそれについてふれず，インスリンの分泌に焦点をしぼって話します。

細胞内に取り込まれたグルコースは，まず解糖系，クエン酸回路などを経て，ATPの産生に利用されます。先ほどは詳しくふれませんでしたが，ATPは，ADP＋リン酸→ATPという反応によって生じます。したがって，ATPが産生されると，ATP/ADPの比が上がります。この比の上昇がシグナルとなり，「ATP感受性カリウムイオン（K_{ATP}）チャネル」という受容体が活性化されます。このチャネルが活性化されると，電気的シグナルが細胞膜を伝わってカルシウムイオン（Ca^{2+}）チャネルを活性化し，細胞外のCa^{2+}が細胞内に流入してきます。Ca^{2+}は，シグナルを伝える分子として非常に重要な存在です。その細胞内濃度が上昇すると，「インスリンを分泌せよ」というシグナルになり，インスリンが血液中に放出（分泌）されるというわけです。これがインスリン分泌の主要経路です。この主要経路において，K_{ATP}チャネルが，インスリンの作用を増強させる治療薬の標的になっています。

ここまで，血糖の上昇がインスリンの分泌を促す経路について示しましたが，インスリンの分泌は，食事摂取という行為自体からも促されます。食物が消化管に到達すると，消化管に存在する細胞からインクレチンという局所ホルモンが血

メモ

イオンチャネルとは？

細胞膜には，特定のイオンを通すイオンチャネルがあります。チャネルには「扉」があり，ATPやセロトニンなどの化学的刺激を受けると扉が開くイオンチャネルや，電気刺激（膜電位の変化）を受けると扉が開く電位依存性チャネル，また，刺激を受けなくても開いている漏出K^+チャネルなどがあります（第12章121ページも参照）。

中に分泌されます。このインクレチンも，副次的にβ細胞からのインスリン放出を促進する作用をもち，これが補助経路になります。インクレチンとは，この分泌促進に働く消化管ホルモンの総称なのですが，そのうちの1つが，GLP-1（glucagon-like peptide 1：小腸に存在するL細胞から分泌されるタンパク質）になります。β細胞の膜上にはGLP-1の受容体が存在します（図5.2を参照）。インクレチン（GLP-1）がこの受容体に結合すると，これも，上述の主要経路の場合と同じようにCa^{2+}濃度を上昇させ，インスリンの分泌を補助するように働くのです。GLP-1受容体は主要経路を修飾するだけなので，血糖が低いために主要経路が働いていないときには，Ca^{2+}濃度の上昇を引き起こしません。この場合，GLP-1受容体が刺激されても，インスリンの分泌が促進されません。

インスリン分泌に作用する糖尿病治療薬はどんなもの？

インスリン分泌の長い説明が続きましたが，ここでやっと治療薬の説明となります。さて，糖尿病の経口治療薬[注]には，膵臓β細胞を標的とし，インスリン分泌を促進するもの（インスリン分泌系薬）と，膵臓β細胞以外を作用標的とし，インスリン分泌に関与しないもの（インスリン非分泌系薬）とに大きく分けられます。

注：経口治療薬の投与で改善しない場合などには，インスリンの注射が行われます。

インスリン分泌に作用する薬の代表例がスルホニル尿素薬です。この薬は，β細胞の表面に存在する受容体，K_{ATP}チャネルに作用し，K_{ATP}チャネルを活性化することにより，前述したようにインスリン分泌を引き起こします。おもしろいことに，スルホニル尿素薬は，抗菌薬であるスルホンアミド系化合物（サルファ剤）の使用経験から誕生した薬です。この薬を抗菌薬として使用していると，その副作用として低血糖発作が起こる，ということが発見され，それがきっかけとなって糖尿病薬として用いられるようになったのです。ですから，この薬剤は血糖値と関係なく，インスリン分泌を促進するので，血糖が細胞内にどんどん取り込まれます。そのため血糖が下がり過ぎるという低血糖発作を引き起こす可能性があります。

一方，血糖値が高いときにだけ作用するインスリン分泌増幅薬（インスリン促進薬）があり，その代表がDPP-4阻害薬です。図5.2で，GLP-1に注目してみてください。GLP-1を外部から投与すると，インスリンの分泌を促進できるのではないかと想像できるでしょう？　しかし，実際にGLP-1を外部から投与してみると，細胞に含まれるDPP-4（dipeptidyl peptidase IV）という酵素により速やかに分解されてしまうことがわかりました。そこで，逆転の発想で，DPP-4の活性を阻害する薬が開発されたのです。これにより，DPP-4によるGLP-1の分解が抑制され，GLP-1の量が増加するのです。

また，GLP-1がDPP-4に分解されないように，GLP-1に修飾をほどこした修飾GLP-1薬も開発されました。DPP-4阻害薬や修飾GLP-1は，低血糖発作を誘発しにくいという利点をやはりもっています。

インスリン分泌と関連しない治療薬にはどんなものがあるのか

インスリン非分泌系薬としては，αグリコシダーゼ阻害薬やビグアナイド類（メトホルミン）などがあります。αグリコシダーゼは二糖類を選択的に分解する酵素ですが，阻害薬はこの酵素活性を阻害し，二糖類の分解力を低下させます。その結果，小腸での炭水化物の消化および吸収の遅延がもたらされ，血糖の上昇を緩やかにします。一方，メトホルミンは肝臓からの糖放出を抑制し，インスリン抵抗性を改善するという魅力的な作用を発揮しますが，その作用機構は不明です。メトホルミンはインスリン分泌を増加させないので，低血糖を誘発する危険性はなく，現在治療薬の第一選択薬とされています。

最近，腎臓を標的とするSGLT2（sodium-glucose co-transporter 2）阻害薬が販売され，注目されています。その機構がおもしろいので，ここで紹介しましょう。本題と離れるので，流し読み程度で十分です。SGLT2は，細胞膜に存在するトランスポーターで，その実体はNa^+,K^+-ATPアーゼという酵素です。細胞膜の内部と外部の間に形成されたNa^+のイオン勾配（濃度差）を利用して，Na^+とグルコースを同時に細胞内に取り込むという働きをします（そのかわりに，K^+を細胞外に放出し，この過程でATPを消費します）。SGLT2は，腎臓で働いているのですが，それに注目して，糖尿病の薬が開発されたのです。どういうことかといいますと，腎臓の機能単位は，濾過器としての糸球体と一度濾過されたものを選択的に再吸収する尿細管（近位と遠位）とから構成されています。腎糸球体でいったん濾過されたグルコースは，ほぼ全量（約90 %）近位尿細管で再吸収されるのですが，この再吸収にかかわっているトランスポーターがSGLT2です。

▶ 腎臓の働きについては，第15章の148～149ページを参照。

この再吸収に目をつけて，SGLT2阻害薬が開発されました。SGLT2の働きを阻害するので，糖の再吸収が抑制されます。つまり，糖を尿中に排出してしまい，血糖値が下がるのです。角度を変えてみると，腸管から吸収された血糖を体が利用することなく，尿中へ排出させてしまうということです。ですから，食事制限ができない高度肥満を伴う糖尿病患者さんにはよい治療薬とされています。

最後に，インスリンそのものの補充についてもふれておきましょう。インスリン不足を補充するため，人工的に合成されたインスリン薬[注]があります。その作

注：ヒトインスリン製剤とインスリンアナログ製剤があります。前者は，健康な人と同じインスリンを合成したもの，後者は，一部のアミノ酸を置換して合成したもの。

用発現の時間により速効型や持効型などに分けられます。

アドバンス

グルコースおよび脂肪酸からATP産生に至るまでの過程

グルコースの分解からATP産生に至る過程をもう少し詳しく説明します。この過程の主要なステップを図5.3に示しました。

まず，グルコース(C6)がピルビン酸(C3)にまで分解される解糖系を詳しくみてみましょう。C2のように示した数字は，炭素の数を表します。分解反応なので，炭素数は小さくなっていきます。グルコースはまずグルコース6-リン酸(C6)に変換され，次に，トリオースリン酸(C3)になり，最後にピルビン酸になります。

ピルビン酸はケト酸と呼ばれる種類の物質で，代謝の中間体として重要であり，筋肉から放出される乳酸[注](C3)やアラニン[注](C3)と相互に変換されます。また，トリオースリン酸も重要な中間体で，グリセロール(C3)と相互に変換されます。解糖系で得られたピルビン酸は，次に，アセチルCoAに変換され，これがクエン酸回路に入ります。

体内や食事中の脂肪の多くは，トリアシルグリセロール[注]という形をとって存在しています。1つのグリセロールと3つの長鎖脂肪酸(長鎖とは炭素の数が多いことをいう)が結合したもので，これが分解されると，グリセロール(糖代謝の中間体)と脂肪酸になります。脂肪酸は，アセチルCoAにまで分解され(β酸化と

注：乳酸の分子式はCH_3-COH_2-COOH

注：アラニンはアミノ酸の1つで，分子式はCH_3-$CHNH_2$-COOH

注：トリアシルグリセロール(TAGまたはTG)は，中性脂肪の1つ。別名トリグリセリド。食物中の脂肪や体内で貯蓄される脂肪は，たいていトリアシルグリセロールです。

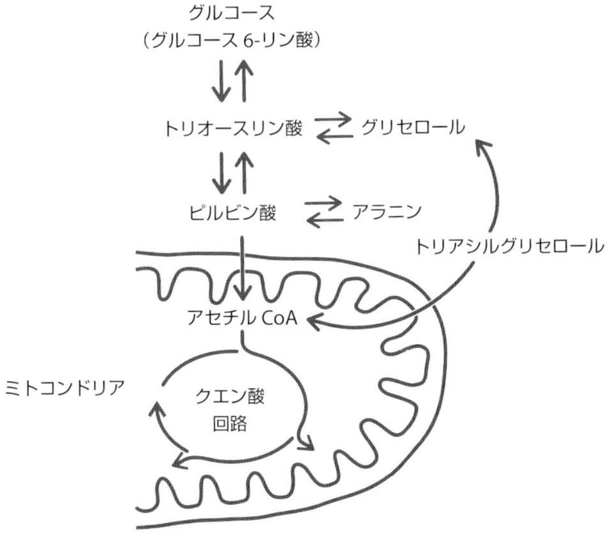

図5.3　グルコースの代謝と脂肪の代謝は関連しています。グルコースはピルビン酸にまで分解され，それがミトコンドリアに入り，アセチルCoAとなり，クエン酸回路に入ります。中性脂肪であるトリアシルグリセロールはグリセロールと脂肪酸に分解され，脂肪酸はアセチルCoAにまで分解されて，クエン酸回路に入ります。

呼ばれる過程です），これがクエン酸回路に入ります。

脂肪酸の生合成という観点からみると，アセチルCoAは脂肪酸合成の出発点となる重要な物質です。ここで理解してほしいことは，グルコースが分解される解糖系は，脂質代謝（やアミノ酸代謝）と接点があり，相互に関連するということです。炭水化物をとりすぎると，アセチルCoAを介して脂肪酸が合成され，それが脂肪細胞に蓄積され，その結果，肥満になるということです。

一方，食事を取らないとき，つまり栄養素の摂取不足が生じたときには，貯蓄されている肝臓のグリコーゲンが初めに利用され，次に，脂肪組織に含まれる脂肪や，筋肉に含まれるタンパク質が分解されてエネルギー源を得るという逆方向の反応が起こります。脂肪（トリアシルグリセロール）が分解されて，アセチルCoAを介したATP合成に利用されたり，タンパク質（アミノ酸）が分解されて，ピルビン酸を介した糖新生が引き起こされたりします。生命活動を維持するための，このような分解および合成の化学反応が，代謝です。

まとめ

2型糖尿病は生活習慣病と呼ばれ，万病の元という特色があります。病初期には症状は少ないのですが，病気が進行すると口渇，多飲，多尿，多食，体重減少がみられ，視力障害，腎不全，下肢の壊疽などの合併症をもたらす可能性があります。

2型糖尿病になると，インスリン分泌とその作用に障害がみられます。インスリンは食後の血糖上昇に応答し，膵臓β細胞から分泌されるホルモンです。血中のインスリンは糖を体組織細胞内に取り込ませ，肝臓ではグリコーゲン，脂肪組織では脂肪の合成に働き，筋肉ではタンパク質合成に働き，この糖消費により血糖は低下します。

経口糖尿病薬には，β細胞を標的としインスリン分泌を促進するものと，標的としない薬があります。前者の代表例がスルホニル尿素薬やDPP-4阻害薬（血糖依存性インスリン促進薬）です。後者のインスリン非分泌系薬としては，インスリン抵抗性を改善するメトホルミン，腸管内で働くαグリコシダーゼ阻害薬，腎臓を標的とするSGLT2阻害薬などがあります。

学習目標

- 糖尿病とその診断を30秒で説明できる。
- 血糖の利用へのインスリンの働きを30秒で説明できる。
- インスリン分泌機構を30秒で説明できる。
- 糖尿病薬の作用機構を30秒で説明できる。

参考文献

人体の構造と機能 第4版　Elaine N. Marieb著，林正健二，今本喜久子，遠藤健司ら訳，医学書院，2015

内科クラークシップガイド　Douglas S. Paauw, Lisanne R. Burkholder, Mary B. Migeon 著，上床周，奥田俊洋監訳，メディカル・サイエンス・インターナショナル，2004

デビッドソン内科学 原著第21版　Nicki R. Colledge, Brian R. Walker, Stuart H. Ralston 編，福井次矢監訳，医歯薬出版，2014

ハリソン内科学 第4版　福井次矢，黒川清監修，メディカル・サイエンス・インターナショナル，2013

詳しく知りたい　クエン酸回路と酸化的リン酸化はエネルギー産生の要

クエン酸回路と酸化的リン酸化はエネルギー代謝の目玉です。クエン酸回路は，8種類のカルボン酸（COO^-基をもつ化合物）からなる輪（サークル）を形成しています。8種類とは，クエン酸，イソクエン酸，αケトグルタル酸，スクシニルCoA，コハク酸，フマル酸，リンゴ酸，オキザロ酢酸です（図5.4を見て，たどってみてください）。

アセチルCoAがクエン酸回路の入口になります。アセチルCoAは，そのアセチル基（C2）をオキザロ酢酸（C4）に渡します。その結果，クエン酸（C6）が生じます。その後，クエン酸回路を一周する間に，アセチル基は2つのCO_2分子（C1）にまで分解され，放出されるエネルギーがATP産生に用いられます。二酸化炭素の放出はイソクエン酸（C6）からαケトグルタル酸（C5），αケトグルタル酸（C5）からスクシニルCoA（C4）が産生されるとき発生しますが，この放出を図5.3で確認してみてください。

細胞で使われるエネルギーの大部分は，ATPという分子の形で貯蔵されています。ATPは，ミトコンドリアにおいて，ADPをリン酸化することにより作られることはすでに書きました。この反応が，酸化的リン酸化と呼ばれる過程ですが，さらに詳しくみていくと，その過程では，NAD（ニコチンアミドアデニンジヌクレオチド）と呼ばれる補酵素とその還元型のNADHと呼ばれる分子が鍵となる働きをします。クエン酸回路で発生したエネルギーは，いったんNADH分子の中に移行して，NADHが再びNAD^+に分解され，そのときに発生したエネルギーを用いて，ATPが形成されるのです（ADP^+とリン酸＋エネルギー→ATP）。この反応の詳細は，生化学の講義でしっかり学ぶことになるでしょう。なお，ヒトの肝臓や神経の細胞には，このような酸化的リン酸化が行われる場であるミトコンドリアが1000個以上含まれています。

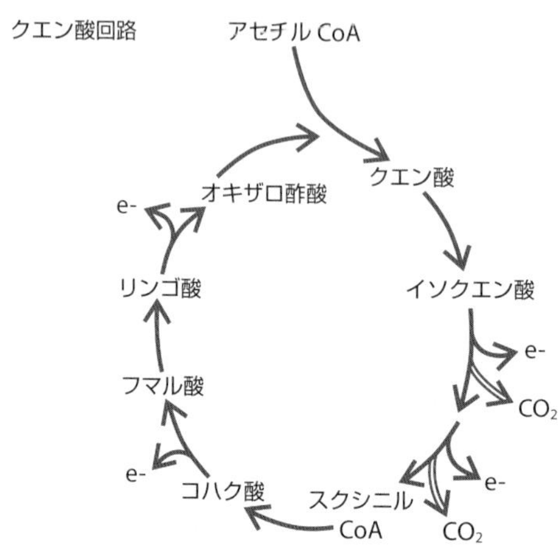

図5.4　クエン酸回路。アセチルCoAはクエン酸回路のオキザロ酢酸に受け取られ，その結果，クエン酸が生じます。酸素の存在下，回路の酸化反応が進み，2つのCO_2にまで分解されます。このとき放出されるエネルギー（e-）がATP合成に用いられます。e-はエネルギーを担う還元型電子伝達体（NADHなど）を表しています。

6章

喘息ではヒューヒュー・ゼイゼイという呼吸音が聞かれる

空気中の酸素が肺に至るまでの気道を中心とした肺呼吸を理解する

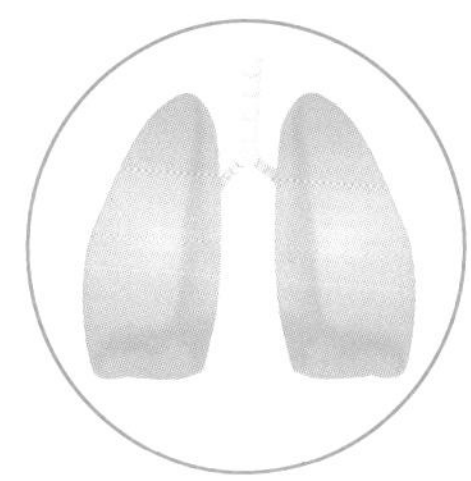

よく知られた呼吸器の病気，気管支喘息を取り上げましょう。小児の3～6％，成人では約3％が罹患しているということです。多くの場合アレルギーが原因となっています。発作時にはヒューヒュー・ゼイゼイという特徴的な呼吸音が聞かれます。診療でこの呼吸音（医学用語では喘鳴（ぜんめい）と呼ばれます）を一度でも経験をすると，記憶にしっかり残るはずです。喘鳴以外では胸部圧迫感，咳，運動能低下などの症状がみられます。

呼吸をすることにより，空気（酸素）が鼻や口から肺にまで運ばれる経路は気道と呼ばれますが，その気道は鼻腔や喉頭部を含む上気道と，気管，気管支，細気管支からなる下気道に分けられます。気管支喘息では気道の狭窄がみられますが，気道が狭くなり空気が出入りする量が減少すると，肺の中での空気の入れ替え（換気）が不十分となり，息苦しくなることは容易に想像できるでしょう。気管支狭窄により空気の出入りが妨げられ，その抵抗により気流に乱れが生じて，ヒューヒュー・ゼイゼイという喘鳴が聞かれるのです。笛で音が出るのと同じように，細い穴に空気を強く送り込むことにより音が生じるというわけです。この喘鳴は聴診器を用いるとさらによく聞き取ることができ，喘鳴の場所（肺での部位）も特定できます。気管支の狭窄が強くなると，取り込まれる酸素の量が低下し，呼吸困難を訴えるようになります。この様子は，ただ見ているだけでも，その息苦しさがよく伝わってくるようなものです。

喘息による気管支の狭窄（収縮），つまり気道が狭くなり閉塞[注]することですが，この診断には，スパイロメトリーという器具が利用されます。気道の閉塞は，初期は可逆的ですが，病気が進行すると不可逆性となってしまいますので，注意が必要です。

大部分の喘息患者さんは，症状がほとんどない良好な日々と，症状が増悪する

注：閉塞とは，閉じてふさがれるの意。

呼吸については生理学，肺の構造については解剖学の講義で学びます。

日々の間を行き来しています。良くなったり，悪くなったりという時期を繰り返すのが特徴です。急激に症状が悪化したときは，予期せぬ呼吸不全に進展する危険性があるので，これを回避するために入院治療が必要となります。一部の患者さんでは，アレルギー性の鼻炎，皮膚炎，蕁麻疹（じんましん）などの症状もみられます。

気管支喘息の多くはアレルギーが原因ですが，今回はアレルギー反応や免疫（後の章で説明する）ではなく，肺までの空気の通り道である気道の病態に重点をおき，呼吸器の生理学の話をすることにしましょう。

そもそも呼吸をするとはどんなことか

はじめに呼吸器系がどんな働きをするのか，わかりきっていると思うかもしれませんが，ここで整理しておきましょう。私たちの生体の組織や細胞の活動（代謝など）には酸素が必要ですが，呼吸の働きを一言でまとめると，空気中の酸素を取り込み，細胞に供給し，その一方で，体内で発生した二酸化炭素を体外に排出する，ということになります。これが行われるためには，少なくとも4つの次のような過程が必要です。

メモ

息苦しい様子の人に遭遇したとき

このメモは余談です。道路脇でうずくまる女性に遭遇し，一目で息苦しそうだったとします。呼吸が苦しくなるというのは，肺の機能の低下や気道の閉塞，心臓などの循環器系の機能低下，大量の出血（酸素を運ぶヘモグロビンの減少）などが原因と考えられます。横道に逸れてしまいますが，呼吸器系が原因で，酸素供給不足を疑ったときの症状を把握する簡単なポイントについて，英国の内科教科書（『デビッドソン内科学（原著第21版）』）に興味深い記述があったので，それを紹介します。

患者さん（このケースでは，うずくまっている女性）の様子を直接観察することが大切だとされています。そこからいろいろな情報が得られるからです。シャーロック・ホームズのような洞察になります。

まずは患者さんに自己紹介し，握手などの挨拶をして，お互いの信頼関係を築きます。「ご機嫌，ご気分はいかがでしょうか」，と聞くこと。これだけで多くの情報が得られると書かれています。①患者さんが質問に何らかの応答をすれば，その反応性の程度から意識レベルがわかります。②もし患者さんが会話可能であれば，気道は開通しており，呼吸は適切であると判断されます。さらに，③少し理解しにくいでしょうが，呼吸についての観察をします。脈拍と同様に，呼吸の数，大きさ，リズム，呼吸運動の性質と左右差をすばやく評価します。無呼吸や頻呼吸となっていないか（呼吸数について），通常の静かな呼吸と違っていないか（胸郭の大きさの変動，呼吸リズムを観察する），通常は使わない補助呼吸筋の運動を伴った荒々しい呼吸やシーソー呼吸となっていないか（呼吸運動の性質について），を観察します。目的をもった観察，その点が大切ということなのでしょう。他にも心臓（循環器系）の評価の仕方などが述べられていておもしろいので，紹介しました。

症例

［32歳の女性教員］ 私は身長168 cm，体重は58 kgですから，立派な体格をしていると思っていますが，喘息に悩んでいます。先日，息切れがひどかったので，かかりつけの開業医さんに診察してもらいに行きました。息切れは花粉症の時期によく一致して起こっていますが，その程度は時間の経過によって大きく変化します。このような呼吸に伴う異常を初めて自覚したのは18歳の頃で，このとき気管支喘息と診断されました。花粉が飛ぶ時期になると，鼻水や流涙を伴う喘息発作を頻回に経験しています。趣味はテニスですが，運動時には発作がよく起こりました。他の発作の誘因としては冷気があります。冬に外出し冷気にさらされると症状が増悪することがありました。また，試験の時期などストレスを感じるときに，発作が生じやすかったと思います。3年前に気管支拡張薬や吸入ステロイド薬がほとんど効果を示さない重篤な発作を経験し，ひどい消耗感と脱水に見舞われた経験があります。3日間の入院治療でこのときは回復しましたが，非常に不安だったのを覚えています。喫煙歴はなく，喘息発作以外に他の症状はありません。家族歴としては，母親がやはり喘息に罹患していました。

① 肺換気　外界の空気を出し入れするのが肺換気です。空気が肺の内部にまで取り込まれ，肺の末端つまり肺胞にまで到達する過程です。吸気のときは，胸の筋肉や横隔膜などの働き（つまりエネルギー）が必要ですが，反対の呼気[注]では，自然に空気は排出されます。ただし，喘息では呼気時にもエネルギーが必要となります。換気は，力学的・機械的な過程であり，詳細をこの章の最後にまとめました。

注：吸気は漢字から，吸う息だとすぐ意味がわかりますが，呼気はわかりにくいですね。呼気とは，吐く息のことで，呼吸の「呼」もそういう意味です。

② 外呼吸　肺の中の肺胞とこれに隣接する毛細血管内の血液との間で行われるのが外呼吸です。肺胞内の酸素が血中の赤血球に取り込まれ，血中の二酸化炭素は放出されるというガス交換を指します。この運搬については，貧血について扱う第7章で説明します。

③ ガスの運搬　ガス（酸素と二酸化炭素）が血流に乗って，肺から組織へ，組織から肺へと運搬されます。

④ 内呼吸　血液（赤血球）と末梢の組織との間でガス交換が行われるのが内呼吸です。

肺換気，外呼吸，ガスの運搬，内呼吸といった専門用語に慣れることが大切です。喘息で問題となるのは1番目の肺換気ですが，特に，鼻や口から肺までの気道が発症に重要な領域となります。赤血球および酸素が結合するヘモグロビンについては次の第7章で説明します。

喘息では気管支で炎症がみられる

喘息の患者さんでは気管支の狭窄などがみられるわけですが，気管支の構造について簡単に説明をしましょう。咽頭から肺まで続く空気の通り道が気管で，気

図6.1　気管支の構造。

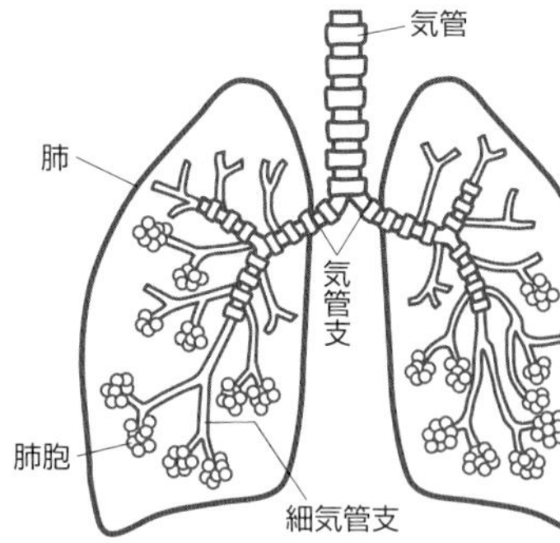

管の先に2つに分かれて続いているのが気管支です(図6.1)。気管支の先は，細かく分岐した細気管支となっていて，その先にはガス交換を行う肺胞がつながっています。

気管支の管の横断面をみてみましょう(図6.2)。気管支の内腔からみて，空気に接しているのが粘膜組織，その外側に平滑筋層，筋外層，気管支周囲組織が続きます。粘膜は外界と接する器官の内腔表面を覆う組織です。口の中の口腔粘膜や，瞼の内側の粘膜なども同じです。

▶ 粘膜については，第2章14ページ参照。

さて，気管支喘息の場合の気管支はどうなっているか，気管支喘息の患者さんの病理組織像で把握できる事柄を整理してみます。病理組織像とは，組織を顕微鏡で観察したときの像と所見のことです。気道の閉塞にはいろいろな原因があげられますが，まずは平滑筋の過剰な形成が見られます。つまり，平滑筋層が肥厚しています。次は，気管支の粘膜部分にある粘液腺から，粘液が過剰に分泌されている像が観察されます。加えて，気道壁に，炎症(白血球の浸潤)がみられ，これによる浮腫[注]が認められます。つまり，持続する炎症(慢性炎症と呼びます)の像がみられるということです。これらの肥厚や浮腫や過剰な粘膜の分泌が，気道閉塞の原因というわけなのです。

注：浮腫とは腫れのことです。

肥厚や浮腫を引き起こす要因については，どのような種類の細胞や物質(いろ

メモ

炎症とは？

炎症は古くから記述されてきている病態の1つで，腫瘍(がん)，変性(神経や筋肉などの)，先天性異常などとともに，病理学で習う大きなテーマです。炎症は喘息のアレルギー反応ばかりでなく，感染，強い打撲，化学物質や放射線の曝露などでも起こります。この炎症については感染防御の第9章で説明しますが，炎症反応の過程では白血球やマクロファージなどの細胞浸潤が見られ，炎症性サイトカイン(局所ホルモンの一種)が活躍します。

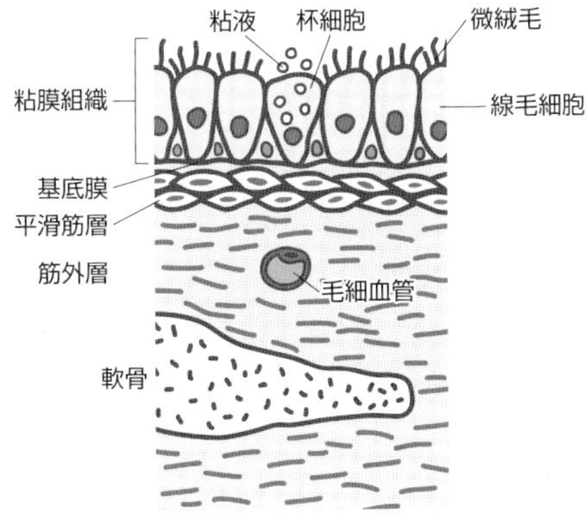

図6.2　気管支の断面。粘膜組織は，主に線毛細胞(微絨毛)と粘液細胞からなり，線毛細胞は線毛運動を行い，気道内に生じた異物を粘液とともに外部に排除する働きをします。粘膜組織には，粘液を分泌する杯細胞が分布しています。杯細胞は，気管支粘液腺を構成しています。基底膜は，外界との物理的な壁として防衛機能を担っています。

いろな免疫細胞や局所ホルモンなど)が関与しているかが，分子レベルでよく調べられていますが，ここでは省略します。なお，気道壁の炎症部位には，好酸球(白血球の一種)を主とする細胞の浸潤もみられますが，これはアレルギー反応と関連しています。

1回の呼吸でどの程度の空気量を交換しているのだろうか

気管支喘息は肺機能の低下をもたらすので，換気機能の測定が必要になります。これらは生理学で学ぶ内容になります。

図6.3は，肺に入ってくる空気量の測定値にはどんな種類の数字があるかを模式的に示したものですが，これを見ながら読み進めてください。なお，肺機能は性別や年齢，体の大きさや身長，健康状態によって変わるので，補正が必要になります。健康的で一般的な人それぞれに標準値が計算されていますので，測定された肺機能値をその標準値と比べ，働きの程度を比率(%)として表します。つまり補正を行います(後述)。

標準的な人が静かに呼吸している場合は，約500 mLの空気が肺に出たり入ったりしています(1回換気量と呼ぶ)。さらに努力して空気を吸うことができますが，最大量の空気を吸った場合，この量を最大吸気量と呼びます。また，最大吸気量から1回換気量を引いたものが予備吸気量ということになります。一方，呼気の場合も同様に，最大呼気量(最大量の空気を呼出した場合)と予備呼気量が測定できます。

最大限空気を呼出しても，それでもまだ肺には通常約1200 mLの空気が残りますが，これを残気量といいます(特殊な方法で測定することができます)。1回換気量，予備吸気量，予備呼気量を足し合わせたものが，肺活量であり，ガス交

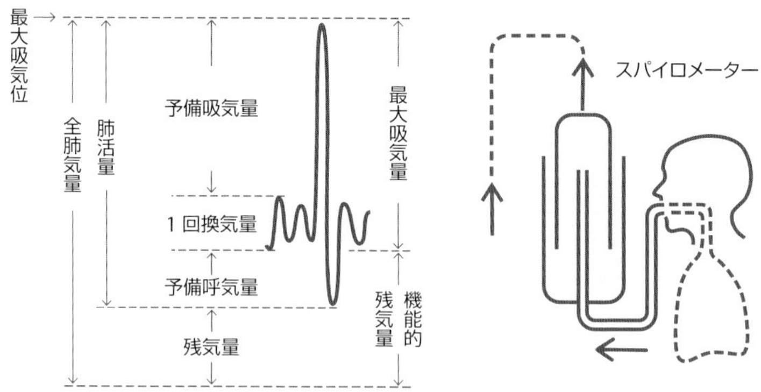

図6.3　肺換気(左)とスパイロメーターを用いた検査(右)。1回換気量や肺活量などの関係を示しています。なお，この測定法で残気量は測定できません。

換のできる空気の量ということになります。また，これに残気量を加えたものを全肺気量と呼びます。なお，1回の換気量は500 mLですが，これがすべてガス交換に関与するわけではなく，かなりの量が通り道である気道にとどまります(死腔量という)。ですから，1回に交換できる実質的な空気量は350 mL程度となります。

喘息の診断では肺の換気機能をスパイロメトリーで測定する

肺機能の測定はスパイロメーターを用いて行います。これは呼吸機能検査の最も基本的な検査法です。一円玉ぐらいの穴が空いた円筒形のマウスピース(長さは10 cm程度です)の先に空気量を測定する装置がつながっています。小さな笛のようなマウスピースを口にくわえて，精一杯吸い込んだ息を測定器の中に一気に吹き込みます。この呼気時には抵抗がないので，けっこうやりにくいものです。ですから，病状がひどいときはこの検査を正確には行えません。

このスパイロメーターを用いた検査は，どの程度の量の空気が，どの程度の時間(秒)で吹き込まれたかを計測します。X軸に時間(秒)をY軸に被験者の吐き出す空気の量の変化を記録するもので，この記録曲線はスパイログラム，検査方法はスパイロメトリーと呼ばれます。できるだけ多くの空気を吸って(最大吸気位)から，できるだけ速くしかも最大量の空気を吐き出して(最大努力呼気)，得られるスパイログラムが努力呼気曲線と呼ばれ，臨床検査ではよく用いられます。気管支喘息では，空気を吐き出すとき，その空気量は減少せず，吐き出す速さが低下します。気管支の閉塞があるので，空気がなかなか吐き出せない，ということなのです。

スパイロメーターで検査できる項目(肺気量分画)は，肺活量，%肺活量[注](年齢

注：肺活量は，性別，年齢，身長によってその標準値は異なります。%肺活量とは標準値を100 %とし，それに対する割合として表示されます。

などで補正された値），努力肺活量，1秒量，1秒率などです。空気を最大にまで吸い込んでから（測定スタート），空気をできるだけ排出（呼気）するまでの間の空気の量を努力肺活量と呼びます。これを一般にいう肺活量と考えてください。努力呼気の開始から1秒間で呼出される空気の量を1秒量といいます。1秒量を努力肺活量で割ったものを1秒率といいます。いろいろな専門用語が出てきますが，それぞれをメモしていくとそれらの関係が整理できるでしょう。実際によく利用されるのは，%肺活量と1秒率の2つの値なので，これだけは理解する必要があります。

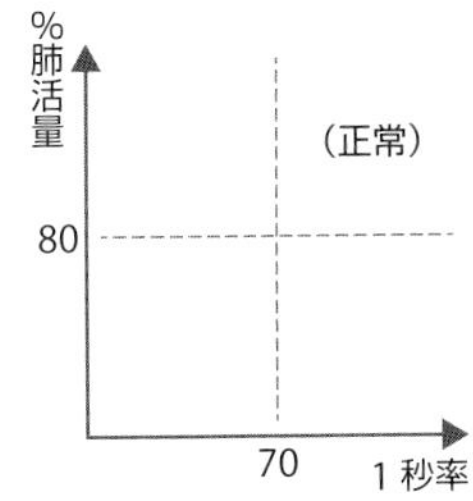

図6.4　肺機能診断と%肺活量，1秒率

さて，肺機能診断で%肺活量と1秒率は，具体的にどのように利用されているでしょうか。肺活量の正常・異常を縦軸の上下に，1秒率の正常・異常を横軸の左右にすると，4つの枠に分けられますね（図6.4）。自分でも描いて確認してください。このとき，肺活量が80 %以上，1秒率が70 %以上を維持しているものは，正常（上右）と判定されます。肺活量は正常範囲にあるが，1秒率が低下している枠に入るもの（上左）は，閉塞性と判定され，気管支喘息はこれに当てはまります。上右枠に入ったら，肺の換気能力は正常範囲にあるが，気道が閉塞（狭窄）しているため，空気の出し入れに抵抗がある，ということです。

発作と発作の間の寛解期には，患者さんは症状を特に訴えませんが，換気容量には何らかの異常を認めることがあります。一方，喘息を示唆する病歴があるにもかかわらず，呼吸機能検査結果が正常というケースもあります。このようなときは，症状がもっと重いときに再検査することが必要とされています。

喘息患者の治療薬にはどんなものがあるか

気管支喘息の特徴をもう一度整理しておきましょう。ヒューヒュー・ゼイゼイという呼吸音（喘鳴）が聞かれ，発作性の呼吸障害（困難）が起こること，自然に，または治療薬の効用により症状が改善すること，いろいろな種類の刺激（アレルゲン，運動，アスピリンなど）に対して気道が過敏になることなどでした。気道の狭窄が原因ですが，喘鳴以外の症状には，胸部圧迫感，咳，運動能低下などがみられます。

さて，喘息の治療の話に移りましょう。喘息の治療では，①喘息を誘発する因子のコントロール，②急に起こった気管支収縮の治療，③炎症のコントロール，という3つの柱があります。

① よくある誘発因子はアレルゲン（アレルギー反応を誘発する物質です）ですが，そのコントロールとは，当然ですがアレルゲンの除去です。床の掃除，カーペットの除去やチリダニ対策などの環境の整備が重要です。

② 狭窄を引き起こす気管支収縮(急性のもの)に対しては，気管支の拡張(平滑筋の弛緩)を促す治療薬が用いられます。アドレナリンβ_2受容体刺激薬や，テオフィリン薬，抗コリン作用薬(副交感神経系で働くアセチルコリンの作用を弱める)の吸入などがあります。

③ 炎症のコントロールとしては，ステロイドホルモン薬の使用(多くは吸気により肺の中に吸入される薬。吸入薬)，炎症を引き起こすロイコトリエン(脂質メディエーター)の受容体の拮抗薬などがありますが，詳細は省略します。

▶ 拮抗薬については，第2章18ページ，第13章130ページのメモを参照。

β_2受容体刺激薬は，カテコールアミン(アドレナリンやノルアドレナリンで，交感神経系のホルモン)の受容体の1つを刺激します。第3章ですでに説明しましたが，このアドレナリン受容体にはα_1，α_2，βと大まかには3種類あります。βにはさらにβ_1，β_2，β_3の3種類があります。気管支の拡張に用いられるのは，β_2刺激薬です。平滑筋のβ_2受容体にアドレナリンが結合すると，「血管を拡張せよ」というメッセージが伝わるのですが，β_2刺激薬は，アドレナリンと同じメッセージを伝える役目をするのです。

ちなみに，心拍数や心筋収縮力の増加にはβ_1刺激薬が，高血圧の治療薬にはβ_2抑制薬が用いられます。それぞれの受容体の働きについては薬理学で学びます。

ちょっと複雑になりますが，β受容体にメッセージが伝わった後の，細胞内シグナル伝達についても簡単にふれておきます。β受容体がアドレナリンやβ_2刺激薬の結合によって活性化されると，細胞内のcAMP[注](さまざまなシグナル伝達のメディエーターとして重要な分子)の濃度を上昇させ，これが平滑筋の弛緩をもたらすことになります。また，テオフィリン薬は，別な作用によって，最終的にcAMPの濃度を上昇させることで，平滑筋の弛緩をもたらします。テオフィリン薬は，cAMPを分解する働きをもつホスホジエステラーゼという酵素を非特異的に阻害する働きをするので，その結果，cAMP濃度が上昇するのです。一方，抗コリン作用薬は，また別な仕組みで働きます。副交感神経から分泌されるホルモンにアセチルコリンがあり，このホルモンは平滑筋の収縮をもたらす作用をもちます。抗コリン作用薬は，このアセチルコリンの作用を遮断する働き(副交感神経遮断作用)をもち，その結果，cAMPの濃度が上昇するというわけです。

注：cAMPは，cyclic adenosine monophosphate(サイクリックアデノシンーリン酸)

酸素供給と呼吸器系の機能を知っておこう

呼吸器系の重要な機能は，生体に空気中の酸素を供給し，体内で発生した二酸化炭素(代謝により生じる)を取り除くことにあります。これが行われるために必要な4つの過程，肺換気，外呼吸，ガス運搬，内呼吸についてはすでに説明しました。体内の細胞に酸素を供給するという点では，これに加えて，肺の血流量，心拍出量も関与し，これらを考慮すると，呼吸の調節はさらに複雑となります。呼吸器系の器官がつかさどっているのは，4つの過程のうちの前2者の肺換気と外呼吸です。

● 肺換気：機械的に空気が肺に取り込まれる

肺換気は完全に機械的な過程です。肺容量の変化に伴い肺の内圧が変化し，この圧の変化を平衡化させるために，気体(空気)が肺に向かって動くということです。大きく息を吸うと，横隔膜や外肋間筋のような呼吸筋が収縮し，横隔膜は下がり，肋骨は挙上し，胸郭の大きさ(肺の容量)は増大します。肺と胸郭はそれぞれ胸膜(漿膜と総称されるものです)に覆われていて，この2枚(肺側と胸壁側)の胸膜は端でつながっています。ですから，肺は胸膜で包まれていることになります(胸部〔胸郭〕を切開すると，その内部には膜に包まれた肺の塊が見られるのがわかるでしょう)。肺側と胸壁側の胸膜の間隙(胸膜腔)は胸膜液で埋められていて，その表面張力によって，肺の胸膜は胸壁の胸膜にぴったりとくっついています。吸気により胸郭が大きくなり，それにつれて胸膜腔が増大しますが，これにより肺内の気圧が下がり，部分的に陰圧が生じ，その結果空気が肺の中に取り込まれるということなのです(胸膜腔は呼吸時の摩擦の低減に働いています)。ですから，まったく機械的です。胸膜腔の内圧は常に陰圧となっていて，これにより肺がぺっちゃんこになる(虚脱する)のが防止されています。胸膜に穴が空き，胸郭(外部)や肺などから胸膜腔に空気が漏れ出すと，陰圧でなくなりますから，肺がぺっちゃんこになってしまいます(肺に空気がない状態のことで，自然気胸と呼ばれる病気です)。

一方，呼気は筋肉の収縮によって生じるのではなく，肺固有の弾性に依存する受動的な現象です(健康人の通常時)。呼吸筋が弛緩して本来の長さに戻ると，胸郭は縮小し，肺は縮みます。通常，呼気は努力を必要としませんが，喘息発作時には気管支や細気管支が収縮し気道が狭くなっているので，呼気にも努力が必要な能動的な過程となり，これは努力性呼気(力を入れないと空気を出せない)と呼ばれています。慢性気管支炎や肺炎でも気道内に粘液や液体が詰まることがありますが，このときの呼気は同様に能動的な過程となります。

> **メモ**
> **体循環と肺循環**
> 心臓は血液を送り出すポンプですから，ここが血液の循環の起点と終点になります。血液循環は肺循環と体循環の2系統に分かれ，肺循環は心臓と肺の間での血液の移動，体循環は心臓と体全体の間での血液の移動をいいます。

● 外呼吸：肺での酸素と二酸化炭素のガス交換は拡散による

末梢組織から肺に流れ込んできた暗赤色の血液は，そこで真紅色の血液に変わり，体循環に戻っていきます。このような血液の色の変化が起きるのは，肺において，赤血球中のヘモグロビンに酸素が結合したためです。また，このときに，

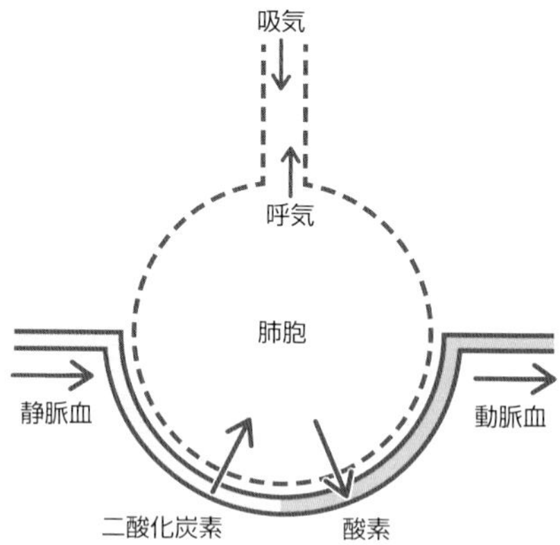

図6.5　肺胞でのガス交換。肺胞内の酸素分圧(100 mmHg)は毛細血管のそれより高く，二酸化炭素ガス分圧(40 mmHg)は毛細血管のそれより低いので，受動的にガス交換が行われます。

二酸化炭素も血液から素早く除かれます。すべてのガス交換は拡散の法則に従って行われます。ですから，細胞膜の受容体タンパク質などといった特殊な装置は関与しません。

ガス交換は肺胞で起こります。肺胞壁は極端に薄く，非常に大きな面積をもっており，これがガスの拡散にとって理想的な状態となっています。血液中の酸素濃度は，肺胞内より常に低い状態にあります。そのため，酸素は肺胞の呼吸膜を越え，肺胞から酸素の乏しい肺毛細血管内の血液に移動します(図6.5)。一方，体の組織(酸素濃度は血液中より常に低い)では逆に血液から酸素を受け取り，二酸化炭素を血液中に放出します。二酸化炭素は酸素に比べて高い溶解度をもち，酸素に比べて20倍近い高い効率で組織から血中に拡散します。

まとめ

気管支喘息は気管支の慢性炎症性疾患であり，初期では気管支収縮は可逆的です。空気が鼻や口から肺に至る気道の閉塞が原因で，発作時にはヒューヒュー・ゼイゼイという気管支音(喘鳴)を伴う呼吸困難がみられます。また，胸部圧迫感，咳，運動能の低下などの症状がみられます。呼吸機能の検査にはスパイロメトリーが用いられます。肺活量は正常だが，1秒率が低下する場合には閉塞性の機能低下(気管支喘息など)と診断されます。

喘息の基本的な治療は喘息を誘発する因子であるアレルゲンの除去であり，β_2刺激薬のような気管支拡張薬，炎症のコントロール薬が用いられます。後者にはステロイドホルモン薬，炎症を引き起こすロイコトリエン受容体の拮抗薬などがあります。

学習目標

- 気管支喘息の症状，病態を30秒で説明できる。
- スパイロメトリーにみられる所見と喘息との関連性を30秒で説明できる。
- 気管支喘息の治療薬の作用機構を30秒で説明できる。
- 肺換気と外呼吸をそれぞれ30秒で説明できる。

参考文献

ウエスト 呼吸生理学入門：正常肺編　John B. West著，桑平一郎訳，メディカル・サイエンス・インターナショナル，2009

人体の構造と機能 第4版　Elaine N. Marieb著，林正健二，今本喜久子，遠藤健司ら訳，医学書院，2015

デビッドソン内科学 原著第21版　Nicki R. Colledge, Brian R. Walker, Stuart H. Ralston編，福井次矢監訳，医歯薬出版，2014

詳しく知りたい　ヒトの遺伝子とその発現についておさらいしましょう

ゲノムDNAは4つの塩基(A, G, C, T)からなり，その配列情報が遺伝情報と呼ばれるものです。ヒトであればヒトの設計図にあたり，この設計図は約2万3千個の遺伝子を含む30億の塩基からなっています。

この遺伝子の配列情報をもとに細胞ではタンパク質と機能的RNAが合成されるのですが，そのためには，「今，このタンパク質を合成せよ」というシグナルが必要になります。第1章では，細胞の膜にある受容体がシグナルを受け取るという話をしましたが，そのシグナルが細胞の核に到達し，核の内部にあるDNA(遺伝子)に対して，「このタンパク質を合成せよ」と指令するのです。

受容体がシグナルを受け取ってから，タンパク質が合成されるまでには，何時間かかかります。というのも，このプロセスには何段階ものステップがあるからです。まずたいていの場合，このシグナルは「転写因子」というタンパク質を活性化させます。するとこの転写因子が，特定の遺伝子を認識し，その発現を実行させます。これが，DNAからメッセンジャーRNA(mRNA)が作られる「転写」という反応です。次に，mRNAからアミノ酸が作られる「翻訳」という反応が起こります。そしてこれらのアミノ酸が連結されてタンパク質になるのです。DNAからタンパク質が合成されることを「遺伝子が発現する」と表現します。まとめると，受容体シグナル→転写因子活性化→遺伝子の選択→mRNA合成→タンパク質合成という反応の流れになります。

ところで遺伝子の転写は細胞の核内で起こり，RNAポリメラーゼという酵素の働きが必要になります。転写反応の後，mRNAは核から細胞質に移動し，細胞質にあるリボソームにおいて翻訳の反応が起こります。アミノ酸をリボソームに運んでくるのは，トランスファーRNA(tRNA)という分子(機能的RNA)になります。

ゲノムに含まれる約2万3千個の遺伝子の中には，どの細胞にも幅広く発現しているものと，特定の細胞でのみ発現しているものがあります。後者は，特定の細胞種以外では，遺伝子の発現が抑制されています。例えば，肝臓の細胞では血清に含まれるアルブミンの遺伝子は発現されますが，膵臓のβ細胞で発現するインスリンの遺伝子が肝臓で発現されることはありません。どのように発現が抑制されているかというと，DNAの周りにはヒストンというタンパク質が結合していますが，ヒストンが特別な修飾(化学基の結合)を受けることにより，転写因子やRNAポリメラーゼがDNAに近づけなくなるのです。たとえ転写因子が活性化されたとしても，その遺伝子DNAにアクセス不可能となり，RNAポリメラーゼが働ける状態にならないのです。ヒストン修飾の研究は今さかんに行われており，この学問分野をエピジェネティクスといいます。

転写因子の活性化から遺伝子の転写，タンパク質合成までの過程には，このように時間がかかるわけです。遺伝子の発現は通常は，1日のリズムを調整したり，予備を蓄えたりといったときに起こります。神経のシグナル伝達やホルモンの分泌といった即座の変化に対応しては起こりません。また，個体が発生する過程(受精卵から成体になる過程)では，この遺伝子発現が非常に重要な調節因子となります。

参考文献

ヒトの分子遺伝学 第4版　Tom Strachan, Andrew Read著，村松正實，木南凌監修，村松正實，木南凌，笹月健彦ら監訳，メディカル・サイエンス・インターナショナル，2011

7章

貧血になると，どうして立ちくらみが起こりやすくなるのか

鉄を含んだヘモグロビンが酸素をうまく運ぶ仕組みを学ぶ

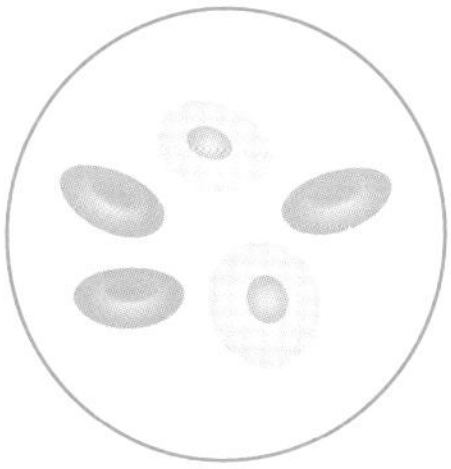

ヒトが生存していくうえで，酸素は不可欠です。私たちの体は食物から摂取された栄養素を燃焼させ，エネルギーを得ているのですが，それには酸素が必要なのです。酸素は呼吸することにより空気中から肺に取り込まれ，血液中に運ばれ，体のいろいろな臓器・組織にまで循環し，体内のすべての細胞で利用されていきます。このとき酸素を運ぶ「輸送車」の役割をするのが，血液中の赤血球になります。もう少し詳しくいうと，赤血球中のヘモグロビンというタンパク質が酸素をつかまえて運ぶ役割を担います。ヘモグロビンは鉄を含む特殊なタンパク質で，酸素分子と結合する性質をもつのです。

貧血は，この赤血球の数やヘモグロビンの量が少なくなるという病気です。貧血について扱うこの章では，酸素を運ぶヘモグロビンがテーマになりますが，「呼吸」が果たす役割の一部分を扱うことになります。第6章では，呼吸には4つの過程，肺換気，外呼吸（ガス交換），ガスの運搬，内呼吸があると説明しましたが，この章は，このうちのガス運搬を扱います。貧血は酸素の利用に関係する病気なので，鼻や口から肺に至る気道や，肺の機能，循環器としての心臓の機能と密接に関連しています。ですから，貧血状態が持続すると，肺や心臓に負担がかかるようになります。

ヘモグロビンというタンパク質は，酸素という気体を体内の組織に効率よく運搬するという性質をもち，その不思議さにより，古くからよく研究されてきました。この研究が，タンパク質の構造と機能の解明の始まりであり，歴史的な一歩を刻んできました。この章では，その一部を紹介します。一方，酸素を利用した後に生じる二酸化炭素については，水によく溶ける性質をもつので，運搬（排出）に特段の仕組みは必要ありません。炭酸ガス（二酸化炭素の気体のこと）が水などの液体に溶けたものは炭酸水やビールですが，酸素水というのは目にしません

この章の内容は，主に生理学，また解剖学と生化学の講義でも学びます。

ね。酸素は水に溶けにくいので，特別な輸送車が必要になるのです。

貧血は，血液中の赤血球の数やヘモグロビンの量が少なくなる病気ですが，ヘモグロビンが減少することによって，体組織への酸素の供給不足が生じる病気，と言い換えることができます。この貧血という病態をよく理解するには，赤血球の産生やヘモグロビンの合成の仕組みを理解する必要がありますが，同時に，酸素と結合するヘモグロビンの構造と機能，そしてその調節の様子を知ることが重要です。今回は，呼吸の一部としての赤血球の役割，ヘモグロビンの構造と機能について説明しましょう。

貧血は立ちくらみとどこが違う？

貧血というと立ちくらみを想像する学生が多いようです。関連性はありますが，両者には基本的な違いがあります。立ちくらみは，血液の体内分布に偏りが生じ，多くの血液が下半身の血管（静脈と動脈）にとどまってしまうことにより起こります。その結果，脳を循環する血流量が一過性に低下し，1/2程度になるまで減少すると，失神（一過性の意識消失）が引き起こされます。急に立ち上がったり，長時間立っていたり（例えば，朝礼で長い間校長先生の話を聞いていて），あるいは激しい痛みなどにより起こりますが，気温の上昇に伴う脱水によっても起こるので要注意です。

一方，すでに説明したように，貧血は赤血球やヘモグロビンが減少することによって起こる病気であり，その結果，脳を含めた体組織への酸素の供給量が低下してしまいます。貧血があると，体を循環する血流量が同じだったとしても，脳に運ばれる酸素量が低くなるので，わずかな立ちくらみでも失神につながりやすくなります。ですから，貧血は立ちくらみをきたす原因の1つといえます。

貧血になるとどのような症状がみられるか

慢性的な貧血では明らかな症状はありません。何となく調子が悪いという感じです。**症例**を読んでください。この症例にみられた症状は「不定愁訴」と呼ばれるものですが，その具体例を頻度の高いものから上げてみましょう。だるい・疲れがとれない，イライラする，頭痛，肩こり，腰痛，憂うつ，といったものです。血中のヘモグロビン濃度の正常値は女性で11.0～14.8 g/dLで，男性は12.7～17.0 g/dLとされていますが，10 g/dL以下でも自覚症状がないことが少なくありません（皮膚や口唇の視診で蒼白と感じることがあります）。ヘモグロビン濃度がさらに8 g/dL以下にまで下がると，心拍数や呼吸数の増加，動悸・息切れが

症例

［鉄欠乏性貧血の30歳の女性会社員］　疲れやすい，だるいという感覚はずっと昔からありましたが，私はこんなものかと思っていました。最近は，仕事のストレスのためか，よく眠れないことが多く，睡眠時間は4時間ほどでしたが，毎日出勤していました。土曜日になると，1週間の疲れがどっと出てきて，その疲れを取るので精いっぱい，外出もせず一日中ベッドの上でごろごろと過ごしていました。また，よくないとわかっていたのですが，朝食や昼食を十分にとらないことが多いという生活でした。そうすると，めまいや手足のしびれを感じたり，さらには意識がもうろうとすることもありました。手足の震えから始まって，だんだん肘下，膝下の感覚がおかしくなったり，また肺にまで空気が届いてないような浅い呼吸が続いたこともありました。会社の健康診断で，ヘモグロビン値が低く貧血を認めますので，内科治療を受けてください，という判定を数か月前にもらっていましたが，たかがよくある貧血ではないか，と軽く考えていました。しかし，この症状や生活習慣はやはりおかしい，という父の説得により，血液内科を受診することにしました。

診察および血液検査の結果，鉄分の不足が原因と思われる鉄欠乏性貧血と診断されました（ヘモグロビン〔Hb〕値は9.8 g/dL）。鉄剤の服用と規則正しい食事をとることが勧められ，この治療によって4か月後には正常値（Hb値が13.0 g/dL）にまで回復しました。現在は，健康な大人というのは，こんなに元気なものなんだ，という感じです。もっと早く気づいて生活習慣を改善していたら，もっと毎日元気に過ごせていたのにと今は残念に思っています。

みられることが多くなります。肺や心臓が酸素不足を代償しようとしているのでしょう。ただし，この程度の低下では，簡単な手術や抜歯なども安全に行うことができる状態と判断され，多くは食事療法や鉄剤の投与で対処可能とされています。さらにヘモグロビン濃度が7.0 g/dL以下となると，赤血球を補充する治療である輸血も1つの選択肢となります。

貧血の原因の多くは鉄欠乏による

一番頻度の高い貧血の原因は何かというと，体内の鉄不足によるもので，鉄欠乏性貧血と呼ばれます。鉄はヘモグロビン分子の重要な構成成分ですから，体内の鉄が不足すると，ヘモグロビン量が低下するのは，納得のいくことでしょう。鉄は，ヘモグロビンが酸素をつかまえるときに重要な働きをする成分です。ヘモグロビン分子についての詳しい解説は後で行います。

さて，ヒトの体内の鉄が不足するという事態は，体外に出る鉄が体内に吸収される鉄の量を上回るということになります。このような事態は，どうして起こるのでしょうか。健康な人では，毎日の食事から約10 mgの鉄を食事からとり，そのうちの1 mgの鉄を腸管から吸収し，吸収した量と同じ量の鉄を汗，尿，便から排出しています。成人女性の場合は月経時の出血で鉄がさらに失われます。だから，鉄不足は，食事からの鉄の摂取不足や腸管からの吸収障害，月経時の過多な出血などが原因となります。

ヘモグロビン濃度を手っ取り早く上げる方法は，ヘモグロビンを含んでいる赤血球そのものを与えることです。つまり，輸血ですが，ヘモグロビン(赤血球)が極度に失われているときにしか，行われません。

鉄欠乏性貧血と診断するには？

ヒトの体内にはどれくらいの鉄が含まれているのでしょうか。通常，体内には3～4 gの鉄が含まれていて，その60～70 %はヘモグロビンとして存在し，残りの多くは，肝臓に存在するフェリチン(鉄貯蔵タンパク質)などに結合した形で貯蔵されています。鉄欠乏による貧血ではないかと疑ったときには，血清中に存在するフェリチンの量(濃度)を調べることになります。それは，鉄が欠乏すると，まず最初に貯蔵されていた鉄から減少するからで，鉄不足が敏感に表れる値なのです(図7.1)。

鉄欠乏の多くは摂取不足，吸収障害，月経過多が原因と書きましたが，消化管の潰瘍やがんなどによる慢性的消失(出血)によることもあります。ですから，血清フェリチン値が45 ng/mL以下となった場合，鉄欠乏性貧血を疑いますし，12 ng/mL以下になるとさらにこの疑いは強くなります。鉄欠乏性貧血の診断には血中のヘモグロビンとフェリチンの測定は欠かせないことが理解できたでしょうか(男性と女性でこれらの正常値は異なってきます)。

興味深いことに，鉄欠乏性貧血が進むにつれ，赤血球が小さくなるという現象が起こります。ですから，赤血球が小球性であることは，診断において重要なポイントになります。一方，ビタミンB_{12}欠乏による貧血(悪性貧血と呼ばれます)では，逆に大きな赤血球がみられます。

鉄摂取不足による貧血の予後は良好です。治療としては，より鉄を多く含む食物，例えば赤身の肉や魚類，大豆食品などの摂取という食事の改善が第一にあげられ，次に鉄剤の投与が考えられます。なお，月経時の過剰な出血やがんなどが

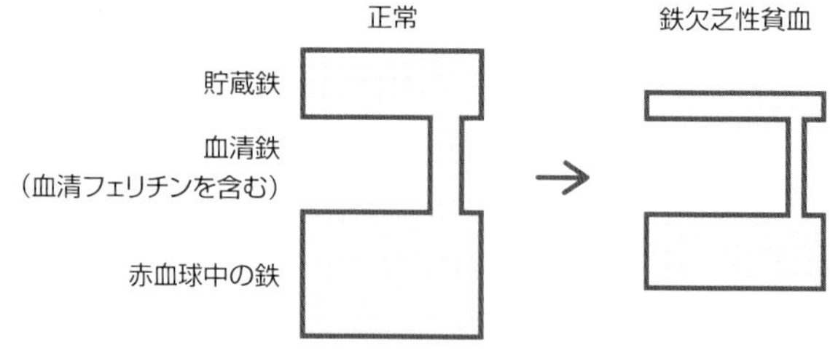

図7.1　鉄含有量の変化。鉄欠乏性貧血では，肝臓などに存在する貯蔵鉄がまず減少し始めますが，同時に血清フェリチン値が低下します。これに引き続き赤血球中のヘモグロビンに含まれる鉄が減少します。

原因で慢性出血がある場合には，その原因除去が必要になります。

鉄はヘモグロビンの鍵となる成分

ヘモグロビンは，ヘムとグロビンタンパク質とで構成されている分子で，だからヘモグロビンと呼ばれます。略して，Hbという記号で表わされます。「ヘム」とは，鉄とこれを支持するポルフィリン(厳密にはプロトポルフィリン)から構成されています。ポルフィリンは，アミノ酸のグリシン4分子とコハク酸[注]から合成される物質ですが，菱形に配置されたグリシン4分子の中心に鉄が存在しています。

注：コハク酸はクエン酸回路の一員。54ページ参照。

ヘムの中心にある鉄は，二価鉄(Fe^{2+})です。酸素(O_2)は，この二価鉄に結合するのですが，このとき鉄は酸化[注]されることなく(つまり2価イオンのまま)酸素と結合するという特色があります。これによってヘモグロビンは，酸素を結合したり離したりする能力をもつわけです。

注：酸化とは，電子を失う化学反応のこと。通常，鉄は酸化されやすい物質で，酸化された鉄サビ(酸化鉄)がよく見られます。ところが，ヘムの中心にある鉄(Fe^{2+})は，酸化されずに酸素と結合します。

実際のヘモグロビン分子は，4分子がいっしょになって1つの複合体(4量体という)を形成しています。ですから，ヘモグロビンという酸素の輸送車には，酸素を乗せる席が，合計で4つあることになります。4つの席をもったヘモグロビン4量体(複合体)が血液中にたくさん存在するとき，どのように席が埋まっていくかは，実に巧妙なやり方で決まっています。それについては，次の項で説明します。

なおヘモグロビンの合成は，網状赤血球と呼ばれる未分化な細胞が担当しています。この細胞は，成熟した赤血球になる前段階にあるものです。鉄が体内で不足すると，網状赤血球でのヘモグロビン合成は抑制されます。その分子レベルの調節機構は，76ページのコラム「詳しく知りたい」を見てください。

ヘモグロビンが酸素を運搬し組織に受け渡す個性的な方法

酸素の供給不足という貧血の病態をよく理解するためには，基礎医学的知識がさらに必要です。肺から血液中に移動した酸素がどのように末梢組織にまで運搬されるのかを知る必要があります。そこで，ヘモグロビンによる酸素運搬方法を詳しく解説しましょう。酸素の運搬にはヘモグロビンが重要な役割を担いますが，この運搬は，呼吸という機能のうちの1つの過程です。呼吸の全過程の中で酸素がどうなっているかは，章末のアドバンスで説明します。

肺から血液中に移動した酸素のほとんどは，赤血球内に存在するヘモグロビンに結合して酸素化ヘモグロビンとなることにより，血液中に取り込まれます。そして，血液の循環によって末梢組織にまで運ばれていきます。血漿中に溶解して運ばれる酸素は，ごくわずかしかありません。一方，二酸化炭素（炭酸ガス）の大半は，重炭酸イオン（炭酸水素イオン，HCO_3^-）として血漿中に溶解し，運搬されます。したがって，酸素と二酸化炭素は，異なった運搬機構で運ばれることに注意してください。

さて，ヘモグロビンは，どのようにして酸素をつかまえるのでしょうか。4分子のヘモグロビンが1つの複合体を形成していることは前項で書きました。ヘモグロビン1分子に1つのO_2が結合するので，ヘモグロビン4量体には酸素を乗せる席が4つあるわけです。おもしろいことに，1つの席に酸素が着席すると，残りの席は酸素がより着席しやすくなる（酸素がヘモグロビンに結合しやすくなる）という性質をもっているのです。ヘモグロビンが示す酸素結合のしやすさは，ヘモグロビン4量体のそれぞれの鎖に酸素が結合しているかどうか，で変わってくるわけです。

実際に測定すると，この関係がよくわかります。血中の酸素分圧（酸素の濃度とみなしてください）を横軸に，ヘモグロビンの酸素飽和度（ヘモグロビンが酸素を結合している割合を示す値）を縦軸にした酸素飽和曲線を書いてみてください（図7.2）。この図は直線ではなく，右肩上がりのS状曲線となっています。つまり，酸素飽和度が大きいほど，酸素をより多く含んでいるヘモグロビンの割合が増加することになります。図の左側のように，酸素分圧が低い末梢組織（20 mmHg圧）では酸素飽和度は20 %弱と少なく，40 mmHg圧と少し上昇した静脈では60 %程度にまで急激に上がります。

ヘモグロビンのこの性質が，肺（酸素が豊富）では酸素を受け取り，末梢組織（酸素が少ない）では酸素を放出するという作用を効率よくもたらしてくれるのです。この性質は，血液中のガスの運搬にも，また血液と末梢組織間でのガス交換（内呼吸と呼ぶ）にも，鍵となる重要な仕組みとなっているのですね。

なお，詳しい解説は省略しますが，ヘモグロビンのこの性質は，分子レベルの研究でそのメカニズムが解明されています。ヘモグロビンの1つの席に酸素が結

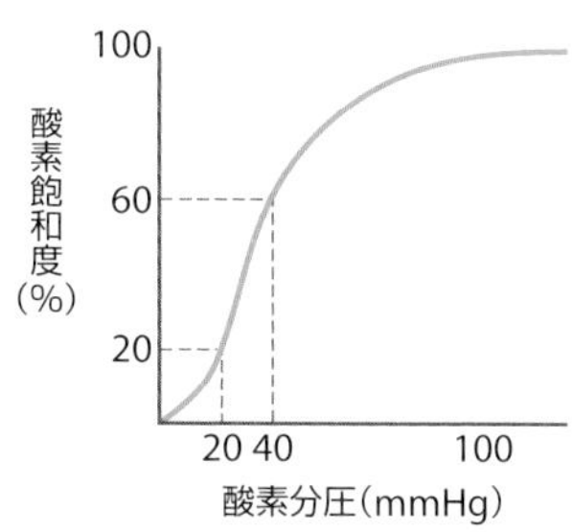

図7.2　酸素飽和曲線。横軸は肺や末梢組織などの酸素分圧を，縦軸は酸素が結合しているヘモグロビンの割合(%)である酸素飽和度を示しています。酸素分圧が上昇すると，ヘモグロビンの酸素飽和が上昇しますが，それが直線ではなく，S状のカーブ曲線をとるところに注目してください。つまり，酸素分圧20～40 mmHgの領域で，その上昇が大きくなっています。

合すると，4量体からなるタンパク質の複合体の形が変化するので，他の3つの席に酸素が結合しやすくなるのです。また，周囲に二酸化炭素が多く酸素が少ない環境になると，別な機構が働いて4量体の形が変化し，今度は酸素を離しやすくなるのです。このようにタンパク質の構造の変化は，分子の反応に影響を及ぼし，細胞や組織の活動を変化させる重要な仕組みの1つで，生命の巧妙な仕組みの担い手の1つなのです。このヘモグロビン構造変化の機構解明は，タンパク質の構造解析の先駆的な仕事として有名ですので，生化学で詳しく学ぶことになると思います。

アドバンス
酸素の濃度（分圧）を実際に測定してみよう

酸素は肺から血液に移動し，末梢組織に運搬され，そこで利用されます。第6章で説明しましたが，呼吸の4つの過程とは，肺換気，外呼吸（肺胞と肺胞内の血液との間でのガス交換），ガスの運搬（酸素と二酸化炭素のガスが血流に乗って，肺から組織へ，組織から肺へと運搬される），内呼吸（血液と組織との間でガス交換）です。

動脈血と静脈血で，ヘモグロビンが酸素と結合している程度を調べてみましょう。動脈血では，酸素を結合したヘモグロビン（酸素化ヘモグロビン）の割合が39に対して，酸素を結合していないヘモグロビンは1となっています。つまり，動脈血の酸素飽和度は39/40（97.5 %）ということになります。動脈血の酸素飽和度は「Sao_2」と表します（Sはsaturationで「飽和」，aはarteryで「動脈」の意味）。Sao_2を実際に測定してみると，その平均は96～100 %となります。90 %以下になると呼吸不全と呼ばれる，息苦しい状態です。

それに対して，静脈血の酸素飽和度「Svo_2」（vはveinで「静脈」）を測定すると，75 %程度です。静脈血は，酸素が組織に渡された後の血液なので，含まれている酸素が少ないのですが，それでも，ヘモグロビンのうちの3/4は，酸素とまだ結合しています。血液が赤色をしているのは，ヘモグロビンの色に由来し，酸素化ヘモグロビンは鮮やかな赤色を示します。静脈から採血した血液が赤色なのは（動脈血ほど鮮やかな赤色ではありませんが），3/4のヘモグロビンがまだ酸素を含んでいるからです。

余談ですが，動脈血の酸素飽和度はパルスオキシメーターで簡便に推定できるので，外来や病室などでよく利用されています。指の先に挟んで測定する便利な器具で，酸素化されたヘモグロビンと酸素化されていないヘモグロビンの波長の差を検出し，両者を測定し割合を計算します。これで測定された値は，「Spo_2」（p

はpercutaneousで「経皮的」の意味）と呼ばれ，Sao_2の近似値として用いられています。

動脈血の酸素分圧について，肺換気の段階から順次みてみましょう（二酸化炭素や窒素の分圧は省略）。吸気中の酸素分圧は160 mmHg（大気圧は760 mmHgなので，その約20 %）です。肺（肺胞）の中では，呼気で出て行かなかった空気と混ざり合って100 mmHgと分圧が少し下がっています。肺胞の毛細血管で酸素が拡散し，酸素をたっぷり吸った肺静脈を通って心臓へ向かい，そして，末梢の動脈に送られます。このときの分圧は95 mmHgとさらに少し低下します。末梢から帰ってくる静脈では，40 mmHgという酸素分圧になっています（末梢の組織，例えば筋肉などでは20 mmHgとさらに低下しています）。動脈血に溶けている酸素分圧が95 mmHgで，静脈血が40 mmHg，この差が体内で消費された酸素となります（体内というのは，脳や心臓といった臓器の中の細胞ですが，さらに詳しくいうと細胞内にあるミトコンドリアです）。酸素の大部分はヘモグロビンに結合しており，血漿に溶けている酸素は利用される酸素の1.5 %に過ぎないことがわかっています。言い換えると，100 mLの血液の半分に当たる血漿部分に溶けている酸素は0.29 mLしかなく，赤血球の中に存在する酸素が19.51 mLということになります。肺胞の酸素はまずは血漿に拡散して溶けていくのですが，血漿に入った酸素は速やかに赤血球中のヘモグロビンに結合する，と考えられます。

まとめ

鉄欠乏性貧血はありふれた病気で，鉄分の摂取不足や吸収障害などにより起こります。血中の赤血球に含まれるヘモグロビン（Hb）濃度が低下することにより，酸素供給不足が生じます。症状としては，頭痛，めまい，倦怠感，息切れなどといったいわゆる不定愁訴ですが，症状を自覚しない場合も多くみられます。血清フェリチン値の低下は，鉄欠乏性貧血を強く示す指標となります。なお，異常月経やがんなどからの慢性的な出血は鉄欠乏性貧血と類似の症状や所見を示します。

酸素は赤血球中のヘモグロビンに結合し，運搬されます。酸素分圧が高い肺では酸素はヘモグロビンに効率よく結合し，酸素分圧が低下した末梢組織では酸素はヘモグロビンから離れ，組織内に到達します。酸素がヘモグロビンに結合する効率は結合の割合により異なり，これはヘモグロビンタンパク質に構造変化が起こることで説明できます。

学習目標

- 貧血の症状，状態を30秒で説明できる。
- 鉄欠乏による貧血を30秒で説明できる。
- 赤血球・ヘモグロビンを介した酸素運搬の機構を理解できる。

参考文献

人体の構造と機能 第4版　Elaine N. Marieb著，林正健二，今本喜久子，遠藤健司ら訳，医学書院，2015

内科クラークシップガイド　Douglas S. Paauw, Lisanne R. Burkholder, Mary B. Migeon著，上床周，奥田俊洋監訳，メディカル・サイエンス・インターナショナル，2004

デビッドソン内科学 原著第21版　Nicki R. Colledge, Brian R. Walker, Stuart H. Ralston編，福井次矢監訳，医歯薬出版，2014

ハリソン内科学 第4版　福井次矢，黒川清監修，メディカル・サイエンス・インターナショナル，2013

ヒトの分子遺伝学 第4版　Tom Strachan, Andrew Read著，村松正實，木南凌監修，村松正實，木南凌，笹月健彦ら監訳，メディカル・サイエンス・インターナショナル，2011

詳しく知りたい　タンパク質の産生量が「翻訳」の段階で調節される

第7章で登場したヘモグロビンは，ヘム（鉄含有の補欠分子族）とグロビンタンパク質が結合した複合体です。ですから，鉄という素材が体内で不足すると，ヘム（鉄を結合する）の相方のヘモグロビンの合成が抑制されてもいいはずです。鉄不足のとき，グロビンタンパク質の合成は低下するのでしょうか。それとも無駄に合成され続けてしまうのでしょうか。鉄とグロビンタンパク質の量を調節する機構が，翻訳段階にもあるのでは？と研究者たちが解明を行いました。遺伝子の転写→mRNA→翻訳という流れで，グロビンタンパク質は産生されますが，翻訳レベルでタンパク質の合成量が調節される例を紹介しましょう（難解ですよ）。

赤血球は核を消失した細胞ですが，その前駆細胞の網状赤血球は，まだ核をもっています。グロビンタンパク質はこの網状赤血球で，グロビン遺伝子の発現により産生されます。網状赤血球は，鉄が十分に存在するときには高速でグロビンを合成しますが，ヘム（鉄）が不足してくると，グロビンの合成を抑制するようになります（予想どおりの結果です）。このからくりは，網状赤血球のヘム制御抑制因子と呼ばれるリン酸化酵素にあります。ヘムが十分に存在するときには，この酵素は非活性なのですが，ヘムの濃度が低下すると活性化されます。そして，グロビンの翻訳反応にストップをかけるのです。どのようにストップをかけるのでしょうか。

グロビンタンパク質の翻訳が開始されるためには，開始の合図が必要となります。その合図となる1つが，翻訳開始因子であるeIF2です。翻訳されるときに最初に来るトランスファーRNA（tRNA）は$tRNA^{Met}$[注]ということに決まっているのですが，翻訳が開始されるためには，eIF2が$tRNA^{Met}$に結合して複合体を形成することが必要なのです。ところが，ヘムの濃度が低下すると，先ほどのヘム制御因子がこのeIF2をリン酸化してしまいます。すると，eIF2は$tRNA^{Met}$に結合できなくなり，翻訳が開始されなくなるというわけです。まとめると，ヘム（鉄）の減少，リン酸化によりeIF2の失活，その結果翻訳が始まらない，ということです。なお，ヘム鉄が少ないときは，鉄の貯蓄タンパク質であるフェリチンも少なくていいはずです。ですから，ヘム制御抑制因子は同様の機構でフェリチンmRNAの翻訳も抑制します。

追加の勉強です。ヘムがあり，翻訳が開始される場合には，どのように始まるのでしょうか。概略を解説しておきましょう。eIF2と$tRNA^{Met}$の複合体がmRNAの先端に結合します。先端部位には5'キャップ構造と呼ばれる特徴的な構造があり，それにより先端であると認識できます。次に，リボソームを構成している小サブユニットやその他の開始因子がこの複合体にさらに結合し，生じた大きな複合体が，mRNA上を滑りながら最初の翻訳開始コドン（通常mRNA上のAUGという配列のこと。塩基3つがアミノ酸1つを指定するので，塩基3つの組み合わせをコドンと呼ぶ）に到達し，翻訳が始まります。

少し話しが横道にそれますが，ヒトをはじめとする真核生物の細胞では，eIF2が翻訳開始因子として働いていて，網状赤血球以外でも，eIF2が，タンパク質産生量の調節における重要な標的になっていると考えられています。

最後に，ここでは翻訳段階でのタンパク質の発現量の調節を説明しましたが，転写段階での発現量調節の方が多くの場合主役といっていいでしょう（これについては分子生物学で学びます）。

参考文献

ヒトの分子遺伝学 第4版　Tom Strachan, Andrew Read著，村松正實，木南凌監修，村松正實，木南凌，笹月健彦ら監訳，メディカル・サイエンス・インターナショナル，2011

注：$tRNA^{Met}$はメチオニン（Met）というアミノ酸を運んでくるtRNAを表します。

8章

発熱と咳が長く続くときは肺炎を疑おう

肺炎を引き起こす肺炎球菌と抗菌薬について学ぶ

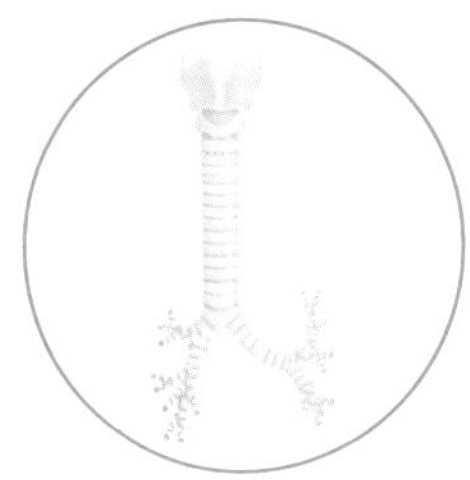

細菌が感染することにより起こる肺の感染症，肺炎をとり上げましょう。肺炎を悪性の風邪と思っている人がいますが，感染を起こしている病原体や病気で障害が起こる場所が，肺炎と風邪とでは異なります。病原体とは，細菌やウイルスなどの病原微生物のことです。風邪は，ウイルスの感染による上気道(鼻腔・副鼻腔，喉頭，咽頭，つまり鼻と喉(のど))の炎症です。一方，肺炎は主に，細菌の感染による肺(酸素を交換する肺胞とその周りの組織)の炎症です。肺炎で死亡するのは高齢者に多く，現在死因の4番目に位置づけられています。例えば，「昔のアイドルスター(高齢)が肺炎で亡くなった」といったニュースなどをテレビで目にすることもよくあるでしょう？　ですから，肺炎対策は医学的にも，行政的にも重要な課題となっているのです。

肺炎を理解するには，肺の構造をまず知る必要があります。第6章でも出てきましたが，肺は胸部に存在し，胸の真ん中には気管や食道，心臓などがあります(図6.1参照)。これらを包み込むように，肺は5つに分割された肺葉[注]として存在しています。左側には2つの肺葉があり，右側には上中下3つの肺葉があります。肺葉には気管支とたくさんの肺胞(一房のブドウの粒を想像してください)が存在し，肺胞の表面(ブドウの皮)の内側と外側の間で酸素と二酸化炭素のガス交換が行われます(図6.4参照)。肺胞の外側には毛細血管が走っており，肺胞の内側の酸素が取り込まれるのです。肺炎はこの肺胞を中心に引き起こされた炎症によって生じた病気です。ですから，病状が悪化すると息苦しくなります。風邪だと思っても，咳が長引くときは注意が必要です。通常の風邪では，症状が2週間以上続くことはありません。長引く咳，発熱，膿性の痰の喀出[注]などの症状が強いときは，肺炎を疑う必要があります。

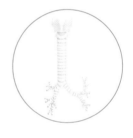

注：肺葉は，肺を構成しているブロックを指します。

注：喀出は「かくしゅつ」と読みます。痰や唾などを吐き出すことを指します。

この章(感染症)の内容は，細菌学や微生物学の講義で学びます。ウイルス感染症については第14章でとりあげます。

一般的な肺炎(**症例**を見てください)は，市中肺炎(community acquired

pneumonia：CAP）と医学的には呼ばれています。市中肺炎の原因菌（起因菌）には，肺炎球菌，マイコプラズマ，黄色ブドウ球菌，大腸菌などといった細菌があげられます。先ほど，肺炎の主な病原体は細菌と書きましたが，実際にはこれらだけでなく，呼吸器に感染するさまざまな種類のウイルスなども原因になりえます。最も一般的な原因菌は肺炎球菌で，その割合は，約3割に上ります。ところで，院内肺炎（hospital acquired pneumonia：HAP）という病名もよく耳にすることがあるでしょう？　病院に入院して48時間以降に発症した肺炎はこのように呼ばれ，市中肺炎とは区別されています。こちらは，抗菌薬が効かない特殊な黄色ブドウ球菌がしばしば原因となります。

今回は細菌感染による肺炎をとりあげ，細菌と細菌感染症，そして細菌に対する抗菌薬をテーマとします。ウイルス感染症については第14章でとり上げることにします。

市中肺炎とはどのような病気だろうか

肺炎は肺胞を中心とした炎症と書きましたが，肺炎にかかっているときの肺胞の状態（病態）をもう少し説明しておきましょう。肺胞の炎症を顕微鏡で観察したところの説明になります。

肺胞（ブドウの粒の皮の部分）は，上皮細胞組織からなる薄い壁で，球状に形成されています。肺炎になると，その壁の内部には，好中球が入り込み（＝浸潤し），膨張による腫れがみられます。好中球とは白血球の1つの種類で，感染菌を排除する役割をもっています。炎症の特徴の1つは「腫大」であり，顕微鏡下で，白血球が浸潤した像（細胞の密度が高くなっている）として観察されます。さらに炎症が進行すると，肺胞壁つまり上皮細胞組織の破壊が観察されます。ブドウの皮が圧により破裂した状態と考えてください。専門的な話になりますが，このような顕微鏡で観察される形態・形は，炎症性の肺の「病理組織像」と呼ばれるものになります。

肺炎を引き起こす主要な細菌である肺炎球菌は，常在菌です。常在菌については次の項で説明しますが，健康なときに口腔や鼻，咽頭内に常に存在している菌です。ですから，肺炎球菌の感染による肺炎は，誰にでもいつでも起こりうる可能性があります。つまり，それが間違って肺に入り込むことにより，肺炎が引き起こされる危険性があるのです。特に乳幼児や高齢者にこの危険性が高く，それは感染抵抗力が低く，体調が悪化しやすいこと（免疫力の低下）によると考えられています。ですから，口腔をいつも清潔に保つことが大切で，大きな予防効果があります。また，高齢者の肺炎に対しては，予防のための肺炎球菌ワクチンの接

症例

[67歳の女性]　私は旅行が趣味です。先日，友達らと旅行に喜んで出かけましたが，その2日目のこと，突然熱と咳が出始めました。その夜は39度という高熱に悩まされました。翌日も熱が退くという感じではなく，観光どころではありません。また，インフルエンザによる熱だと周りの友人に感染させる恐れがあり，それが心配で，旅先の病院で診察してもらいました。幸いにもインフルエンザではないということでしたが，旅行を断念し，家に帰り静養しました。ゴホン，ゴホンという感じの咳が出るときは，そのような咳が持続し，出ないときは気持ちにゆとりがありました。胸の奥の方で痰がからんでいる気がし，これは何だろうと不安に思っていました。それからも微熱と咳が止まらず，かかりつけの医師に診察してもらうことにしました。咳がひどく出ているときにX線写真を撮ってもらうと，白い影が写っているという説明でした。そして，最終的に肺炎と診断されました。

種が推奨され，65歳以上は公的な補助制度があります。

病原体と人間との関わりを知ろう

今回のテーマは細菌の感染症ですから，病原体と人間との関係についても説明しましょう。疾患を引き起こす微生物を病原体と呼びますが，病原体の種類には，プリオン[注]，ウイルス，細菌，真菌，寄生虫があります。これらは，病原性(病気をもたらす性質)をもっているといいます。

注：プリオンは，タンパク質でできている感染性因子で，ウシの牛海綿状脳症(BSE)やヒトのプリオン病などを引き起こします。

病原性は，2つの要素から成り立っています。1つは，「感染性」，つまりヒトの体の内部や表面に定着するという能力です。もう1つは，一度定着した微生物が害をなす能力，つまり「毒性」です。後者の毒性ですが，毒性のない細菌も人体にはたくさん常在しています。感染していても，体調不良や体の組織の損傷が引き起こされないケースで，そんなときは，「正常な細菌叢」が形成されていると表現されます。ですから，細菌が体に定着していても，悪いとばかり考えない方がいいでしょう。実際，互いに利益をもたらす関係である共生もみられ，両者の相互関係は複雑なのです。

微生物は宿主(微生物に宿を貸している主人ということ)から栄養を奪い，自分自身の増殖・伝搬，つまり子孫繁栄を目論みますが，宿主を殺すことを本来目的にはしていません。それに対して宿主は，疾患を引き起こす可能性のある微生物(病原体)を認識して排除する機能をもっています。自然免疫や獲得免疫，炎症反応などの機構によるものです。一方，自分に利益をもたらすという細菌とは共生し，細菌叢が形成されます。人には誰でも，正常細菌叢を構成する推定10^{13}～10^{14}個の定着微生物が存在していて，人はその宿主となっています。例えば，下部消化管の微生物(腸内細菌のことを念頭に置いています)はビタミン(ビタミン

▶ 免疫反応については第9章で説明します。

KやビタミンB_{12})を合成し，提供していますし，免疫反応にも関与しています。また，皮膚の細菌叢は病原体の感染や侵入を起こしにくくしています。

細菌とヒトとの違いが，創薬のヒントになる

最初に，細菌について概略を説明します。グラム染色という検査法があり，これにより細菌の性状を観察すること，ヒトや動物の細胞にはない細胞壁をもっていること，の2つが理解できたら十分です。

細菌は外形上，球形，棒状，らせん形の3種類に分けられ，球形のものは球菌，棒状のものは桿菌，らせん形のものはらせん菌と呼ばれます。球菌の例として，黄色ブドウ球菌や肺炎球菌などがあり，黄色ブドウ球菌の大きさは直径0.8～1.0 μmです。また，桿菌の例には大腸菌があり，直径0.4～0.7 μm×長さ1.0～3.0 μmの棒状の形をしています。ヒトの赤血球の直径が8 μmであることを考えると，その小ささが理解できますね。微生物といわれるわけです。通常の光学顕微鏡を使ってやっと見ることができる大きさになります。このように小さい細菌を観察しやすくするために，いろいろな染色法が開発されています。最も一般的で有用な染色法に，グラム染色法があります。この染色法では，まず，陽性菌を

メモ

肺炎球菌のような常在菌は健康な人に存在する

肺炎球菌は健康な人にも常に存在する常在菌だという話をしましたが，他にも，例えば，黄色ブドウ球菌や大腸菌がそうです。結核菌やチフス菌などは，健康人には見られない非常在性で，常在菌とは基本的に大きく異なります。

黄色ブドウ球菌は鼻腔，皮膚，腸管などに常に存在していて，グラム染色で陽性に染まる丸い球菌です。通常は他の非常在性病原性細菌の増殖を排除し，健康の維持に貢献しています。しかし，時により，化膿巣(膿を伴う化膿性炎症)を作り，外毒素(食中毒を起こす)を産生するという特徴があります。近年，メチシリン(改良されたペニシリンの1つ)が効かない黄色ブドウ球菌(MRSA：methicillin-resistant *Staphylococcus aureus*)が出現し，院内感染(肺炎)の原因菌として重要視されています。

大腸菌はグラム染色で染まらず陰性で，空気(酸素)がなくても生存できるという性質をもつ棒状の桿菌です(通性嫌気性菌と呼ばれています)。この仲間に赤痢菌やサルモネラ菌(チフス菌など)などがあります。しかし大腸菌には赤痢菌やサルモネラ菌と異なり，乳糖を分解して酸を産生するという性質があり，これにより他の細菌と区別されます。ヒト腸管内の糞便1 g当たり10^8個程度存在しています。腸管内では病原性を発揮しませんが，一部の大腸菌が腸管以外の臓器に感染すると，膀胱炎，腎盂炎，胆嚢炎などを引き起こすことがあります。なお，テレビ報道などでお馴染みの，血清型O157という特殊な種類の大腸菌があります。ベロ毒素を産生することにより，腸管内で病原性を発揮し，下痢や腸炎を起こす恐ろしい大腸菌です。

濃紫色に選択的に染める色素で染色し，その後，いったんアルコールで脱色し，次に，すべての菌を赤く染める色素で染色します。赤色にしか染まらないものをグラム陰性菌，濃紫色に染まるものをグラム陽性菌と呼びます。菌の種類の同定や抗菌薬の選択などの指標となる，非常に重要な検査法です。

では次に，細菌の生物学的性質について概略します。細菌とヒトでは，細胞の特徴がところどころで異なっており，それが薬を作る際のヒントになります。

細菌は1個の細胞からなる生物です(図8.1)。細菌の細胞の外側は細胞壁で囲まれており，これが，ヒトなどの動物細胞と大きく異なる点です。細胞壁は細菌を防護する強固な構造であり，細菌に一定の形を与えています。硬さを保つ主成分はペプチドグリカンという網目状の構造物(糖タンパク質)です。その他の細胞壁の構成成分は，グラム陽性菌とグラム陰性菌で大きく異なっています。ヒトや動物の細胞が持たない細胞壁は，抗菌薬の作用標的として非常に重要です。ところで，多くの細菌は細胞壁もっていますが，例外があり，マイコプラズマと呼ばれる細菌には細胞壁が存在しません。

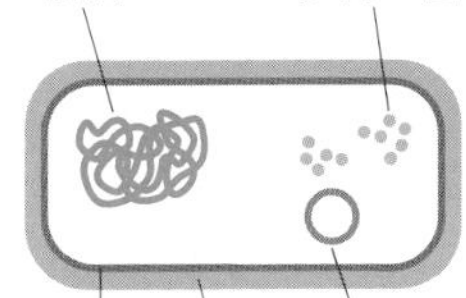

図8.1　細菌の構造。動物細胞にはない細胞壁をもっていることが特徴的です。また，動物細胞と異なり，核がありません。

細胞壁の内側には細胞膜があり，その内部にはDNA分子とそれに関連したいろいろな酵素などが含まれます。この点はヒトや動物の細胞と一緒で，例えば，DNA複製を担うDNAポリメラーゼや，遺伝情報をmRNAに転写するRNAポリメラーゼといった酵素，また，タンパク質合成で働くリボソームといった構造物などが含まれています。ただし，これらの酵素や構造物は，ヒトや動物の細胞のものと比べると大きさが異なります。かなり小さく簡単な分子群(組成)からなります。この違いも，抗菌薬の作用標的となります。

メモ

ヒトは真核生物，細菌は原核生物

ヒトを含め，動物や植物などは真核生物に属します。真核生物では，DNAは細胞の中にある核と呼ばれる「部屋」収納されています。一方，細菌は原核生物に属し，核をもちません。核の有無が，両者の区別として重要です。

細菌のDNAとは別に，プラスミドという小さな環状DNAが細菌細胞に含まれる場合があります。プラスミドは，細菌にとって生存に必須ではありませんが，薬剤耐性や毒素の産生などという性質を細菌に付与するものがあり，知っておく価値があります。また，一定の条件下で他の細菌に移る能力をもつプラスミドがあります。プラスミドDNAが移るという性質は，遺伝子を運ぶという性質をもつということなので，そこからヒントを得て，遺伝子クローニング，遺伝子工学という学問分野が生まれました。

細菌に効く薬，抗菌薬とはどんなものか

ペニシリンという薬の名前はよく知られていると思いますが，細菌の増殖を抑える抗菌薬です(抗生物質とも呼ばれます[注])。ペニシリンは，βラクタム環構造という構造を含んでいる化学物質で(図8.2)，このような物質は，細胞壁の主成分であるペプチドグリカンの合成を抑える作用があります。ペプチドグリカンの

注：抗菌薬のうち，微生物が作ったものは抗生物質ともいわれます。

図8.2　ペニシリン系抗生物質の分子構造。緑色の部分がβラクタム環。

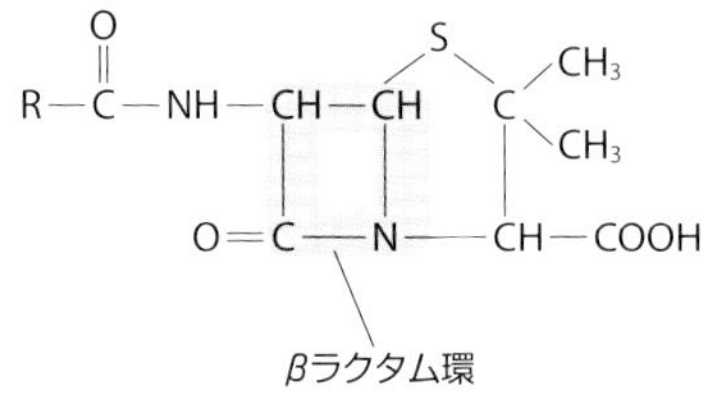

合成酵素に結合して，合成酵素が働かないようにしてしまうのです。ですから，細胞壁が作られなくなり，細菌は増殖できなくなります。このようにして，抗菌作用が発揮されます。

もう少し細かく説明しますと，細胞壁が作れなくなった細菌は，細胞内外の浸透圧の差に耐えられなくなり，水分が細胞内に入り込み，膨張により破裂し，死滅するということが起こるのです。この抗菌作用は，増殖中の細菌には作用しますが，すでにできあがっている細胞壁の場合には作用しないということを知っておきましょう。

増殖中の細菌に対してでないと効かないという弱点があるとはいえ，私たち真核生物には細胞壁そのものがないので，私たちへの毒性は全くないということになります。細菌に対する選択的な毒性をもっているということです。

βラクタム環をもつ抗生物質には，ペニシリン系のほかにセフェム系などがよく知られていますが，これらの抗菌薬の化学構造を修飾する(特に側鎖の構造を変える)ことにより，性質の異なった抗生物質が開発されてきました。第一世代から始まり，現在は第四世代と呼ばれる新たな抗生物質が開発されています。それにより，例えば経口投与が可能になるとか，グラム陰性菌にも効用をもつとか，また従来のこの種の抗生物質に耐性となった菌にも有効といった，新しい価値をもつ薬剤の開発がなされてきています。

これら以外の抗生物質としては，アミノグリコシド系抗生物質，テトラサイクリン系抗生物質など，何種類かが存在します。アミノグリコシド系抗生物質は，細菌のリボソームタンパク質に結合し，タンパク質合成を阻害することによって細菌を死滅させます。細菌のリボソームには結合するが，ヒトのリボソームには結合しない，という選択毒性を利用しています。テトラサイクリン系抗生物質も同様に，リボソームタンパク質への結合性の違いを利用しているものです。ここに名前をあげた以外の抗生物質のもつ選択毒性についても，おもしろいですから，各自調べてみてください。細菌とヒトの細胞の間で異なったところ，RNAを合成する酵素RNAポリメラーゼの違いや，DNAを合成する酵素DNAポリメラーゼの違いを利用したものなどが見つかりますよ。

メモ

リボソームとは？

リボソームは，タンパク質合成を担う細胞中の構造体です。タンパク質とRNAの複合体からなります。

最後に，大事なことをつけ加えておきます。感染症治療に使用する抗菌薬には，正しい判断と選択が要求されるということ，つまり，むやみに使うなということです。使用にあたっては，細菌感染が原因であることの確認が大切で，風邪から肺炎になる可能性を防ぐといったような「予防のための使用」はよくないとされています。この点を踏まえた上で，抗菌薬使用で必要な基本知識を2つ説明しましょう。第一は，どの臓器にはどの細菌（または病原微生物）が感染症を引き起こすかという，感染臓器と細菌との関連性（相性）を知っておくことです。各臓器で感染する細菌はだいたい決まっているので，感染臓器さえわかってしまえば，原因となる細菌を数種類にまで絞ることができます。第二は，その細菌を治療するための標準的な抗菌薬について，これに関する知識をもっていることが大切です。個々の疾患，原因菌に使用される抗菌薬については，将来細菌学や感染症学で学びます。

抗菌薬が効かなくなる耐性はどのようにして起こるのか

ペニシリンが効かないペニシリン耐性菌は，どうして効かなくなったのでしょうか。その理由はよく知られています。細菌がβラクタマーゼという酵素を作る遺伝子を新たに獲得したことにより，耐性となるのです。βラクタマーゼは，βラクタム環構造をもつペニシリンを分解することができ，そのためペニシリンの効用が失われます。このように，抗菌薬が効かなくなった菌，つまり耐性菌が出現し，社会に蔓延することになると，これはやっかいです。新しく薬を開発しても，耐性菌がすぐに出現し，効かなくなるケースが現れてしまいます。これは，現実に直面している深刻な問題なのです。

耐性菌の出現の根本的な原因は，細菌の遺伝子に変異が生じたことにより起こります。細菌のいろいろな遺伝子に変異が見つかってきていますので，少し詳しくみてみましょう。まず，抗菌薬が効くためには，薬が細菌細胞に取り込まれることが必要ですが，取り込まれるときに働くタンパク質が変化してしまうといったタイプの遺伝子変異があります。これの一例をあげると，菌の表層の構造を支配する遺伝子に変異が起こり，表層の構造が変化してしまって，その結果，抗菌薬が細菌の中に浸透しにくくなり，薬が効かなくなるというぐあいです。

また，抗菌薬が細菌細胞の内部に入ることができたとしても，抗菌薬が作用する標的のタンパク質が遺伝子変異により変化してしまって，抗菌薬が作用できないといったタイプの変異もあります。例としては，細菌のリボソームに結合して，細菌のタンパク質合成を阻害する抗菌薬がありますが，細菌のリボソームの構造が変化してしまい，その結果，抗菌薬がリボソームに結合する能力の低下が起こり，抗菌薬が作用できなくなるというぐあいです。

院内肺炎の原因菌として注目されているMRSA(メチシリンが効かない黄色ブドウ球菌)についてメモでふれましたが，この耐性菌の場合は，メチシリンが結合する標的であるペプチドグリカン合成酵素が遺伝子変異により変化しています。メチシリンは，細胞壁の成分であるペプチドグリカンという物質の合成を阻害することで抗菌作用を発揮することを思い出してください。細菌のペプチドグリカン合成酵素が変化してしまうと，薬が酵素に結合できなくなり，抗菌作用が発揮できなくなってしまうのです。

ところで，この項の最初のところで述べたペニシリン耐性菌は，細菌が，ペニシリンを破壊する酵素を新たに獲得したことで抗菌作用を発揮します。このとき，細菌の遺伝子に変異が生じたのではなく，細菌が，他の細菌から遺伝子をもらったのです。「遺伝子をもらう」って何だって思われるでしょうが，細菌の細胞内に存在するプラスミドは，遺伝子を運ぶことができるのです。プラスミドは，ちぎれたDNA分子の断片のようなもので(断片といっても，通常は輪を作っている)，細菌本来のゲノムDNAとは遊離して存在していますが，まるで細菌のDNAのように働くことができるのです。そしてこのプラスミドは，ある細菌から別の細菌に，容易に伝播する性質をもっています。ペニシリン耐性菌である黄色ブドウ球菌を詳しく研究したところ，ペニシリンを分解する酵素であるβラクタマーゼ遺伝子がプラスミドDNAに含まれていることがわかり，この伝播により耐性を獲得したのだとわかりました。

> **メモ**
> プラスミドとは？
> 細菌の細胞に含まれる小型核酸分子。宿主細菌とは独立して複製・遺伝できます。図8.1参照。

どのような機構かはともかくとして，患者さんの体内に薬剤耐性菌が出現したときのことを考えてみましょう。このときに抗菌薬を使用すると，大多数の薬剤感受性菌は死滅したり，増殖を停止したりしますが，変異をもつ耐性菌は増殖を続けてしまいます。つまり，耐性菌が選択され，耐性菌だけが増殖するということになります。むやみに抗菌薬を投与すると，耐性を獲得した菌の比率が上がるのです。だから，安易な抗菌薬投与の問題点が指摘されています。繰り返しになりますが，DNA変異は一定の頻度で必ず起こりますし，プラスミドの伝搬もよくみられるので，常に耐性菌が出現する可能性があります。

薬剤耐性の出現は，抗菌薬に限らず，抗がん剤にもみられます。がん細胞のDNAに変異が起こり，その結果，薬剤耐性となります。薬剤耐性の分子的な機構についてはふれませんが，重要な研究分野の1つです。

まとめ

肺炎は肺(肺胞)の細菌感染による炎症ですが，肺炎で死亡する高齢者の数は多く，現在死因の4番目に位置づけられています。その原因菌の1つに，口腔や鼻，咽頭内に常に存在する肺炎球菌(常在菌)があります。グラム染色では陽性に染まり，外形上は球形をした菌に分類されます。誤って肺に入り込むと，肺炎を引き起こす危険性があります。だから，口腔をいつも清潔に保つことや肺炎球菌ワクチンの接種が大切で，大きな予防効果があります。

細菌の細胞壁の構成成分としてペプチドグリカンという糖タンパク質があり，これは細菌にのみ存在するものです。ペニシリン系やセフェム系の抗菌薬(抗生物質)はこの合成を抑えることにより，細菌に選択的な毒性を与えます。その他の抗菌薬として，アミノグリコシド系，テトラサイクリン系抗生物質などの何種類かが存在し，やはり選択毒性を示します。抗菌薬に対する耐性菌の出現は今後の対策課題です。

学習目標

- 市中肺炎と院内肺炎について30秒で説明できる。
- 細菌の種類，その構造と特性，グラム染色を30秒で説明できる。
- 常在菌としての肺炎球菌の特徴を30秒で説明できる。
- 抗菌薬とその作用点を30秒で説明できる。

参考文献

ビジュアル微生物学 第2版　小田紘著，ヌーヴェルヒロカワ，2012

もっとよくわかる！免疫学　河本宏著，羊土社，2011

デビッドソン内科学 原著第21版　Nicki R. Colledge, Brian R. Walker, Stuart H. Ralston 編，福井次矢監訳，医歯薬出版，2014

9章

肺結核という感染症には免疫系が関与する

生体に備わっている，病原体に対する防御機構を学ぶ

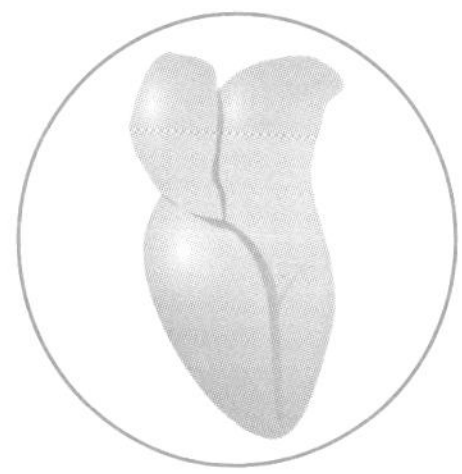

肺結核は誰もが知っている有名な病気ですが，抗生物質が登場する前までは人類にとって最大の脅威，最強の感染症でした。現在では過去の病気のような印象をもたれていますが，日本でも毎年約2万人が新たに発病しているというのですから驚きます。また，日本人の20 %は結核菌を保持しています。発病はしていないが，保菌者だということです。ですから，肺結核はまだまだ重要な感染症の1つです。先日の新聞報道では日本で暮らす外国人の中で結核患者が急増していて，その約半数が20歳代の若い人ということでした。

前章では，常在菌である肺炎球菌の話をしました。この章では，肺の結核菌について扱います。結核菌は，非常在性の菌で，患者さん(および保菌者)だけにみられます。結核菌に感染しても，その初期では風邪とよく似た症状が多く，すぐに結核を疑って受診することはまずないでしょう。しかし，微熱や寝汗，咳，食欲不振などが長い期間続くようですと，疑う必要があります。感染経路は気道を通したものがほとんどで，結核菌を排出している患者さんの咳やくしゃみなどから感染します。感染した人のうち発病するのは約10 %で，それほど多くはありません。後ほど説明しますが，それは免疫機構が働くからです。結核菌と肺炎球菌はどちらも肺に感染する細菌ですが，結核菌は細胞内に寄生して存続するという点で肺炎球菌とは異なり，このため結核の発症や治癒に免疫が深く関与しているのです。

今回は肺結核をテーマとし，感染免疫(生体がもつ病原体への防御機構)を学びます。また，難解ですが，T細胞(Tリンパ球)が関与する細胞性免疫についても説明します。

結核菌とその感染については細菌学で，細胞性免疫については免疫学の講義で学びます。

結核菌に感染すると免疫機構が働きはじめる

感染初期の症状として，微熱，頭痛，寝汗，倦怠感，疲れやすさ，食欲不振などがありますが，症状のほとんどないときもあります。症例を読んでみてください。風邪などと紛らわしい症状が多く，受診まで長い時間が経っていることがうなずけるでしょう。

結核菌に感染すると，どのような経過をたどるのか，詳しくみてみましょう。気道から菌が肺の中にまで侵入すると，肺の一部で菌が増殖し，まず小さな病巣を作ります。次は近くのリンパ節(大きな主気管支と接する中心部，肺門部と呼ばれるところにあるリンパ節)に菌が運ばれ，そこでも小さな病巣を形成します。多くの場合は，この段階に至る過程で体内の免疫機構が働きはじめます。「細胞性免疫」と呼ばれる種類の免疫応答です。そして，菌の増殖が抑制され，発病に至らず一生を過ごすことになります。

メモ
リンパ節とは？
体のいろいろな部位に存在し，リンパ管が集合した器官。T細胞やB細胞が免疫反応を行う足場となる場所。

免疫というと，抗体というタンパク質が働く抗原抗体反応がすぐに思い浮かぶと思いますが，細胞性免疫は，それとは少し違う種類の免疫反応です。どちらも重要な免疫反応で，両者を合わせて獲得免疫と呼びます。細胞性免疫では，T細胞(Tリンパ球ともいう)という細胞が中心になって働きます。いろいろな用語が出てきて，嫌になってしまいますね。免疫反応はたいへん複雑で，難解なのですが，この章では，この細胞性免疫に焦点をあてていきます。

▶ 抗原抗体反応(液性免疫)は，第13章で説明します。

今説明したように，結核菌に感染した後，結核菌を排除するという細胞性免疫が成立[注]すると，この段階でツベルクリン反応は陽性となります。これは，人為的なワクチン接種ではなく，感染による自然陽転と呼ばれます。しかし，この初期段階で細胞性免疫の機能がうまく働かないこともあり，そのときは肺結核を発症したり，発病に至らなくても保菌者になったりします。つまり，結核菌が完全に排除されずに菌が体内に残っている状態です。

注：特異的な抗原をもつ結核菌が感染した細胞に対し，その特異抗原を認識する免疫細胞が活性化され，増殖しはじめたときに，「免疫が成立した」という表現が用いられます。

保菌者の危険性について説明しましょう。保菌者の体力が弱ったときや，免疫力が低下したときには，残存していた結核菌が活動しはじめるのです。つまり，菌が増殖を始め，伝搬し，肺結核を発症する場合があります。高齢者や成人になってからの発病の多くはこれに当てはまると考えられています。言い換えると，過去に結核菌に感染し，長期間保持していると，体力や免疫の低下や，糖尿病の発症などといった要因によって，結核菌が増殖し，発症するという可能性があるということです。このようなわけで，毎年約2万人が新たに発病しているのです。ところで，小児期には予防ワクチン(BCG)接種を受ける人が多いと思います。このワクチンは，小児の結核性髄膜炎などの予防には効果がありますが，成人での予防効果は大きくないようです。ですから，新たなワクチン開発が期待

症例

[40歳の女性] 美容師をしています。風邪を引いていたのですが，それがなかなか治らないと気にしていました。1年以上前からです。市販の風邪薬を服用するとだいたい治ったかなと思うのですが，咳だけが残っているという感じなのです。しばらくするとまた風邪の症状が出てきて，これを繰り返していたようです。ところが，だんだん風邪薬が効かなくなり，これはマズいと思うようになってきました。むせるというか，喉がヒューヒュー，ゼイゼイするというか，そういう咳が半年ほど続きました。美容師の仕事をしているので，お客様の前で咳をするのが怖く，あまりしゃべらなくなっていました。このようなとき，上司にこれはおかしいよと診察を勧められ，受診しました。その結果，肺結核と診断され，驚きました。

されています。

結核菌は感染症法で規定されている病気である

結核菌はグラム陽性の桿菌で，抗酸性染色[注](染色法の一種)に染まるという特徴があり，抗酸菌に分類されています。感染症法で規定されている病気なので，感染者が発生すると，感染の可能性がある周りの人，例えば自分の家族や職場の人などに対して，感染の有無を検査することになっています。菌を外部に放出している(排菌している)結核患者さんと密閉された空間にいると，空気感染する危険性があります。残念ながら，通常のマスクではこの感染を防ぐことはできません。肺結核の標準的な治療には2～3か月の入院(最近はもっと短いことも多い)による安静と，4種類の抗菌薬の服用があります。薬剤はリファンピシン，イソニアジド，ピラジナミド，エタンブトールが標準の治療薬ですが，これらを半年ほど服用する，というのが一般的な対応となっています。

▶ グラム陽性菌については，第8章80ページ参照。

注：抗酸性染色は，結核菌やらい菌を観察するときによく用いられる染色法。

病原体から自身を守る生体防御の全体像を知っておこう

今回は細胞性免疫に注目しますが，そこに話を進める前に，生体がもつ防御機構の全体像についてまず説明しておきます。自分の城に敵兵が攻めてきたときの防御に例えると，第1は外敵の侵入を塀や柵で遮断し，その場で外敵を追い払うという戦略をとるでしょう。内部にまで侵入させないのです。第2は，柵を越えられたとき，その周辺での戦いになるでしょう。第3は，外敵が内部にまで深く侵入し，敵と味方が区別しにくくなるまで侵入されたときの戦略です。生体にはこれら3種類の戦略が用意されているといっていいでしょう。

● 第1の防御機構：バリア機能と自然免疫

第1の防御機構は，外界と接するバリア機能と，生まれつきもつ**自然免疫**が担当します。皮膚や気道や肺の粘膜組織，それから消化管の粘膜組織などは，外界と直接接しています。ですから，細菌が侵入する入り口となってしまうわけで，体の表面を覆う皮膚組織や外界に連絡している粘膜組織は感染防御という点で重要な部位となっているのです。これらは病原体に対し機械的なバリアとなっているばかりでなく，酸などの分泌物を産生するなどして，外敵をやっつける積極的な防御の役目も担っています。

皮膚や粘膜組織は，自然免疫が働く場を提供するということでも重要です。自然免疫は，別名「先天性免疫」と呼ばれることもあり，誰もが生まれながらにもっている免疫です。この自然免疫は，これから話す細胞性免疫や抗原抗体反応とも異なる種類の反応で，侵入してきた病原体に対し，最も早期から働きます。自然免疫では，白血球などの食細胞[注]（病原体などの異物を細胞内に取り込み，分解する細胞）が中心的に働きます。

敵から身を守るには，まず敵が襲ってきたことを「認識」することが重要なのは当たり前ですね。免疫反応でも同様で，敵を認識することが，まず一番最初の重要なステップになります。自然界には，膨大な種類の病原体が存在していますが，それらが敵であることをどうやって認識するのでしょうか？　実は，多くの病原体には，それらに共通している類似構造というものが数種類存在しています（例えば細菌の細胞壁のプロテオグリカンなど）。自然免疫の場合は，それらの共通した構造を敵の目印にするのです。白血球（好中球とマクロファージ）が，この目印を見つけて，「病原体だ」と認識します。この自然免疫による認識は大ざっぱで，特異度（識別の精度）はあまり高くありませんが，人間であれば誰もが基本的に同じ防御反応を引き起こすことができます。

> **メモ**
> **免疫で活躍する細胞とは？**
> T細胞，B細胞，好中球，単球（マクロファージ）などいろいろな種類があり，これらの種類はいわば白血球一族の「親戚」みたいなもの。家系図をたどれば，1種類の同じ細胞に行きつきます。
> ややこしいですが，T細胞とB細胞はリンパ球とも呼ばれるので注意。

注：食細胞という言い方は，その機能によってついた名称。いわば，細胞社会の「掃除係」のようなもの。好中球やマクロファージが担当する。

● 第2の防御機構：炎症反応

第2の防御機構，すなわち，敵が柵を越えて入ってきたときの戦いが，炎症反応です。体が傷ついたときに起こる一連の炎症反応は，発赤，熱感，疼痛，腫脹という4つの特徴（所見）を示すものとして定義されています。これらの4つの特徴は，直感的に理解しやすいものでしょうが，その奥は深いものです。ここでは詳しくはふれませんが，実態を理解するには，炎症反応やその過程で働く分子群（炎症性サイトカインなど）の理解が要求され，内容の難易度はけっこう高いのです。いずれにしても炎症反応は，感染局所での有害な物質が体内で拡散するのを防ぎ，病原体や死細胞を処理し，治癒を促進するという働きをしてくれます。皮膚を怪我したときの治癒過程を例としてちょっとみてみましょう。炎症反応がもたらす効果を単純化すると，損傷局部に血中から白血球（好中球）が侵入し，病原体を攻撃し，最終的には局部をフィブリン（血液中に存在する）の壁で囲んで組織を修復する，という展開になります。このときに，発赤，熱感，疼痛，腫脹なども現れるのです。

● 第3の防御機構：獲得免疫の液性免疫と細胞性免疫

第3の防御機構は，**獲得免疫**（別名，後天性免疫，あるいは適応免疫）です。第1の自然免疫で防ぎきれなかったときに作用します（実際には同時進行しています）。後天性免疫という別名から，先天性免疫である自然免疫との違いが想像できるのではないでしょうか。獲得免疫は，各個人の体験にもとづいて体に獲得されていく免疫反応なのです。自然免疫の反応より遅れて作用しますが，長期間（一生の間ということもあります）にわたり防御に当たります。獲得免疫の反応には，抗原抗体反応として知られる**液性免疫**と，今回のテーマである**細胞性免疫**の2種類があり，外敵に応じて対応します。どちらの作用も，敵が柵を越えて内部の奥の方にまで侵入し，敵と味方が区別しにくくなったような段階で働く重要な防御戦略となります。

> **メモ**
> 2種類の獲得免疫
> **液性免疫**　タンパク質である抗体が抗原を攻撃する。抗原抗体反応とも呼ばれる。
> **細胞性免疫**　キラーT細胞（細胞傷害性T細胞）が，抗原の攻撃を担当する。ちなみに，がん免疫もこれに属する。

この獲得免疫で働く細胞は，リンパ球です。リンパ球には，B細胞，T細胞などの種類があります。このうち液性免疫で働くのはB細胞であり，細胞性免疫で働くのはT細胞になります。この獲得免疫の特徴は，味方の陣地に入りこんできた敵（抗原）を見分けて，その抗原に対応した特異的なT細胞やB細胞を集合し，敵を攻撃するという方法です。ここでも，外敵を認識することは最初の重要なステップになります。敵への最終的な攻撃は，液性免疫が対処する場合は，「抗体」が行い，細胞性免疫が対処する場合はT細胞自身が行います。また，敵の存在を長期に記憶することができ，再び同じ敵が入ってきたときには，迅速にT細胞やB細胞を集合できるようになるというのも獲得免疫の特徴です。このように，感染が個人によって異なる体験となるので，獲得免疫の反応は個人個人でまったく異なったものとなります。また，獲得免疫は病原体に対する高い特異性をもっています。例えば，麻疹（はしか）にかかったとすれば，その罹患者では麻疹のもっている抗原に対する免疫反応が特異的に成立しますが，感染しなかった人では免疫は成立しません。

自然界には，膨大な量のさまざまな抗原（数百万種類以上）が存在するわけですから，その1つ1つを見極めて，それに対応するT細胞やB細胞（やはり数百万種類以上ある）を用意するなんて，いったいどうしたら可能なのでしょうか。不思議な気がしますが，私たちの体には，多様な抗原に対応するためのT細胞やB細胞の膨大なレパートリーを作る仕組みが遺伝的プログラムとして備わっているのです。この仕組みを理解するには，詳細な基礎知識がたくさん必要になりますので，アドバンスで少しふれるだけにとどめます。漠然とこんな話が免疫学か，というように理解してもらえれば十分です。

細菌の種類によって，対応する免疫の種類が異なる

生体の防御機構の全体像を説明しましたが，ここからは角度を変えて，病原性細菌の種類に注目して，それに対応する免疫応答を詳しくみてみましょう。細菌がどのように生体を攻撃するか，その種類によって免疫応答も異なってくるのです。おおむね3種類あります。1つは，細菌が放出する外毒素（破傷風やジフテリアなどが産生する）が発病の原因であるときの応答です。この場合は，液性免疫の応答が起こり，抗体が働きます。つまり，外毒素に対応する特異的な抗体がB細胞によって産生・分泌され，外毒素をやっつけるのです。抗体が外毒素（抗原）に結合して，それを無毒化し（中和し），病気の発症を抑える効果をもたらすのです。

もう1つは，毒素ではなく菌の増殖そのものが組織破壊などの原因であるときの応答です。このときには，主に自然免疫が働きます。例えばブドウ球菌のように細胞外で増殖する細菌では，好中球やマクロファージなどの食細胞による食菌作用が有効に働きます。つまり，細菌を食細胞の細胞内に取り込み，分解するのです。また，殺菌作用のある抗菌分子（抗菌ペプチド，リゾチームなど）が働くことも，あるいは，菌の種類によっては，補体が菌を直接攻撃して融解し，死滅させることもあります（これを溶菌反応といいます）。さらに，細菌に補体や抗体が結合する場合もあり，そうすると，食細胞の食菌作用が格段に効率アップするという効果があるのです。

最後の1つは，結核菌などのように，細胞内で増殖する菌の場合です。さあ，いよいよ結核菌の出番です。これらの菌に対しては，感染した細胞を殺すT細胞が働きます。菌だけを殺すのではなく，感染した細胞そのものを殺してしまうのです。この殺し屋は，T細胞の1タイプで，「細胞傷害性T細胞」といい，別名「キラーT細胞」とも呼ばれます。菌に感染した細胞に対して，傷害を与える物質[注]を放出し，感染細胞を自滅（アポトーシス）させるのです。攻撃を担当するのが細胞なので，細胞性免疫といいます。

この細胞性免疫では，菌（抗原）に感染した細胞だけを正確に殺すように，標的を見極めることが重要です。T細胞はその表面に受容体をもっており，その受容体が標的の細菌とだけ結合するようになっています。受容体と結合したとき，「私の敵が現れた。私の敵が侵入してきた」というシグナルが発せられるのです。前

メモ

補体とは？

血清に含まれるタンパク質の一種。抗体が抗原に結合すると，その複合体により補体が活性化されます。活性化された補体にはいくつかの機能があり，その1つが食細胞を助ける働きです（オプソニン作用といわれます）。他には，細菌を直接攻撃する力や，ウイルスの中和作用などがあります。なお，抗体の役目を補うというところから，補体と呼ばれています。

注：キラーT細胞が放出する細胞傷害性物質とは，抗菌性毒性物質やNO（一酸化窒素）などです。

にも少しふれたように，数百万種類以上も存在すると考えられる抗原に対応したT細胞の受容体が，私たちの体にはもともと備わっています。そして，それが血液やリンパ液中を循環して，いわばパトロールをしているのです。T細胞のどれかが自分の敵に遭遇すると，そのT細胞は初めて「殺し屋」として活性化されます。そして，同じ受容体をもつT細胞をたくさん増殖し，抗原の攻撃に向かうのです。同じ仲間を増殖させるのに約1日かかるので，自然免疫よりも遅れて作用することになるというわけです。

アドバンス
細胞性免疫の仕組みをさらに詳しく

● T細胞の多様なレパートリーは胸腺で作られる

自然界の無限とも思える抗原に対応したT細胞はどのように用意されるのでしょうか。T細胞になる元の細胞（未分化細胞）が，まず骨髄で産生されます（図9.1）。次に，そのT細胞が血液中を循環して胸腺に入り，そこで特殊な成熟過程を経ます。その結果，たくさんの異なるT細胞のレパートリーが作られます（胸腺は一次リンパ器官と呼ばれます）。成熟した各T細胞はただ1種類の受容体を細胞表面にもっています。それぞれの受容体は，ただ1種類の特異的な抗原に結合できるのです。T細胞のレパートリー全体を合わせると数百万種類以上の受容体が存在することになり，多様な抗原に対応できるようになります。この仕組みは液性免疫で働くB細胞でも同様で，同じような仕組みにより，多様な受容体をもったB細胞が作られます。

T細胞の場合，多様な受容体をもったレパートリーが胸腺で作られる過程には，DNA組換えや変異といった仕組みが関係しています。ここでは詳しくはふ

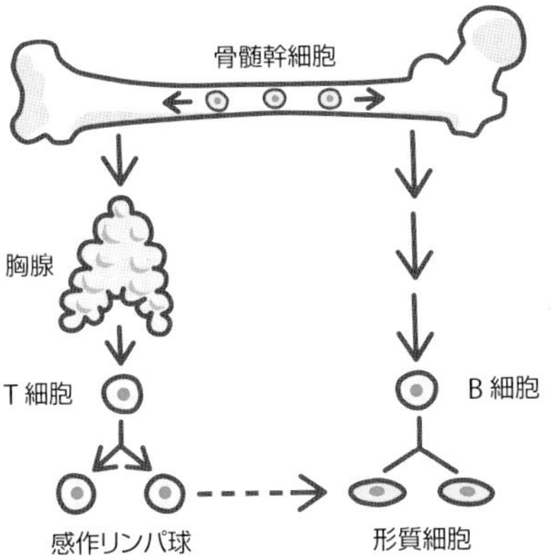

図9.1　T細胞（リンパ球）とB細胞（リンパ球）の分化。どちらの細胞も骨髄中の幹細胞（造血幹細胞）に由来しますが，T細胞は胸腺内で分化し，B細胞は末梢組織で分化します。抗原に出会った後は，T細胞は活性化（感作）リンパ球に，B細胞は形質細胞にさらに分化・増殖し，感染免疫に働きます。形質細胞は抗体を作ることのできる細胞です。ただし，B細胞が形質細胞に分化するにはヘルパーT細胞の助けが必要になります。

れませんが，分子生物学で学ぶことになる重要な仕組みです。また，この過程は，病原体や異物といった抗原との出会いとは無関係で，遺伝のプログラムによっていわば自動的に起こるものです。

● 抗原との出会いが，特異的な反応のスタート

T細胞のレパートリーが存在しても，各T細胞の数はわずかです。抗原を攻撃するには，その抗原に特異的に対応するT細胞の数を増やさなくてはなりません。同じ受容体をもつT細胞集団をクローンと呼びますが，どの受容体をもつT細胞のクローンを作るか，それは，抗原と出会うことで決まります。つまり，抗原と結合する受容体をもったT細胞を増殖させるのです。この免疫反応を開始する舞台となるのがリンパ節(と脾臓)で，二次リンパ器官と呼ばれます。

結核菌の場合を例にすると，T細胞と抗原が出会うためには，マクロファージや樹状細胞などの食細胞の助けが必要となります。生体に侵入した細菌，つまり

メモ

自然免疫と獲得免疫との違いをもう一度整理してみよう

獲得免疫系には，自然免疫系にはない特徴があります。

① 病原体がもつ抗原に対する特異性が高く，抗原の分子構造のわずかな違いも区別し，認識する受容体があります(数百万種類以上)。主にリンパ球が働き，その反応は遅く，長い時間を要します。
ちなみに，自然免疫系の細胞では，病原体がもつ表面の特徴(病原体関連分子パターン)を大まかに認識するだけで，この認識を行う受容体も数種類しか存在しません。白血球とすべての細胞が関与し，その反応は速く，短い時間で起こります。

② いろいろな病原体に対する対応能力が高く，無限の数の分子(抗原)を識別することができます。一方，自然免疫は抗原非特異的です。ただし，獲得免疫系が始動するのに働きます。

③ 一度起こった免疫反応で抗原の特異性を記憶することができ，初回よりも効率よく反応することができます。これは，麻疹に一度罹ると，次の感染時には発病しない，ということから理解できるでしょう。

	自然免疫	獲得免疫(液性免疫と細胞性免疫)
病原体認識の特異性	低い ・病原体がもつ表面の特徴を大まかに認識 ・認識する受容体の数は数種類	非常に高い ・抗原の分子構造のわずかな違いを認識 ・受容体の数は数百万種類以上
抗原認識の対応能力	ない(抗原非特異的)	高い(無数の抗原に特異的に対応)
抗原の特異性の記憶	ない	ある
反応にかかる時間	速く短い	遅く長い
働く細胞の種類	好中球，すべての細胞	主にリンパ球

抗原は，まず，食細胞に取り込まれ，小さなペプチドにまで処理（加工）されます。そして，このペプチドが，食細胞の表面に旗のようにかかげられると，T細胞の受容体は，はじめてこの抗原に結合できるようになるのです。

ペプチドの旗をかかげている棒のような役目をしているのは，「MHC」と呼ばれる分子です（左のメモ参照）。ペプチドはこのMHCと複合体を形成するので，細胞表面にかかげられるのです。ここが大切なところです。免疫学では，これを「抗原が提示される」といい，この食細胞は抗原提示細胞と呼ばれます。抗原を特異的に認識する上で，きわめて大切なステップになります。

メモ

MHCとは？

MHCは主要組織適合遺伝子複合体のことで，HLAとも呼ばれます。結核菌の細胞性免疫で働くのは，クラスⅡタイプのものです。MHCは，移植臓器（組織）の拒否反応に働くことで一般に知られています。それについては第15章で説明します。

● 抗原に対応した活性化（感作）T細胞集団が作られる

抗原提示細胞に提示された特異抗原にT細胞受容体が結合することによって，抗原が認識されます。するとそのT細胞は，「私の敵が現れた」というシグナルを発します。その結果，このT細胞が選択的に増殖されるようになり，T細胞クローンが形成されます。同時に，このT細胞はキラーT細胞（細胞傷害性T細胞）に活性化[注]されます。

注：キラーT細胞（細胞傷害性T細胞）に「分化する」ともいいます。

厳密なことをいうと，このときに活性化されるのはキラーT細胞だけではありません。キラーT細胞をサポートするヘルパーT細胞や，キラーT細胞の攻撃にストップをかける制御性T細胞[注]などのタイプも活性化されます。そうして，同じ受容体をもった何種類かのT細胞からなる集団が形成され，これらがチームとして同じ抗原との戦いに参加するのです。このT細胞集団のことを感作Tリンパ球集団と呼びます。このメンバーは，1つの同じ抗原に対して互いに連携して戦うのです。例えれば，1人の指揮者の元に連携するオーケストラ集団に似ています。いろいろな楽器をもつメンバーが集まって，1つの楽曲（抗原）を扱うからです。

注：制御性T細胞は，獲得免疫における免疫反応のブレーキ役となり，*Foxp3*遺伝子を発現するという特徴をもちます。

なお，感作Tリンパ球の中に含まれるヘルパーT細胞には，B細胞による抗体の産生を補助する働きがあります。つまり，ヘルパーT細胞は，液性免疫のメンバーにも働きかけて，この抗原に対応するよう連携をとってくれるのです。

このようにT細胞にはたくさんのタイプがあるのですが，研究においてこれらを識別する方法について最後にふれておきます。どのT細胞も見た目は似ているので簡単には区別できません。区別する方法として，細胞表面に存在する分子（糖タンパク質）の違いを利用します。例えば，CD4とかCD8といった分子です。ヘルパーT細胞はCD4という分子をもち，キラーT細胞はCD8という分子をもちます。免疫に関する文献を読むとき，このCD4やCD8といった用語に遭遇しないことはないでしょう。駆け足で説明しましたが，何となくでも理解できたでしょうか。

メモ

がん細胞に働く細胞性免疫

がん細胞に働くのは細胞性免疫です。今注目されている「チェックポイント阻害薬」は，キラーT細胞の働きを再活性化する薬です。158ページのコラム「詳しく知りたい」を参照。

まとめ

結核菌が感染すると細胞性免疫が働き，多くの場合発病に至らず一生を過ごします。しかし，菌の増殖抑制が不十分な一部の人では肺結核になったり，発病はしないが結核菌が初感染原発巣に残存している場合があります。この保菌者が高齢や糖尿病などの理由で体の抵抗力を低下させると，結核菌が増殖を始め，発病することがあります。

生体は病原体から身を守る3種類の防御機構をもっています。第1は外界と接するバリア機能と自然免疫で，第2は炎症反応です。白血球はこれらの防御で活躍します。第3は獲得免疫で，自然免疫で防ぎきれなかったときに作用し，これには主にリンパ球が働きます。

細胞内で増殖する結核菌に対しては，獲得免疫の1つである細胞性免疫が働き，この働きはT細胞（リンパ球）が担います。1つのT細胞は1種類のT細胞受容体をその細胞膜上にもち，このT細胞受容体が，対応した結核菌などの特定の抗原を認識します。つまり，1対1の特異性のある対応をするということです。

学習目標

- 現代の肺結核という病気を30秒で説明できる。
- 結核菌感染に対する防御機構を30秒で説明できる。
- 病原体から自身を守る生体防御機構を30秒で説明できる。
- 肺結核への細胞性免疫の関与を30秒で説明できる。

参考文献

ビジュアル微生物学 第2版　小田紘著，ヌーヴェルヒロカワ，2012
もっとよくわかる！免疫学　河本宏著，羊土社，2011
エッセンシャル免疫学 第2版　Peter Parham著，笹月健彦監訳，メディカル・サイエンス・インターナショナル，2010
デビッドソン内科学 原著第21版　Nicki R. Colledge, Brian R. Walker, Stuart H. Ralston編，福井次矢監訳，医歯薬出版，2014

10章

メタボリックシンドロームはどうして体に悪いのか

悪玉コレステロールなどの脂質の代謝とその合成阻害薬を学ぶ

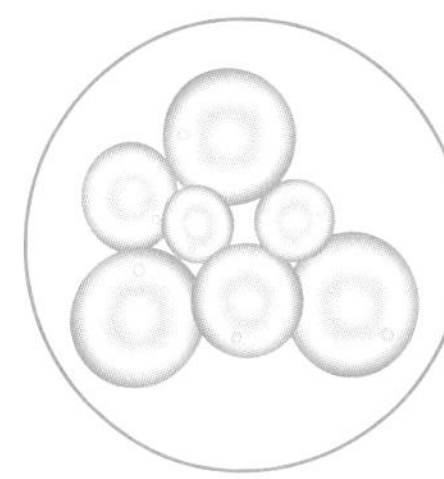

ある新聞の健康欄で，「自分の健康について気になっていることは？」というアンケートがありました。第1位が体脂肪，それからコレステロール，血圧という順番になっていました。体脂肪をもう少し説明すると，体内の脂肪組織に蓄えられた中性脂肪のことです。この中性脂肪とは，食事から摂取される脂質の主成分になります。中性脂肪やコレステロールの値が高い人には，メタボリックシンドローム(略してメタボ)という言葉が使われています。ともかく肥満とか高いコレステロールの値は健康の不安材料のトップに君臨するらしいです。食生活の改善，適度な運動を心がけるように，ということで健康欄は締めくくられていました。

血液中のコレステロールの値が高い状態を高コレステロール血症と呼びます。後で説明しますが，コレステロールの血液中での状態により，悪玉コレステロールと善玉コレステロールに分けられます。高コレステロール血症は，冠動脈の硬化による心疾患や，脳動脈の硬化による脳卒中の1つのリスク因子となっています。冠動脈は心臓に酸素と栄養を送る血管です。つまり，コレステロール血症になると，心臓や脳に血液を送る重要な血管が硬くなり，弾性がなくなる可能性が高まるということです。高コレステロール血症を放置すると，動脈の内側にコレステロールが徐々に蓄積し，これが契機となって動脈硬化が進行するのです。その結果，血管の内腔が狭くなり，脳や心臓への血液の供給が減少し，虚血性[注]の心臓や脳の疾患を引き起こす危険性が増します。

注：虚血性とは，組織に血液が十分に供給されない状態をいいます。

コレステロールや中性脂肪の血中濃度が高くなる状態のことをまとめて，高脂血症と呼びます。健康診断などで高脂血症が認められれば，脂質異常症と診断されますが，自覚症状はまったくありません。ですから，検査で異常が見つかっても，治療をせずに放置する人が多くいるのです。一方，親や兄弟などの血縁者に

コレステロールや脂質異常症については生化学で，動脈硬化については病理学の講義で学びます。

見られるタイプである，家族性高コレステロール血症の場合もあります。これは遺伝性が強いケースで，若い人でも動脈硬化を起こしやすくなります。これについては第17章の遺伝相談で別途説明します。

この章では，高脂血症の治療薬であるスタチンの説明をします。治療の基本としては食事療法と運動療法があり，次に治療薬となります。ただ，糖尿病や甲状腺機能低下症などの別の病気が原因で，その結果として高コレステロール血症となっている場合がありますから，そのときは原因疾患を見つけ出し，その治療をまず行う必要があります。食事療法では1日のエネルギー総摂取量と脂肪摂取量を抑え，脂肪の種類にも注意する必要があります(不飽和脂肪酸を多く含む脂肪が健康によい)。一方，適度な運動は，悪玉コレステロールや中性脂肪を減らす効果があり，無理のない程度の運動を毎日継続的に行うことが推奨されています。

今回は動脈硬化とその進行を防ぐという医学的観点から，血管の構造と動脈硬化，血清コレステロールとスタチンという薬について説明します。

悪玉や善玉と呼ばれるコレステロールはどんな物質？

コレステロールは水に溶けにくいので，血液中ではタンパク質と結合した状態で存在します。その状態をリポタンパク質複合体と呼びます(リポは脂肪を意味します)。この複合体には，実は，タンパク質とコレステロールだけでなく，その他にも少量の中性脂肪やリン脂質なども含まれていて，それらの混合物となっています(図10.1)。この混合比は均一ではなく，その違いが比重の差として検出[注]できます。タンパク質が多いと重くなり，脂質が多いと軽くなるのです。

注：血液中のリポタンパク質複合体を超遠心法(研究用のドラム式洗濯機を想像してください)で高速回転させ分離すると，比重の重いものは外側に，軽いものは内側に残ります。比重の軽いリポタンパク質から，カイロミクロン，超低比重リポタンパク質，低比重リポタンパク質(LDL)，高比重リポタンパク質(HDL)に分けられます。

悪玉コレステロールと呼ばれるのは，比重が低いリポタンパク質複合体のことです。英語の頭文字をとってLDL(low density lipoprotein)コレステロールとなります。一方，比重の高いリポタンパク質複合体の方は，善玉コレステロールと呼ばれ，HDL(high density lipoprotein)コレステロールとなります。

コレステロールについて，悪玉，善玉という呼び名が流布していますが，ある意味正確ではありません。LDLとHDLのどちらに含まれるコレステロールも，そのものは同じ分子で，細胞膜を作る材料であり，また，ステロイドホルモンや胆汁酸の原料でもあります。食物から摂取されて利用されるだけでなく，摂取量の3〜5倍量が肝臓で新たに合成され，血液中に分泌されているほどです(とはいえ，その量が異常に多くなると，病気になるのですが)。

血中のコレステロールがこのように利用される際には，コレステロールが細胞に取り込まれることが必要ですが，その際には，細胞がもつLDL受容体が働きます。血液中のLDLコレステロールがLDL受容体に結合し，その後，コレステ

症例

[58歳女性，主婦。身長157 cm，体重64 kg]　大学卒業後すぐに結婚し，夫との間に2人の子どもがいますが，子どもたちはすでに独立しています。生来健康で，ときどき旅行に行くなどの日々を楽しんでいます。今まで特に運動するといった習慣はなく，買い物などにも自動車で行き，歩くことは少ない毎日です。喫煙や習慣的な飲酒はないのですが，ケーキなどの甘いものは大好きです。そのせいか，この3年間に約6 kgも体重が増えてしまいました。最近まで健康診断を受けたことがなかったのですが，市の健康診断をご近所の友人に勧められ受けてみました。その結果，コレステロール値が高いという指摘を受けました。詳しいことはわかりませんが，総コレステロール268 mg/dL，LDLコレステロール173 mg/dL（120 mg/dL以下が正常），HDLコレステロール62 mg/dL，中性脂肪167 mg/dLという報告でした。最近太り気味ということもあり，近くの医院を受診することにしました。その結果，ピタバスタチンカルシウム（スタチン薬）を服用し，現在，様子をみてもらっています。

ロールが肝臓などの細胞内部にとり込まれていくのです。細胞内のコレステロールが減少すると，これに応答して，いろいろな組織の細胞がもつLDL受容体の量が増えることがわかっています。では，HDLコレステロールはどのような役目を担っているのでしょうか。それは，組織や血中の余ったコレステロールを捨てるという働きです。余分となったコレステロールは肝臓に運ばれ，肝臓から胆汁酸として胆管中に排泄され，最終的に腸管から体外に排出されます。HDL値が高いと，コレステロールが体外に多く排出されるようになるので，善玉と呼ばれるわけです。

中性脂肪はどんな物質？

体脂肪とは，脂肪組織に蓄えられた中性脂肪のことを指すといいましたが，この中性脂肪のほとんどは，トリアシルグリセロール（別名トリグリセリドで，TG

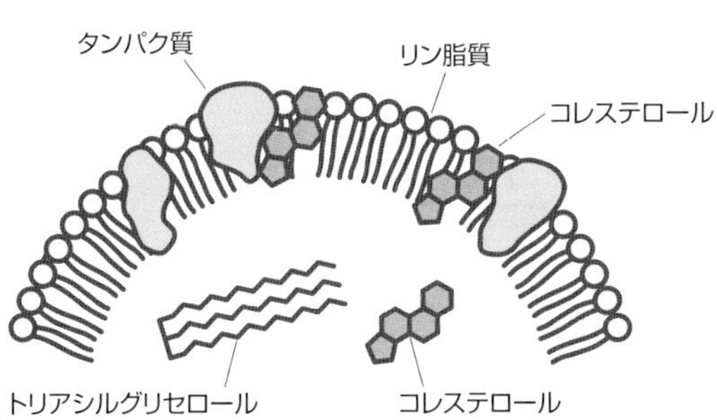

図10.1　リポタンパク質の断面図。血液中のコレステロールは，タンパク質などと複合体を形成しており，この複合体はリポタンパク質と呼ばれます。リポタンパク質はタンパク質，リン脂質，コレステロール，トリアシルグリセロール（中性脂肪）からなり，大まかにはこれらが1：1：1：1の重量比で含まれているとみなせます。図は，悪玉といわれるLDLコレステロールの例で，比重の軽い脂質成分（コレステロールと中性脂肪）が多く含まれ，比重の重いHDLコレステロールとは区別されます。LDL粒子の表面には，タンパク質，リン脂質分子とコレステロール分子が単層に並んでいて，その内部にはコレステロール分子とトリアシルグリセロールが存在しています。タンパク質はLDL受容体への結合に関与します。

と略されます）という物質になります。3分子の脂肪酸が1分子のグリセロール（炭素数は3つ）に結合した物質のことです。

中性脂肪は重要な貯蔵エネルギーの1つとして働きます。過剰に摂取された中性脂肪は脂肪組織に蓄えられ，必要に応じてエネルギーに変換されます。しかし，血液中の中性脂肪が増えすぎると，血管壁に沈着しやすい小さなLDLが作られてしまうのです。また，中性脂肪の増加は善玉コレステロールであるHDLの減少を引き起こします。ですから，中性脂肪もコレステロールもどちらも動脈硬化を引き起こす脂質ということになります。

一般に，有酸素運動，飽和脂肪酸やコレステロールの少ない食事，禁煙などが，LDL/HDL比を適正に保つのに役立つとされています。したがって，LDLコレステロール値の低下には，食事療法や運動療法は欠かせないということです。

脂質の血中濃度が高くなるとどんなことが起こるか？

先ほども少しふれましたが，悪玉と呼ばれているコレステロールや中性脂肪が血液中に増加すると，脂質異常症と呼ばれます。病名が変更され，LDLコレステロール，HDLコレステロール，中性脂肪の異常をまとめて，高脂血症から脂質（代謝）異常症と呼ぶようになりました。どのくらいの量になると，そう呼ばれるのでしょうか。悪玉のLDLコレステロールについては，血清中で140（最近は120）mg/dLを超えると異常値とされ，中性脂肪の場合は，150 mg/dL以上が異常値です。善玉といわれるHDLコレステロールの場合は，40 mg/dL以下が異常とされ，対応（治療）の対象となります。HDLコレステロールの場合は，「低す

メモ

不飽和脂肪酸とは？

脂肪酸は炭素1つに水素が2つ結合したもの（-CH_2-）が数珠のように連なり，その一末端に水素が結合し，もう1つの端にはカルボキシル基（-COOH）が結合しています。ですから，CH_3-CH_2-CH_2–略–CH_2-COOHという構造になります。略したCH_2の数は12～20個程度です。この式で表されるのは飽和脂肪酸になります。

不飽和脂肪酸は，数珠のように連なった鎖に，不飽和結合（-CH=CH-）を1つ以上含むものです。-CH=CH-は，=のところで水素の数が1つ少ないので，不飽和と呼ばれます。

カルボキシル基と反対側の，水素しか結合していない末端をオメガ（ω）エンドと呼びます。このωエンドから数えて3番目に不飽和結合がある脂肪酸はω-3系脂肪酸と呼ばれ，青魚（サバやイワシ）などに多く含まれているDHAやEPAといった「健康によい」といわれるω-3系不飽和脂肪酸に当たります。ちなみに，ω-6系不飽和脂肪酸からはアラキドン酸が作られ，脂質性の局所ホルモンであるプロスタグランジンの元になります（生化学で学びます）。

ぎる」と動脈硬化を促進するのです。

さて，高脂血症が食事や運動療法で改善しないときは，血中コレステロールを低下させる薬のスタチンが処方されます。スタチンは1973年に発見された物質で，その薬の効用を問う多くの大規模臨床試験（ランダム化比較試験のことで，信頼度の高い臨床試験です）が行われてきていて，脳卒中や冠動脈硬化の発症を有意に減少させることがわかっています。

動脈硬化とは，血管の弾性が失われることに由来しますが，その実体は動脈の内側（血管内皮細胞）にコレステロールが蓄積し，アテローム（粥腫：じゅくしゅと読む）が形成されることです。アテロームと呼ばれる脂肪の塊（プラーク）が大きくなり血管の内腔が狭くなると，その血管下流域の組織が血流不足になったり，そのプラークが破れることにより，血栓が形成されて血管が閉塞される，という事態が起こる可能性があります。しかし，そのような問題が起こるまでは，動脈硬化は臨床医学的には無症状です。**症例**を読んでみてください。動脈硬化（コレステロールの蓄積）は人生初期から始まるとされていますが，それは家族性高脂血症（遺伝性）の若者の動脈を調べると，顕微鏡で観察される病理組織像として，早期の動脈硬化病変が観察されるという報告が元になっています。動脈硬化はすべての動脈で起こる可能性があります。心臓の冠動脈で起これば心筋梗塞の原因となり，脳で起これば脳卒中（脳梗塞），腎臓では腎不全，四肢で起これば跛行や四肢虚血の原因となります。

コレステロール濃度を下げる薬の働き

動脈硬化を予防する薬，スタチンの話をしましょう。スタチンは，血中のLDLコレステロールの濃度を低下させる効果があります。

コレステロールは，食事から摂取される量の3～5倍が肝臓で合成されると説明しましたが，その合成過程で働く酵素をスタチンが阻害するのです。それによって，肝細胞内のコレステロール値が低下します（その結果として，LDLコレステロールが低下します）。

コレステロールの合成過程には，HMG-CoA（3-ヒドロキシ3-メチルグルタリルCoA）[注]という物質からメバロン酸という物質が作られる段階があります。このとき作用するのがHMG-CoA還元酵素で，スタチンは，この酵素を阻害する物質です。HMG-CoA還元酵素は，コレステロール生合成過程の反応の速さを決める重要な酵素です（律速酵素と呼びます）。ですから，スタチンの服用量を調節することにより，この酵素を適度に阻害することによって，コレステロール合成を適度に抑制することができるのです。つまり，スタチン薬を服用すると

注：HMG-CoAは，アセチルCoAとアセトアセチルCoAが縮重した（結びついた）物質。アセチルCoAとアセトアセチルCoAは，脂肪酸や糖の代謝で重要な物質・栄養素であり，生化学講義で必ず学びます。

HMG-CoA還元酵素の働きが阻害され，肝細胞内のコレステロール合成が低下します。そうすると，コレステロール量の減少がシグナルとなり，前述のようにLDL受容体の数が増加します（この増加は転写レベルで調節されています[注]）。その結果，肝臓への血液中のコレステロールの取り込みが亢進し，血中のコレステロールが低下するというわけです。

注：LDL受容体の量的な調節は，転写因子であるSREBP-2を介して行われます。細胞内のコレステロールが減少すると，SREBP-2が活性化され，LDL受容体やHMG-CoA還元酵素の遺伝子の転写が促進されます。

ちなみに，食事によるコレステロールの過度な摂取や摂取制限も，やはり肝細胞内のコレステロール量を介して影響するとされていますが，食事による影響は少ないようです。

血管の構造を詳しくみてみよう

動脈硬化を理解するためには血管の構造を知る必要がありますから，血管の解剖学をさらに詳しく説明しておきましょう。動脈，静脈どちらの血管も，血管壁は内膜，中膜，外膜と呼ばれる3層から構成されています（図10.2）。

内膜の血液に接する面は，一層の血管内皮細胞で構成されています。その奥側には内膜下結合組織があります。血管内の血液と接している血管内皮細胞は，血液成分（血小板や白血球）と情報を交換するという点で，非常に重要な役割を担っています。例えば，血管が傷つくと，つまり内皮細胞が損傷されると，この損傷がシグナルとなり，血中の血小板が直ちに対応します。つまり，血小板は血管が破綻した（出血した）と判断して，その損傷部位に集まってきて，止血作用を行います（止血に働く因子を放出する）。

メモ
血小板とは？
止血反応で働くことでよく知られています。

内膜と中膜の間は，結合組織からなる内膜板で仕切られています。中膜は，内

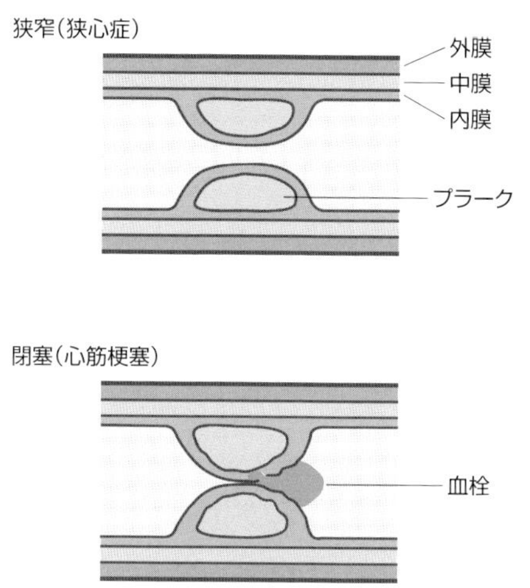

図10.2　動脈の狭窄と閉塞を表す模式図。狭窄はプラークが形成されること，閉塞はその後に血栓が形成されることが原因となります。内膜，中膜，外膜の構造，プラーク形成については本文を参照してください。

弾性板と外弾性板を両端にもつ層で，平滑筋細胞とコラーゲン，エラスチンなどの結合組織，多重層の弾性線維からなります。中膜は，血管の機械的特性を決定する大切な部位です。血管の強度を担い，血管の収縮に働く筋層ということです。中小の動脈では，平滑筋細胞が中膜の主な構成要素となります。

外膜は，強度を維持するコラーゲン線維，これを産生する線維芽細胞からなります。自律神経はこの外膜にまで入り込んでいます。なお，大きな血管では，外膜の血管壁の内部に，酸素や栄養を供給するための小さな血管がみられます。

動脈壁は静脈の壁に比べ，中膜平滑筋が厚いので，弾性力に富み，高い血圧にも耐えられる構造になっています。一方，毛細血管は内皮細胞と基底板からなり，平滑筋層はありません。

動脈硬化はどのようにして起こるのか

LDLコレステロールの血中濃度が高くなると，動脈硬化の原因の1つになります。実際，血液中のコレステロール値を下げると，心筋梗塞や脳血管障害のリスクが下ることがわかっています。

動脈硬化の発生機序は明らかではありませんが，「血管内皮傷害反応説」が提唱されていますので，この要点を説明しましょう。LDLコレステロールが過剰になると，それが血管内皮細胞の表面に結合し，血管内部に脂質を蓄積しやすくなります。この脂質に，酸化や糖の結合が起きて変性するのが，初期のアテローム性プラーク形成過程です。この段階の病理組織像を見ると，血管内皮への脂質の蓄積が主に見られます。加齢(老化)や高血圧などがあると血管の弾性が失われますが，これにより内皮細胞が損傷されやすくなります。内皮細胞が損傷すると，その修復のために血小板が集まり，そこにマクロファージが入り込みます。マクロファージは，白血球の一種で，異物の貪食機能(異物や死んだ細胞などを取り込んで消化する働き)をもっています。マクロファージはコレステロールを取り込みながら，内膜に蓄積していきます。これが次の段階です。最終的には，プラークの破壊による血栓および血腫(血小板の止血作用による)が形成される血栓塊形成期へと進行します。

悪玉のLDLコレステロールや高血圧以外に，動脈硬化を引き起こす要因に，糖尿病があります。糖尿病では血管内皮細胞の機能が低下し，一種の炎症反応が生じやすくなり，その結果，血管内皮細胞にコレステロールがたまりやすくなるとされています。喫煙もやはり炎症反応を誘発し，動脈硬化を引き起こす要因になります。これらも臨床的な相関がありますが，その実態は不明。現在，持続する炎症反応(慢性炎症)が動脈硬化の原因と考えられ，さかんに研究されているの

メモ

慢性炎症とは？

炎症反応は，「生体がもつ正常な防御反応で，異物を排除する働きがある」と第9章で説明しました。通常，この炎症反応は役目を終えると収束するのですが，これがうまく収束しないまま持続すると，慢性炎症という状態になります。慢性炎症は「万病の元」として注目されており，いろいろな炎症性サイトカインが関与します。第13章関節リウマチに出てくるTNF-αやIL-6などがその例です。

です。

まとめ

コレステロールは細胞膜を構成し，ステロイドホルモンや胆汁酸の原料となる重要な脂質です。しかし，脂質代謝異常により血清LDLコレステロール値が高く，高脂血症になると，コレステロールが血管内膜内に蓄積しやすくなり，アテローム性プラークが形成され，それが動脈硬化や動脈の狭窄の原因となります。最終的にはそこに血栓が形成され，動脈の閉塞につながります。実際，血液中のコレステロール値を下げると，動脈硬化による心筋梗塞や脳血管障害のリスクが下ることがわかっています。HMG-CoA還元酵素はコレステロール生合成の律速酵素であり，スタチン薬はこの酵素を阻害することによって，細胞内コレステロールの減少，これによる血液中のコレステロールを低下させます。

体脂肪は中性脂肪からなり，そのほとんどはトリアシルグリセロールです。グリセロール分子に脂肪酸が3つ結合したもので，大切な貯蔵エネルギーとなります。中性脂肪の増加は善玉コレステロールであるHDLの減少を引き起こしますから，中性脂肪の増加も動脈硬化を引き起こします。

学習目標

- 生活習慣病としての脂質異常症（高脂血症）を30秒で説明できる。
- 動脈硬化を30秒で説明できる。
- コレステロール合成とその調節を30秒で説明できる。
- スタチン治療薬を30秒で説明できる。

参考文献

デビッドソン内科学 原著第21版　Nicki R. Colledge, Brian R. Walker, Stuart H. Ralston 編，福井次矢監訳，医歯薬出版，2014
カラー版 内科学　門脇孝，永井良三編，西村書店，2012
ハリソン内科学 第4版　福井次矢，黒川清監修，メディカル・サイエンス・インターナショナル，2013

11章

血圧が高いとどうして動脈硬化を引き起こすのか

血圧の調節に関与する物質とそれを標的とした治療薬を学ぶ

驚いたときに血圧が上がったとか，近頃血圧が高く病院に行かないとダメかなとか，血圧という言葉は身近な会話によく登場してきます。血圧を測定する器具も，かなり一般化してきていて，人がよく出入りするところや公共の施設で，血圧計が置いてあるのを見かけることも多いでしょう。しかし，血圧の本体や実像を理解するのは，そう簡単ではないのですよ。血行動態やその調節に関する，ちょっとした知識が必要になります。よくある自動血圧計の場合を例に，簡単に説明しましょう。

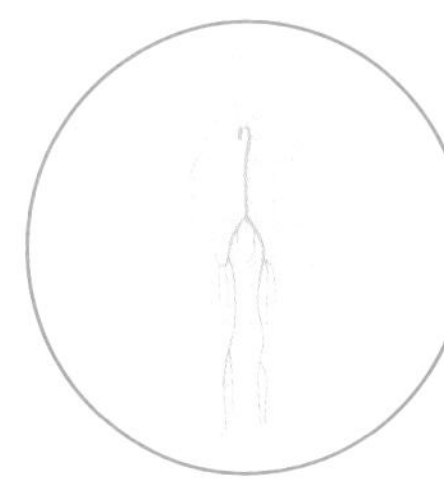

自動血圧計は，空気袋が入った布を上腕に巻きつけ，そこに空気を電動で送り込むという装置が一般的ですね。このようにすると，上腕を流れる動脈の血流が止まり，このとき腕にかなりの圧迫感が感じられます。その後，空気袋から空気が少しずつ抜かれていき，動脈の血流が再開しますが，その再開しはじめたときが最高血圧（高い方の血圧），完全に血流が再開されたときが最低血圧（低い方の血圧）と呼ばれるものです。聴診器を用いると，血流再開の開始と完了の2点をよく聞き取ることができます。

前章で，脂質異常症は動脈硬化をもたらし，心筋梗塞や脳卒中のリスク因子となるという話題をとりあげました。高血圧は，これらのもう1つのリスク因子ということになります。生活習慣病の1つともいえます。高血圧がもたらすリスクの大きさは，年齢，性別，家族歴（遺伝性），体重，身体活動，喫煙，血清コレステロール値，糖尿病などの，その他のリスク因子と組み合わせた上で判定されています。ただ，前者の3項目は大きなリスク因子なのですが，よく考えてみると医療的に対処不可能な事項です。一方，後者の5項目と高血圧は，健康科学的，あるいは医学的な対応が可能な事項です。禁煙や禁暴食（カロリー制限）を促す社会運動は，大きな行政的対応項目といえるでしょう。この章で説明する血圧，あ

血圧については生理学，降圧薬については薬理学の講義で学びます。

るいは第10章で扱った血清コレステロール値の低下，また第5章で扱った血糖値のコントロールというように，医療的な対応を考えるだけでは生活習慣病への対処は不十分で，それら以外の改善可能なすべてのリスク因子を多角的にとらえ，対処することが重要です。つまり，生活習慣病には総合的なアプローチが必要ということになります。

今回は高血圧症と降圧薬の作用機構を中心に説明します。

高血圧とはどのようなことをいうのか

血圧は絶えず変動していて，血圧を上げる因子としては，緊張や焦り，寒さ，ストレス，さらには疲労や寝不足，肥満などがあります。最初の3つは，自律神経系の調節と関連しています。反対に，血圧を下げる因子には，規則正しい生活やリラックスした状態，十分な睡眠，減塩などがあります。ですから，適正体重の保持，減塩食，禁煙といったよい生活習慣の維持や改善が叫ばれ，軽い運動と十分な休養をとって，ストレスのない生活をしましょう，という掛け声がかけられるのです。症例を読んでください。

最高血圧が120 mmHg以下で，最低血圧が80 mmHg以下を至適血圧値といいます。通常，最高血圧/最低血圧，つまり120/80と表記します。高血圧とされるのは，朝起きたときや寝る前に測定したときに，最高血圧あるいは最低血圧のどちらかが140/90を超える場合です。血圧が高いと血管への圧力が常に強くなるので，血管の負担がそれだけ多くなります。ですから，動脈硬化などの血管障害が起こりやすくなり，心臓や脳の血管性疾患にかかりやすくなるということは想像できますね。実際に，血圧と病気との関係が次のように調べられています。

血圧を下げる薬を降圧薬といいますが，複数種類開発されています。そうした降圧薬を用いると，実際にどのような治療効果があるのか，それを判定するために，多くのランダム化比較試験[注]が行われてきました。その結果，降圧薬治療は，脳卒中の発症を減少させ（リスク比を38 %下げる），やや効果は劣りますが，冠動脈硬化の発症も減少させる（リスク比を16 %下げる）ことが示されています。脳卒中の場合は，血管の破綻による脳出血への影響が主な効果であり，心筋梗塞などの冠動脈疾患の場合は，動脈硬化病変の形成への影響が主な効果となります。

注：ランダム化比較試験は，臨床試験の手法の1つで，信頼度が高い。

血管の容積，血液量，拍出量で血圧が決まる

心臓は血液を全身に送るポンプの役割を果たしていますが，体の隅々にまできちんと送るために，血液に対して強い圧力をかけています。ある正常な血圧の人

症例

［40歳男性，会社員。身長174 cm，体重90 kg］ 昔から塩辛いものが大好きで，それは家族も同様でした。社会人になってから，会社の健康診断で血圧が高いことを指摘されていましたが，そのことに真剣に対処してはいませんでした。先日人間ドッグを受診したところ，高血圧と心電図異常を指摘されました。それで，今回この病院を受診し，精査していただきたいと思っています。なお，私の両親はどちらも50歳代で頭蓋内出血により死亡していますが，遺伝するのでしょうか。

受診時の血圧は190/110 mmHg(非常に高い)，血液生化学検査はレニン活性正常範囲，血漿アルドステロン濃度正常範囲，血液中のカテコールアミン濃度正常範囲でした。

の最高血圧が120 mmHgだったとすると，水を約1.6 m押し上げる圧力(1.6 mH_2O)ということになります(水銀と水の比重の違いによりますが，各自計算してみよう[注])。

ちなみに，1気圧(大気圧)は760 mmHg = 1013ヘクトパスカルという圧力です。スキューバダイビングをする人はよく知っていると思いますが，水圧は，水深10 mにつき約1気圧増す，という計算になります。したがって，120 mmHgは，1.6 m分の水圧(1.6 mH_2O)とも言い換えられるわけです。けっこうな大きさですね。さて，高血圧になると，この120 mmHgよりもさらに圧力が上昇するので，血管の負担はより大きくなり，これが持続すると血管が受ける損傷もそれだけ大きくなるということです。

では，血圧を下げるにはどうしたらいいのでしょうか。血管を血液の入れ物だと考えてみてください。血液は，この入れ物の中に充満しています。血圧は，入れ物の容積と血液の量の相対的な値で決まることになります(血流や血管抵抗といった因子については省きます)。ということは，血圧を下げるには，血液量を

メモ

最高血圧と最低血圧

最高血圧は収縮期血圧，最低血圧は拡張期血圧とも呼ばれます。心臓はポンプのように収縮したり拡張したりして，血液を送り出します。最高血圧は，心臓が最もギュッと収縮したときの大動脈の血圧，最低血圧は，心臓が最も緩んだときの大動脈の血圧。実際は，大動脈に近い上腕動脈の血圧を測定します。

注：比重の差で求められます。血液の比重は水と同じ程度で，約1です。水銀は水の13.6倍の比重なので，1 mmHgの血圧は13.6 mmH_2Oの血圧に相当します。120(mmHg)×13.6＝約1600(mm)＝1.6 m(H_2O)です。

メモ

リスク比って何？

リスク比はオッズ比とも呼ばれます。降圧薬を処方した患者さん群にみられた脳卒中の発症頻度(一定期間後の調査です)を分子に，降圧薬を処方しなかった患者さん群での脳卒中の発症頻度(対照群になります)を分母としたときの比です。降圧薬に効果がないと，その比の期待値は1となります。一方，プラスの効用があると1以下となります。左ページの調査報告では，降圧薬を服用するとリスク比(オッズ比)が38 %下がり，効用があったということを示しています。

一般的には，「危険を与える因子」あるいは「危険を排除する因子」(環境因子や遺伝因子など)に曝露した群の罹患リスク(＝分子)の，曝露していない群の罹患リスク(＝分母)に対する比で示されます。

減らすか，血管を拡張させて入れ物の容積を増やすか，そのどちらかの方法をとればいいでしょう。つまり，血圧を下げる薬である降圧薬は，血管中の血液量自体を減少させるか，心臓から拍出[注]される血液量を減少させるか，血管の拡張をもたらすか，そのどれかになっています。それぞれの方法に対応した薬を章末の項で説明しましょう。

注：心臓から血液が送り出されることを拍出といいます。心臓が収縮と弛緩を繰り返すことを拍動といいますが，血液は拍動により送り出されます。

なお，血液は流れているので，心臓から拍出される血液量は，その都度血圧（大動脈圧）に変動をもたらし，最高血圧（収縮期の圧）や最低血圧（拡張期の圧）として現れるのです。

血圧は体の状態に合わせて調節されている

メモ

心血管系とは？

文字通り，心臓とそれに続く血管系のことです。心臓は血管の親分です。

高血圧とその治療薬である降圧薬を考える前に，心血管系と血圧についてもう少し勉強しておきましょう。心血管系は，体の酸素需要の変化（例えば，運動や食事）やその他の身体状況の変化が起きたときに，それに応答していかなければなりません。例えば，運動を行った場合，酸素やエネルギーの元になる栄養素の供給を得るために，筋肉内の血管は拡張し，血流を増やします。筋肉の血管が拡張すると，循環血液量が一過性に相対的に低下するので，血圧（動脈の圧）は低下します。この動脈圧低下がシグナルとなり，これに応答して，筋肉以外の他の臓器の血管は収縮します。また，心臓は心拍数と1回の拍出量を増やします。その結果，動脈圧は上昇し，血圧は元に戻るという調節が働くのです。これは主に神経系による調節です。このような血圧（動脈圧）の調節に働く神経系は，第3章で紹介したように臓器や器官の調節に働く自律神経系です（主に，自律神経系のうちの交換神経系）。

血圧（動脈圧）の調節には，ホルモン系も働いています。血液を循環するホルモンは，より長期的で持続的な血圧の調節を行っています。このようなホルモンは体液性調節因子と呼ばれます。実は，降圧薬は，この血液を循環するホルモンやその受容体を標的としているものが多いので，このホルモンについて次の項目で詳しく説明しましょう。

このような自律神経系とホルモンによる血圧の調節は，中枢神経系を介して総合的に調節されています。なお，動脈や静脈には圧センサー（圧受容体）と呼ばれる受容器官が存在していて，これを介して常に血圧は脳により監視されているのです。圧センサーは，中枢神経系に向かう求心性の神経回路によって脳につながっていて，体の血圧に関する情報は常に中枢神経系に送られています。

ホルモン系による血圧調節は複雑に関係し合う

血圧を調節するホルモンは，体液性調節ホルモンとも呼ばれますが，2つの働き方があります。1つは，心臓や血管系に直接影響を与えるものです。もう1つは，腎機能に作用して血液量（水分量）を変化させることで，間接的に心血管機能に影響するホルモンです。腎臓に作用するホルモンは，その効果が現れるのに数時間から数日かかります。

これらの体液性調節ホルモンにはたくさんの種類があります，ホルモンが1つの経路で作用するものもあれば，別経路で（並行に）作用するものもあります。今は大まかな理解で十分ですが，いろいろな臓器の共同作業であるという特徴，つまり臓器相関があるということは知っておいてください。血圧や脈拍，体温（これらはバイタルサインという）といったものはいろいろな臓器の働きに同時に影響しますから，臓器相関が重要なのだと思われます。

ホルモンとこれに関係する因子は，具体的には次にリストしたようなものです。

① 副腎から分泌されるカテコールアミン類（アドレナリン，ノルアドレナリン）：これらはすでに幾度か説明しました。
② 副腎から分泌されるアルドステロン
③ 腎臓から分泌されるレニン（酵素です）
④ 肝臓から分泌されるアンジオテンシン
⑤ 肺の血管上皮に存在するアンジオテンシン変換酵素
⑥ 下垂体後葉から分泌される抗利尿ホルモン
⑦ 心臓から分泌される心房性ナトリウム利尿ペプチド

これらのうち，②，③，④，⑤は，レニン-アンジオテンシン-アルドステロン系と呼ばれ，多くの降圧薬の作用標的となるので特に重要です。全体的な関連性を次に，簡単に説明していきましょう。簡単に説明しても，かなり複雑です。

酵素のレニンは，腎糸球体の傍糸球体細胞で産生・分泌され，**図11.1**のよう

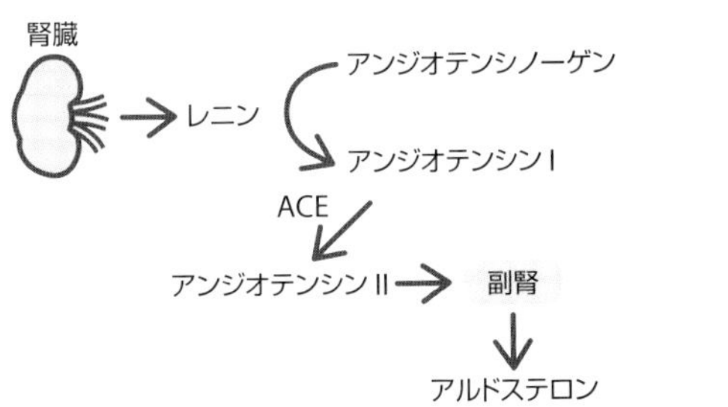

図11.1　血圧を調節する因子であるアンジオテンシンIIが産生されるステップ。レニン（酵素）の働きにより，アンジオテンシノーゲンがアンジオテンシンIに変換されます。次に，アンジオテンシン変換酵素（ACE）の働きによりアンジオテンシンIがアンジオテンシンIIに変換されます。アンジオテンシンIIが活性型で，血圧を上げる作用をもっています。例えば，副腎（腎臓のそばにある）からアルドステロンを分泌させ，結果的に体液量を増加させます。

なステップを経て，アンジオテンシンIIの産生をもたらします。アンジオテンシンIIは，血圧を調節する因子です。アンジオテンシンIIの産生に至る反応のステップを説明しますと，まず，酵素であるレニンが，肝臓で合成されるアンジオテンシノーゲンというタンパク質に作用して，アンジオテンシノーゲンをアンジオテンシンI[注]に変換させます。次にアンジオテンシンIは，肺の血管上皮に存在するアンジオテンシン変換酵素（ACE：angiotensin converting enzyme）の働きで，アンジオテンシンIIに変換されます。では，アンジオテンシンIIの産生を促すレニンそのものの分泌は，どのような刺激で促進されるのでしょうか。腎臓の交感神経の刺激，腎動脈の血圧低下，腎臓の遠位尿細管へのナトリウムイオン（Na^+）運搬の低下，これらの血圧上昇シグナルとなる変化が，レニンの分泌を促進することがわかっています。

注：アンジオテンシンIは，10個のアミノ酸からなるので，デカペプチドです。「デカ」は10の意味です。ちなみに，アンジオテンシンIIは8個，IIIは7個，IVは6個のアミノ酸からなります。アンジオテンシンIが，いちばん「デカいペプチド」なのです。

なお，この本では，典型的なホルモンではない局所ホルモンやその他の生理活性物質もホルモンと総称しています。

では次に，このようにして産生された血中のアンジオテンシンIIが，どのように血圧を調節するのかを見てみましょう。ホルモンが運ぶシグナルを受け取るのは，細胞表面の受容体であることを思い出してください。アンジオテンシンIIを受け取ることのできる受容体をもつ細胞は，種々あります。アンジオテンシンIIがそれらの受容体に結合すると，それぞれの細胞内にシグナルが発せられて，その結果，いろいろな作用が起こるのです。最終的な作用を列挙すると，血管の収縮，交感神経アドレナリン活性の亢進，副腎皮質に働いてアルドステロン（ホルモン）の放出，下垂体後葉を刺激してバソプレシン（抗利尿ホルモン・ADH）の放出などです。たくさんありますが，これらすべての作用は，血圧の上昇をもたらすように働きます。例えば，副腎皮質のアルドステロンは腎臓に作用し，Na^+と水の貯留を増やし，血液量を増加させます。バソプレシンもやはり腎臓に作用して，水の貯留を増やします。

最後に，⑦の心房性ナトリウム利尿ペプチド（ANP：atrial natriuretic peptide）についても述べておきましょう。心房の心筋から分泌されるこのホルモン[注]の作用は，アンジオテンシンIIの作用とは正反対になります（カウンターパートです）。このホルモンは次のような刺激によって分泌されます。心房の伸展（血圧が高くなると血液量が増え，心房が膨らむようになります）による刺激，アンジオテンシンIIによる刺激，交感神経刺激などです。このホルモンが分泌されると，アルドステロン分泌を減少させることによって利尿をもたらし，次にレニン分泌を減らし，その結果アンジオテンシンIIを減少させます。

注：この利尿を促すホルモンは，28個のアミノ酸からなるペプチドです。

このように血圧の調節には多くの因子（神経やホルモン）が登場して複雑です。いろいろな臓器が共同作業するという特徴を大まかにでも理解できたでしょうか。

血圧を下げる薬，降圧薬はどのようにして働くのか

降圧薬が血圧を下げる作用としては，①動脈を流れる血液量を減らすか，②心臓から拍出される血液量を減少させるか，あるいは，③血管の容積を広げるか，これらのどれかの方法をとることをすでに述べました。次の5つが主要な降圧薬になります。カッコ内に示した数字は，この3つの方法のどれにあたるかを示したものです。

まず，アンジオテンシン変換酵素(ACE)阻害薬です。ACE阻害薬は，アンジオテンシン変換酵素による，アンジオテンシンIからIIへの変換を阻害し，アンジオテンシンIIの産生を抑制します。すでに紹介したように，アンジオテンシンIIは，さまざまな作用をもたらし，その結果，血圧を上げる効果があります。したがって，アンジオテンシンIIの働きが抑制されれば，血圧が下がるようになるのです(①，③)。

アンジオテンシンIIの働きを抑制する降圧薬には，もう1つあります。アンジオテンシン受容体拮抗薬(ARB：angiotensin receptor blocker)と呼ばれる薬です(①，③)。こちらは，アンジオテンシンIIの受容体の働きを阻害することによって，細胞がアンジオテンシンIIの刺激を受け取れなくするのです。

さて，カルシウム拮抗薬という降圧薬もあります。この薬は，主に血管の平滑筋細胞に作用して，細胞内のカルシウムの濃度が上昇しないように抑制します。第10章で血管の構造についてふれましたが，血管壁には平滑筋という筋肉の層があるのです。この平滑筋が収縮したり，弛緩したりすると，血管の容積(正確には断面)が小さくなったり，大きくなったりします。この平滑筋の細胞に収縮せよとか弛緩せよとかのシグナルを発するのは神経系なのですが，そのときにシグナルを伝える物質の1つがカルシウムイオン(Ca^{2+})です。Ca^{2+}は，収縮せよというシグナルになります。ですから，その働きを抑制すると，平滑筋の収縮が抑制され，血管が拡張するようになるのです。したがって，カルシウム拮抗薬は神経系の作用を調節し，血管の容積を広げ，血圧を下げる効果をもたらすのです(③)。

▶ 血管の構造は，第10章102ページおよび図10.2参照。

▶ アドレナリンの作用は，第3章27ページ，第6章62ページ参照。

利尿薬は，腎機能に作用して，水分量を調節する降圧薬です。腎臓からNa^+と水の排出を促すことで，血液量を減少させます(①)。

最後に紹介するのは，β遮断薬です。このβというのは，アドレナリンβ_1受容体のことです。(ですから，より正確には，β受容体遮断薬といいます)アドレナリンは，第3章や第6章で学んだように，交感神経から分泌されるホルモンです。アドレナリンを受け取るβ_1受容体が心臓に分布しており，この受容体がアドレナリンを受け取ると，心臓の心拍数や収縮を増大させよ，というシグナルと

メモ

心拍出量と心拍数の関係は？

心拍出量は，単位時間に拍出される血液量のことで，1分間の心拍出量＝1回の拍出量×1分間の心拍数，という関係があります。心拍数が上がれば，心拍出量も大きくなります。

なります。その結果，心排出量が増大します。β遮断薬でこのβ受容体の働きを阻害すれば，心拍出量を減らし，血圧を下げる効果があるのです(②)。

まとめ

高血圧による心血管疾患リスクは，年齢，性別，家族歴(遺伝性)といった対処不可能なリスク因子のほかに，体重，身体活動，喫煙，血清コレステロール値，糖尿病などの予防可能なリスク因子との組み合わせによって決まります。血圧は血管内容積と血液量の相対量で決まりますが，それに加えて，心臓から拍出される血液量も関係してきます。ですから，これらが降圧薬の作用標的になります。具体的には，血圧調節系ホルモンであるアンジオテンシンに作用するACE阻害薬やARB，腎に作用して血液量を変化させる利尿薬があります。また，末梢の血管平滑筋に作用するカルシウム拮抗薬や，心筋に作用するβ受容体遮断薬もあります。

学習目標

- 血圧を30秒で説明できる。
- 高血圧による血管系の疾患リスクを30秒で説明できる。
- 血圧の調節を30秒で説明できる。
- 降圧薬の作用機構を30秒で説明できる。

参考文献

人体の構造と機能 第4版　Elaine N. Marieb著，林正健二，今本喜久子，遠藤健司ら訳，医学書院，2015

臨床にダイレクトにつながる循環生理　Richard E. Klabunde著，百村伸一監修，石黒芳紀，讃井将満監訳，羊土社，2014

ハリソン内科学 第4版　福井次矢，黒川清監修，メディカル・サイエンス・インターナショナル，2013

12章

心臓に酸素を運ぶ血管が詰まってしまうと心筋梗塞になる

心電図検査の基本と，障害時に心筋から漏れ出てくる酵素について学ぶ

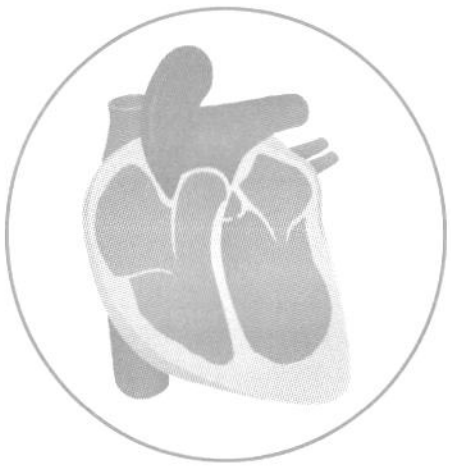

心筋梗塞はよく知られた病気で，「胸が締めつけられるような痛みや圧迫感」が特徴ですが，病院に運ばれた患者さんの5〜10 %が死亡するという恐ろしい病気です。心臓の筋肉に血液を送り，酸素と栄養を補給している冠動脈の内腔が詰まる病気なのです。その結果，心筋細胞への酸素供給不足が生じ，細胞が死んでしまいます。これは，細胞が壊死すると表現されます。心筋梗塞といっても，大きな冠動脈の枝が詰まったときと，それより末端の小さな枝が詰まったときでは，症状や予後は違ってきます。

脂質異常症や高血圧を放置すると動脈硬化が進行し，心筋梗塞や脳卒中を引き起こす危険性が増えるという話を前の2つの章でしてきました。今回は，その脂質異常症と高血圧の章の続編という内容になります。心筋梗塞がテーマですが，その診断に役立つ心電図の基本，死んだ心筋細胞から漏れ出てくる酵素について話すことにしましょう。漏れ出てくる酵素を血液検査で調べることで，心筋梗塞を判断できるのです。

基礎医学的な内容としては，心筋細胞の収縮と電気的な変化(脱分極)を学びます。

心筋梗塞と狭心症をあわせて虚血性心疾患と呼ぶ

心臓は体全体に血液を送るポンプの役目を果たしますが，当然ながら，心臓自身にも血液を送って，酸素や栄養を補給することが必要になります。この補給のための心臓専用の血管が，冠動脈です。冠動脈は，冠状動脈とも呼ばれますが，心臓を取り巻く血管が王冠に見えるからというのが，名前の由来だそうです(でも，なかなかそのようなイメージは連想できませんね)。

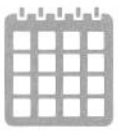

この章で扱う内容は生理学が担当します。

冠動脈は，大動脈が心臓から出ていく部位(起始部)から枝分れした血管で，そこから心筋の内部に入り込んでいます。心筋とは心臓の筋肉のことです。冠動脈の大きい枝は3本あり，そこから細かい枝が伸びて，心臓を取り巻いています。心筋に酸素や栄養を与えた後，その血液は，心臓の静脈を通って右心房に戻ります。

第10章では，動脈硬化のアテローム性プラークについて説明しました。血管壁の内側にある内膜に，コレステロールを含んだアテローム性プラークが形成された様子は，図10.1に示してあります。このアテローム性プラークのところに血液が凝固した「血栓」が生じて，冠動脈が閉塞してしまうのが心筋梗塞です。血管が閉塞すると，やがて心筋細胞が壊死してしまいます。一方，アテローム性プラーク形成によって血管が狭くなっただけで，心筋細胞が壊死していない状態は，狭心症と呼ばれます。心筋梗塞と狭心症を合わせて虚血性心疾患と呼びますが，虚血とはこの場合，心筋を養う血流が不足している状態をいいます。

心筋梗塞の症状と診断の過程を知っておこう

心筋梗塞にみられる主な症状に胸痛がありますが，前胸部あるいは胸骨の裏側が締め付けられるような絞扼感[注]，圧迫感として感じられます。心筋梗塞の胸痛は，その程度が強く，30分以上持続し，安静にしてもなかなか消失しません。その他の症状としては，強い動悸，息苦しさ，冷や汗，吐き気などもよくみられます。症例を読んでみてください。

注：絞扼は，「こうやく」と読みます。締めつけられることを意味する医学用語です。

患者さんの訴えや症状を聞き取る問診は，診断のための重要なヒントを与えてくれますから，長時間かけて聴きとるようにと指導されます。しかし，これらは主観的なデータとなります。これとは異なり，心電図検査や血液検査(心筋から漏れ出てくる酵素を測定する)は，客観的なデータを与えてくれるので，やはり診断には欠かせません。ですから，これらについては以降で詳しく説明していきます。また，心筋梗塞は冠動脈の閉塞が原因なのですから，閉塞や狭窄の部位を発見し，閉塞の程度をみるということが直接的で重要な検査のはずです。この方法や手技は臨床科目で詳しく学ぶでしょうから，ここでは，簡単に説明します。

手っ取り早い診断にはCT検査が利用されます[注]。心臓は絶えず動いているので，冠動脈の画像は見にくくなりますが，適切な画像処理などにより，冠動脈枝の閉塞部位が観察できます。最終的には，造影剤を用いた血管造影検査で確認されます。手首または足の付け根の動脈からカテーテル(細く柔らかい管)を挿入し，それを心臓の冠動脈の入り口にまで到達させ，そこから造影剤を注入して冠動脈の閉塞状態を見るという検査です。造影剤は「見える化(可視化)」に働きます。

注：最近はエコーもよく用いられ，その場合，心電図，エコー，CT検査の順序になります。

症例

[70歳の男性。身長166 cm，体重73 kg] 60歳で定年退職し，その後は悠々自適の生活を送っていました。タバコが大好きで，若い頃から1日20本程度吸っていました。車に乗ることも大好きで，そのせいか，運動をするということはあまりありません。最近はのんびり，ゆったりとした暮らしをしたいと考え，郊外に転居することにしましたが，引っ越し時に荷物をもって階段を登ったところ，途中から胸部全体に違和感，胸部不快感を自覚しました。2階に登ってしばらく楽にしているとその症状は消失しました。翌日，近くの医院を受診したところ，禁煙を強く勧められ，様子を見ましょうということになりました。2日後，近所を散歩していると再度胸部の違和感を自覚しました。今度は安静にしても症状は治まりません。脂汗をかいているのを心配した妻が救急車を呼んでくれたので，この病院に運ばれてきました。はい，痛みは30分間ほど持続し，顎と両肩に広がるような痛みがありました。また，来院途中の車の中で吐き気と嘔吐が1回ありました。

心電図検査とはどんなもの？

急性心筋梗塞の患者さんの予後をより良くするには，心筋梗塞の診断をすばやく行い，適切な治療を開始する必要があります。救急処置としての投薬や，詰まった血管を広げ，血流を再還流させる治療などが，その選択肢です。初期治療の決断には心電図検査が鍵となるため，心筋梗塞が疑われるすべての患者さんで，速やかに実施すべきとされています。また，急性期には虚血や心筋の壊死の状態が経時的に変化するので，心電図は，間隔を置いて複数回撮る必要があります。心電図からは6つの情報を得られますが，心臓の虚血性変化はその1つとなります。心筋梗塞の大部分の患者さんは胸痛を訴え，その胸痛が上腕や肩に放散し，発汗を伴う場合，その典型例といえます(ただし，典型的な心筋梗塞ばかりでないので，実際には複雑です)。心電図検査は画像診断の前に，あるいは並行して行われます。

心電図はほとんど即座に計測でき，診断できるという利点があります。心電図の撮り方と内容についての基本をこの章の後半で詳しく説明しますが，心電図上で，それまで認められなかった特殊な波形を認めれば，それだけで急性心筋梗塞と推定できるという場合があります。

心筋梗塞で重要な血液検査とは？

血液検査も心電図の実施とともに重要です。心筋梗塞で血管が詰まり，酸素の供給不足が生じると，細胞や組織が死ぬことになり，心筋からいろいろな物質が血中に漏れ出てきます(「逸脱する」と表現します)。その中に酵素やタンパク質があり，これを測定することも，同様に診断に重要です。この血液学的診断は，心

▶ 検査の感度と特異度については，大事な概念なので，197ページのコラムで説明します。

電図診断より感度は高いのですが，時間がかかるという短所があります。

心筋の壊死を反映する逸脱酵素やタンパク質の測定について説明しましょう。細胞が壊れると，内部に存在する酵素やタンパク質が血中に逸脱してしまいますが，その量を測定するというものです。トロポニンとクレアチンキナーゼ[注]が最もよく測定されるタンパク質になります。トロポニンは心筋細胞に多く含まれ，血清中のトロポニン濃度の上昇は，発症後6時間頃からみられ，そのピークは18～24時間とされています。トロポニンIは7日間，トロポニンTで14日間，高い値を示します。一方，クレアチンキナーゼ値はやはり発症後6時間より上昇しはじめますが，高値を示すのは48時間後で，少し遅くなります。また，骨格筋の障害でも高い値を示すので，心筋障害を示すという特異性は低いことになります。なお最近は，ヒト心臓由来脂肪酸結合蛋白(H-FABP)がよく測定され，これは心筋細胞障害後，約1時間から上昇しはじめ，5～10時間後でピークに達します。

注：トポロニンは横紋筋に含まれていて，筋の収縮(アクチンとミオシンの滑り込み)を調節しています。トロポニンIが最もよく測定されますが，トロポニンTもよく測定されます。クレアチンキナーゼは，筋が収縮するときのエネルギー供給で働く酵素です。

心筋梗塞が起きた患者への積極的な治療法の概略

今，冠動脈が詰まったという急性期の心筋梗塞に対しては，酸素の吸入などがともかく行われますが，救急医療の内容になり，ここでは説明を省略します。

急性期の心筋梗塞に対して，積極的な治療としては，詰まった血管を広げるとか，代替え(だいがえ)の血管を新たに挿入するという方策があります。これには，内科的な方法と外科的な方法があります。内科的な方法としては，経皮的冠動脈インターベンションと呼ばれる方法があります。足の付けの根の動脈(または手首の動脈)からカテーテル[注]を挿入し，冠動脈の詰まった血管部位にまで誘導し，閉塞部を広げ，内側からステント(内腔を広げる金属製の網状の筒)を挿入し，血流を再還流させる方法です。もう1つは，外科的な方法で，冠動脈バイパス術と呼ばれるものです。詰まった血管を迂回して新しい血管を再建するという手術です。重篤な梗塞の場合は，外科的な方法がとられます。臨床科目でしっかり学ぶことになるでしょう。

注：通常は，直径1.5～2.0 mmの管。

メモ

心筋梗塞予防薬としてのアスピリン

痛み止めのアスピリンが，心筋梗塞の予防薬として利用されています。アスピリンの作用の1つとして，血小板の凝集(止血に働く)を阻害し，血栓形成(冠動脈をつまらせる)を抑制する効果があるからです。ただし，出血しやすくなります。これは，アスピリンにプロスタグランジン合成酵素を阻害する作用があるからですが，これについては40ページのコラム「詳しく知りたい：鎮痛薬とプロスタグランジン」を参照してください。

心筋梗塞や狭心症に対する治療薬はあるの？

冠動脈の閉塞ではなく，狭窄の程度が軽い狭心症の患者さんの治療薬から話を始めましょう。何か負荷がかかる作業や運動をしたときや，精神が緊張したときに胸痛が誘発されるというケースは，労作性狭心症と呼ばれます。運動や労作(労働や作業のこと)によって症状が現れますが，安静や硝酸薬(ニトログリセリン舌下錠)[注]の服用により症状は消失します。硝酸薬は，狭心症発作時の治療の代表的な薬で映画やテレビのドラマでは定番の薬です。ああ，あれねっと思い当たる人も多いかもしれません。口腔粘膜内から血中まで短時間で吸収され，狭心症発作を抑えることができます。硝酸薬は，血管内皮細胞で一酸化窒素を発生させ，血管中膜の平滑筋を弛緩させることにより，冠動脈血管を拡張させます。血管が拡張するので血液供給量が増え，その結果，酸素供給量が増え，心筋の虚血を和らげる効果があるというものです。この程度の狭心症では1年以内に死亡する人は1％未満ということですから，あまり心配する状態ではないということです。

注：硝酸薬は，冠動脈の血管を拡張する作用があります。

狭心症発作の抑制としては，他にカルシウム拮抗薬(血管拡張作用)とβ受容体遮断薬(アドレナリン作用の抑制)の内服薬が処方されます。カルシウムイオンは平滑筋の収縮を促すので，その働きを抑制すれば，冠動脈の拡張と末梢血管の拡張がもたらされます。血管の拡張は血圧を下げるので，心臓の負担が減少します。β受容体遮断薬は心筋の活動を抑え，酸素需要を抑制するために用いられます。

> **メモ**
> **カルシウムイオンと平滑筋**
> カルシウムイオンは，さまざまなシグナルを伝える重要な分子です。平滑筋に対しては，「収縮せよ」というシグナルになります。血管壁の平滑筋が収縮すると，血管が収縮して細くなり，血液は流れにくくなります。

心筋梗塞が起きたときには，救急医療としての薬は用いられますが，止まった血行を再開(再還流)させる積極的な対応が第一となります。つまり，先ほど紹介したバイパス手術や，ステントの挿入です。ここでは，発作を起こしていないときの治療薬，つまり冠動脈の狭窄や閉塞を予防する薬について，その主な薬を紹介しましょう。処方されるのは，アスピリンとβ受容体遮断薬[注]の内服薬です。アスピリンは動脈硬化が進行するのを防ぐために使用され，β受容体遮断薬の効用については第7章でふれました。さらに，血圧を下げる降圧薬(ACE阻害薬/ARBについて第11章で説明しました)や，スタチン(第10章で説明しました)が用いられます。ACE阻害薬/ARBは血圧を下げ，血管壁の動脈硬化層の増悪を防止する働きがあり，スタチンは脂質異常症の抑制効果と抗炎症作用をもつことから使用されます。

注：β受容体遮断薬は血圧を下げる薬であり，心臓の負担を軽くするために用いられます。第11章111ページ参照。

心電図の実際の撮り方を知っておこう

先ほどから心電図が大事と書きましたが，そもそも心電図とはどんな図かというと，心筋が活動しているときの電気的変化を縦軸に，時間を横軸に表した図となります。この章の後半は，**心電図の撮り方，心臓の電気的興奮の始まりと伝わり，心電図の波形**などについて，順次説明していきます。

検査を受けた経験のある人は想像できると思いますが，心電図を撮るためには，通常10個の電極を用います。心臓の電気的興奮の大きさと方向を，いろいろな角度から測定するからです。その結果，12の異なる波形が記録され，それぞれの撮り方は「誘導[注]」という名前で呼ばれます。

注：誘導とは，2つの電極間に流れる電気的興奮(電流)を計測する位置を指定する方法だと考えてください。

具体的には，両方の手足(手首，足首)に4つ，それから，心臓の上に位置する胸部に6つの電極(V_1〜V_6)を当てます。右手はR，左手はL，左足はFと表示されます。右足の電極はアースとして使用されます。胸部は，中心にある胸骨の右側(V_1)と左側(V_2)，そこから胸の端(脇の下側)まで順番に4つの電極(V_3〜V_6)を設置します。このようにすることで，いろいろな角度からの心臓の電気的な興奮を，時間経過を追って測定します。

第II誘導というのが最もよく使われる方法で，右手(R)に陰極を左足(F)に陽極を当てたものです。心臓の左心室は垂直線からやや左前方に傾いて位置しているので，左心室を下方(足の付け根)からみることになります。その他に，I誘導，III誘導，aVR，aVL，aVFと呼ばれる誘導や胸部誘導(V_1〜V_6の6つの部位)があります。

電気的興奮は心臓のどこから発生し，どのように伝わっていく？

心臓は10^{10}個の心筋細胞と数千の心筋線維(心筋の強度と形態保持に働きます)からなりますが，その構造については，解剖学で学びます。血液は，大静脈から右心房，右心室，そして肺，左心房に帰ってきて，左心室から大動脈という順序で流れます。さて，右心房の先端の一部に洞房結節と呼ばれる部位があり，ここにペースメーカー細胞と呼ばれる細胞の集団があります。これが心拍の自動的ペースメーカーとしての機能を担います。つまり，ここが心拍リズムの発信地です。正常な心臓では，ここから電気的興奮が生み出されているのです。

心電図は心臓の電気的興奮を測るわけですが，大きさと方向という2つの要素を測定します。したがって，「ベクトル」で表される量を計るわけです。数学や物理の授業で学んだ，あのベクトルです。また，時間経過を追って測定するので，このベクトルが連続した値(波形)として測定されます。ムービーのように時間を追って連続したベクトルを記録しているのです。その結果得られた心電図から，心臓興奮の頻度や大きさ，体のどの方向に向かっているかなどの情報データを読み解いていきます。心臓全体としてだけでなく，右心房，左心房，右心室，左心室をそれぞれのベクトルとして分けてみることもできます。心電図から得られる情報をまとめると，6つの要素があります。心拍の調律・リズム，心拍数，間隔，電気軸(心臓の方向性，傾き)，房室の大きさ，そして，今回のテーマである虚血性変化もこれでわかります。

大事なことをここまで書き忘れましたが，心臓の電気的興奮は，これが，心臓の収縮と弛緩の元になるものです。電気的興奮が，心臓の収縮を引き起こすのです。心筋細胞の収縮と弛緩は，それぞれ細胞の電気的興奮の変化(収縮が「脱分

メモ

心電図の波形を読んで，診断してみよう

心電図を見ると，上下に振幅する波形があります。上下は電位を表し，左右は時間経過を表します。電気的興奮(脱分極)が心電図計の電極に近づいて来るときは上向きに，遠ざかって行くときには下向きに表示されます。

II誘導が示されている図12.1を見てください。II誘導では心臓の左面を下方から見ているので，電気的興奮は電極に近づいて来ることになり，上向きの波形となります。初めに小さなP波がみられ，それに続いて大きなQRS波，さらにT波がみられます(図で確認してください)。P波は心房の脱分極(興奮)を示し，QRS波は心室の脱分極を，T波は再分極を反映しています。P波からR波までのPR間隔は，心房の興奮開始から心室の興奮開始までの時間を示し，房室結節から心室筋線維までの伝導に要する総合的な時間を反映しています。一方，ST部分(S波の終わりからT波の始まるまでの線)は，すべての心室筋が脱分極している(または，心筋各部の脱分極終末と再分極開始が混在している)短時間の状態(時相)を示します。虚血性心疾患の診断ではこのST部分の変化が鍵となります。複雑ですね。心電図の正確な読み取りは，専門家でないとなかなか難しいものなのです。

図12.1で示したのは，心筋障害の典型例です。ST部変化が心筋障害の早期にみられる所見であり，この図に見られるようなST部の上昇は重要な診断的価値をもちます。他にも，異常Q波の出現やT波の逆転などが時間がたつとみられ，診断と関連する所見として重要です。

なお，症例の患者さんの心電図所見では，胸部誘導(V_1〜V_4の4つの部位)でST部分の明らかな上昇を認めました。また，トロポニンIとクレアチンキナーゼの測定値が上昇していました。

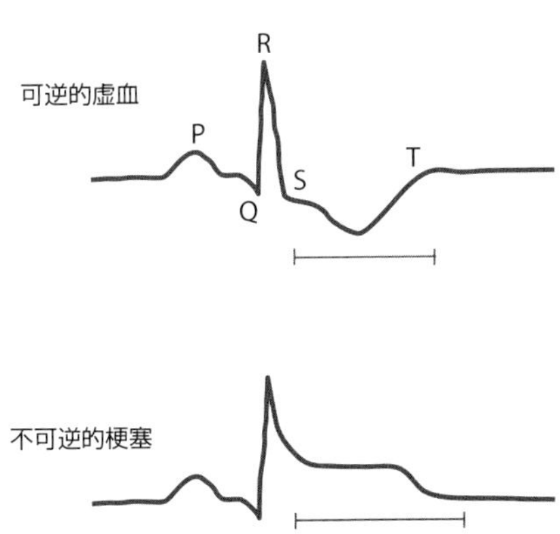

図12.1　心筋虚血時のST部位の変化。狭心症(可逆的虚血)ではSTが低下し，心筋梗塞(不可逆的梗塞)ではSTが上昇します。図12.1の心電図と比べてみてください。

図12.2　心電図の波形と刺激伝達経路。心拍のペースメーカーとなる洞房結節の位置，房室結節から心室心筋に至る伝導経路を示しています。また，心房の収縮はP波として，心室の収縮はR波として観察され，心室の弛緩(拡張)はT波として観察されます。ここで描いている心電図と心臓を構成する場所との関係は，きっちり対応したものではありません。

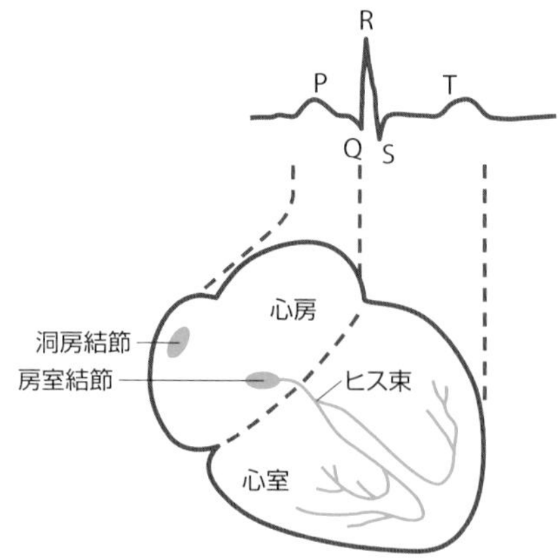

極」，弛緩が「再分極」)に対応するのです。脱分極と再分極については，121ページで詳しく説明するので，このまま読み進めてください。

さて，心臓で，自動的ペースメーカーの役目を果たすのは，右心房の先端にある洞房結節だと，先ほど書きました。この洞房結節から発生した電気的興奮は心房内の通路に従って心室の方向に伝導し，心房と心室の間にある房室結節へ，ヒス束，次に脚(通路のこと)を介して心室に伝達されます。この刺激の伝達により，心筋の収縮が引き起こされます(図12.2)。心房や心室の筋肉細胞は，ペースメーカー細胞から伝わってくる電気的活動による興奮波によって，追随する形で収縮が引き起こされ，脱分極と再分極を繰り返すということなのです。

心筋細胞の収縮をミクロに見るとどうなる？

電気的興奮により，心筋細胞が収縮するわけですが，これがどんなことなのかをぐーっとミクロの細胞レベルで見てみましょう。

心筋細胞の内部には，たくさんの薄い板が交互に重なったような構造体(筋原線維)が見られ，その板どうしが重なりあうと縮み，重なりが少なくなると伸びるのです。板2枚で想像してみると，わかりやすいかもしれません。板がぴったり重なっていれば，板の長さは1枚分ですが，板がずれていると，2枚の板全体の長さは長くなりますね。このように重なりあうことを「滑り込み(スライディング)」といいます。各板に相当するのは，アクチンあるいはミオシンと呼ばれる2種類のフィラメント[注]になります(タンパク質でできています)。

アクチンフィラメントは細い板，ミオシンフィラメントは少し太い板になります。このアクチンとミオシンがたくさん集まって整然と並んでいるのが，筋節(サ

注：ミオシンフィラメントは，ミオシンタンパク質が集合したものであり，一方アクチンフィラメントは，アクチンに加えて，調節タンパク質であるトロポミオシン，トロポニンというタンパク質によって構成されています。Ca^{2+}はトロポニンと結合し，これが収縮を促すきっかけのシグナルとなります。

ルコメア)で，それがさらに連結されて長くなったのが，筋原線維という構造体です。筋細胞は大まかにはこのような構造をしているのです。

心筋細胞に電気的興奮(脱分極)が伝わると，心筋細胞のカルシウムイオン(Ca^{2+})の濃度が上昇します(後述)。これが引き金となって，アクチンとミオシンのフィラメントの滑り込みが起きて，心筋が収縮するのです。Ca^{2+}は，筋細胞の小胞体に蓄えられていて，いつでも大量放出できるように準備されています。

脱分極について少し説明を補足すると，脱分極という状態は，細胞内外の電位差を測ることによって調べられます。筋細胞内外の電位差とは，筋細胞の細胞膜の外と内との電位差ということなので，「膜電位」と呼ばれます。膜電位の変化は，心電図の仕組みを理解する上での土台となるので，次に詳しく解説しましょう。これを理解するのがこの章の1つの目標です。

膜電位の変化が心筋の収縮を引き起こす仕組み

心筋の収縮と弛緩の元になる電気的興奮，細胞膜電位の変化を理解するキーワードは，静止膜電位，脱分極，活動電位，再分極です。順を追って説明していきます。

心筋細胞や神経，あるいはその他の組織の細胞もそうですが，細胞膜の内側(細胞内)と細胞外には電位差があります。つまり，マイナスとプラスに分極している状態にあります。微小電極を筋細胞内に挿入して，細胞外に対する電位差を測定すると，約−90 mVになります。細胞内部は負に荷電され，負のイオンが多いということです。これは「静止膜電位」と呼ばれ，これが筋細胞のデフォルト状態と考えてください。

最初に，静止膜電位がどうして形成されるのかを説明しますが，注目してほしいのは，カリウムイオン(K^+)とその移動，そしてK^+チャネル(漏出K^+チャネル)です。K^+は細胞内に大量に存在しています。K^+チャネルは細胞膜にあるK^+の通り道で，扉が開いた状態にあります。K^+には細胞内外で濃度勾配があるので，それに従い，K^+がK^+チャネルを通じて細胞の内から外に向かって流れ出ます。プラスのイオンが移動したわけですから，細胞膜内側の近傍がマイナスに帯電していきます。マイナスの帯電状態になると，プラス電荷を持つK^+の流出にブレーキがかかります。この電気的な引き止める力と，K^+の濃度勾配に従った拡散の力がちょうどつり合うと，イオンの正味の動きがなくなります。このときに成立するのが静止膜電位というわけです[注]。なお，K^+以外のイオンを通すさまざまなチャネルも存在していますが，このとき，それらはほとんど閉じた状態にありま

注：正確には，K^+の平衡電位で，大まかにはこれが静止膜電位に相当します。

す。

では，心筋細胞に外部から電気的な刺激が入るとどうなるでしょうか。電気的な刺激により，膜電位が静止膜電位から少しプラス方向に転じます。脱分極するということです。これは，閉じていたNa^+チャネル(電位依存性Na^+チャネル)を大きく開かせるスイッチになります[注]。これまで，「脱分極」という言葉をほとんど説明もなしに使ってきましたが，ここでようやく，説明する準備が整いました。「分極」した状態とは電荷の差ができた状態，つまり静止膜電位の状態を指し，細胞内部がマイナスに荷電している状態です。脱分極とは，この分極がキャンセルされ，細胞内部(細胞膜の内側近傍)がプラスに帯電した状態に向かうことです(約−90 mVからプラスの方向です)。さて，Na^+チャネルが開くことにより，プラス電荷をもつNa^+が細胞外から細胞内にどっと流入してきて(Na^+は細胞外に大量に存在している)，脱分極がさらに大きく進みます(約+30 mVに)。そして，同時に，Ca^{2+}が流入し，K^+は流出していきます。Ca^{2+}の流入は脱分極の維持に働き，Ca^{2+}濃度が上昇することが引き金となって，いよいよ心筋の収縮が引き起こされるのです。

注：本文中で，外部からの電気的刺激が電位依存性Na^+チャネルを開くスイッチになると書きましたが，この刺激とは，洞房結節(ペースメーカー細胞)から伝わる電気的刺激(=脱分極)のことです。また，同じく本文で，K^+を通すチャネルは常に開いていると書きましたが，このようなタイプを漏出K^+チャネルといいます。

このように静止膜電位から脱分極している電位状態を，活動電位と呼びます。心筋細胞と同様に，興奮性細胞として知られる神経細胞では，この活動電位は1～2ミリ秒ときわめて短いのですが，心室の筋細胞では，200～400ミリ秒にもなります。この長い活動電位を利用して，心臓は強くかつ長く収縮し，結果的に大量の血液を拍出します。そのためには，Na^+チャネルに続けて働くCa^{2+}チャネルの働きが不可欠なのです。

活動電位がピークを迎えたのち，膜電位は静止膜電位の方へと戻りますが，これは再分極という現象です。このときに心筋は弛緩します。つまりNa^+が細胞外に排出され，電位差が元に戻る過程で弛緩が起こります(同時にK^+が流入します)。心電図はこれらの電気的変化(脱分極と再分極)を心筋細胞全体として測定しているものです。

通常の心筋細胞の収縮は，ここで示したように，電気的な刺激が入ったのちに脱分極していくもので，このような追随するタイプは，非ペースメーカー細胞と呼ばれます。一方，自動的に収縮と弛緩を繰り返す心筋細胞は洞房結節にあり，これはペースメーカーです。その脱分極の方法は，ここで示した方法と少し違うということを付け加えておきます。

まとめ

虚血性心疾患は，大きく狭心症と急性心筋梗塞に分類されます。安定性の狭心症では比較的軽い胸痛を訴え，安静やニトログリセリンの服用によって症状が消失します。アテローム性プラークが冠動脈血管を狭くするのが原因です。一方，冠動脈が完全に閉塞すると，酸素不足により心筋細胞に壊死が生じ，心筋梗塞が起こります。この壊死により，心筋細胞から逸脱酵素(トロポニンやクレアチンキナーゼ)が血中に放出され，血清中で高い値を示します。硝酸薬は狭心症治療の代表的な薬であり，血管壁の平滑筋弛緩をもたらすことにより冠動脈血管を拡張させます。一方，β遮断薬はアドレナリン作用を抑制することにより，心臓の負担を軽減させます。

心電図は，静止膜電位がキャンセルされる脱分極と元に戻る再分極で生じる電気的な変化を測定しています。筋細胞が脱分極するとき，細胞内のカルシウムイオン(Ca^{2+})濃度は上昇し，これが引き金となり筋肉タンパク質の収縮が起こります。心電図検査は虚血性心疾患の診断に重要で，心電図上でST部と呼ばれる線の下降が狭心症でみられ，その上昇は心筋梗塞でみられます。

学習目標

- 心筋梗塞を30秒で説明できる。
- 心筋梗塞にみられる心電図と血清中の逸脱酵素の診断的意義を30秒で説明できる。
- 心筋梗塞と狭心症の治療法(予防薬)をそれぞれ30秒で説明できる。
- 心電図の撮り方と心電図の基礎となる心筋の電気活動を理解する。

参考文献

人体の構造と機能 第4版　Elaine N. Marieb著，林正健二，今本喜久子，遠藤健司ら訳，医学書院，2015

臨床にダイレクトにつながる循環生理　Richard E. Klabunde著，百村伸一監修，石黒芳紀，讃井將満監訳，羊土社，2014

内科クラークシップガイド　Douglas S. Paauw, Lisanne R. Burkholder, Mary B. Migeon著，上床周，奥田俊洋監訳，メディカル・サイエンス・インターナショナル，2004

もしも心電図が小学校の必修科目だったら　香坂俊著，医学書院，2013

今日の治療薬2018　浦部晶夫，島田和幸，川合眞一編，南江堂，2018

デビッドソン内科学 原著第21版　Nicki R. Colledge, Brian R. Walker, Stuart H. Ralston編，福井次矢監訳，医歯薬出版，2014

ハリソン内科学 第4版　福井次矢，黒川清監修，メディカル・サイエンス・インターナショナル，2013
ガイトン生理学 原著第13版　John E. Hall著，石川義弘ら総監訳，エルゼビア・ジャパン，2018

13章

関節が痛んで動かせなくなる病気，関節リウマチ

関節の炎症を引き起こす自己免疫疾患と抗体を用いた治療薬を学ぶ

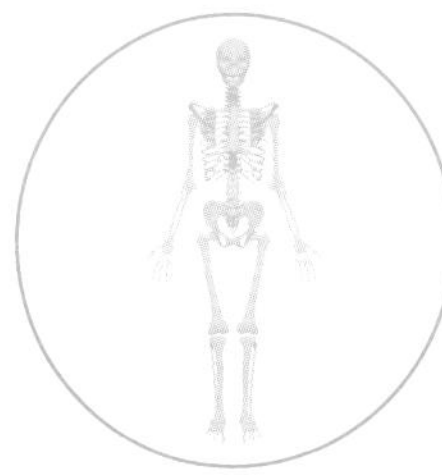

関節リウマチという病気の有病率は日本の人口の１％とかなり高いのですが，よく知らない人が多いと思います。実体は，関節に炎症が持続するという慢性炎症で，知っておくべき大事な病気なのです。

心当たりもなく，知らぬ間に始まるというのが，関節リウマチの特徴ですからやっかいなものです。1つの関節に痛みや腫れが生じるところから始まりますが，やがていろいろな関節に左右対称に広がっていきます。さらに，関節以外の症状がみられることもあります。痛みが起こる場所，つまり主な炎症性病変の部位は，関節の内部に存在する滑膜にあります。痛みだけではなく動きも制限されるので，生活の質（日々の生活の満足度を指し，QOL〔quality of life〕といわれます）が明らかに低下し，寿命も短くなる傾向にあります。30〜50歳で起こりやすく，女性は男性に比べ約3倍もかかりやすいということですから，女性ホルモンの影響が伺えます。また，遺伝要因の関与も指摘されています。

今回は，関節リウマチにみられる滑膜の炎症と，この炎症を引き起こす局所ホルモン（炎症性サイトカイン）をテーマにしましょう。また，関節リウマチの治療薬の1つとして，最近注目されている「抗体を利用した生物学的製剤」の説明をします。第9章では，細胞性免疫の話をしましたが，抗体が活躍する液性免疫についてはあまり扱いませんでした。今回は，液性免疫の抗体の話をしましょう。抗体は，抗原と特異的に反応するタンパク質のことです。関節リウマチでは，異物を攻撃するはずの抗体が自分の関節を攻撃してしまうので，自己免疫疾患ということになります。少し話が高度になっていますが，頑張ってみてください。

関節の構造は解剖学，炎症は病理学と免疫学の講義で学びます。

関節リウマチとはどんな病気か

関節リウマチの特徴的な3つの症状は，① 関節に腫れや痛みがある，② 3か所以上の複数の関節に痛みがある，③ 朝に1時間以上関節が動かしづらい，です。これらの症状があれば，関節リウマチが強く疑われます。左右対称性に起こり，腫れや痛みにおかされやすい部位は，指・手首・足首・足などの末梢の関節です。特に，解剖学的用語になりますが，中手指節(5本の指の付け根の関節)や中足趾節の関節です。ただし，関節リウマチの臨床経過はきわめて多様なので，診断が遅れることも多々あります。症例を読んでください。

病気の悪化が進むときは，次のような経過をたどります。一部の関節の痛みから始まり，この症例のように1～2か月後には全身の関節が痛むようになります。1年後には，関節の骨の破壊が始まり，その結果として，約2年後には，手足の関節の変形が起こるようになります。関節の破壊が進行して，関節が動かなくなると，手術することも適応対象となります。関節リウマチでは，痛む関節部位が移動していくので，それぞれを別のものと考えてしまいがちで，それによって診断や治療が遅れがちになってしまいます。

喜ばしいのは，後に述べるように，治療薬の開発の進捗が著しく，病気の悪化が進んでも，現在ではかなりのレベルまで対処可能となっています。とはいえ，原因を排除するという治療法ではないので，完治することは望めません。ですから，病気とどのように付き合っていくのか，が課題となります。これを，専門用語で表現すると，「低疾患活動性状態の持続を図る」ということになります。こんな用語を知っておくことも大切でしょう。

まずは関節の説明をしましょう

関節リウマチの病態とその治療の話を先へ進める前に，関節と関節痛の説明をしましょう。手や足にみられる関節は蝶番(ちょうつがい)のようになっています。蝶番って何かわかりますか？　ドアを柱などに固定している金具のことです。ドアがパタパタ開くように，2つの独立した骨が関節部分で固定され，それぞれの骨は自由に曲がるようになっています。

ところで，関節の中には，動かない関節もあります。本論から外れますが，これにもちょっとふれておきます。動かない関節とは，そう，脳を覆う頭の骨，つまり頭蓋骨です。頭蓋骨は，いくつかの小片どうしがしっかりと結合しているので，動きません。頭蓋骨小片どうしの接触面(縫合部)も関節ですが，2つの骨を隔てているのは線維性の結合組織で，これにより強く固定されているのです。た

症例

[29歳の会社員，女性］ 生来健康でしたが，ある日突然右肩の激しい痛みに襲われ，驚きました。それは鋭い刃物で刺されたような痛みで，すぐに病院に行って診察を受けました。血液検査などで詳しく調べてもらったところ，痛みの原因は関節リウマチであることがわかりました。リウマチという病気をよく知らなかったので，2〜3か月ほどするとよくなるものと，軽く考えていました。しかし予想に反し，痛みは肩だけでなくいろいろな関節に広がっていきました。左右両方の同じ部位が痛くなったり，腫れたりしました。今直面している悩みは股関節の痛みで，5分も歩けない状態にあります。

だし，生まれたばかりの赤ちゃんでは，話は違います。頭蓋骨の小片どうしがまだ結合されていないのです。お産のときにお母さんの狭い産道を通過しますが，赤ちゃんの頭蓋骨が結合されずにバラバラの方が，頭全体が細くなることができ，都合がいいのです。頭蓋骨の小片がしっかり結合されるまでには，生後1年以上かかります。頭蓋骨にみられるような動かない関節は，線維性の関節と呼ばれます。

脊柱も，あまり動かない関節です。脊柱の関節は，椎間関節と呼ばれ，骨どうしを隔てているものが軟骨になります。その動きはわずかになります。このような関節は軟骨性の関節と呼ばれます。

では，本題である動く関節に話を戻しましょう。肩関節や股関節などをはじめとする動く関節は，図13.1に示すような構造をしています。2つの骨端は滑膜[注]という薄い膜で連結されていますが，骨端の間には隙間（関節腔）があります。その隙間は，滑液という潤滑油の働きをする液体で満たされています。この滑液は，滑膜を構成している滑膜細胞から分泌されたものです。骨端の連結部全体の外側はさらに，関節包という膜でしっかりと覆われています。関節包を構成する外側の層は，強靱な線維質でできているので，連結部をしっかりと覆うことができま

注：滑膜は，滑膜細胞で構成されており，線維性の結合組織になります。関節包の内側を構成しています。

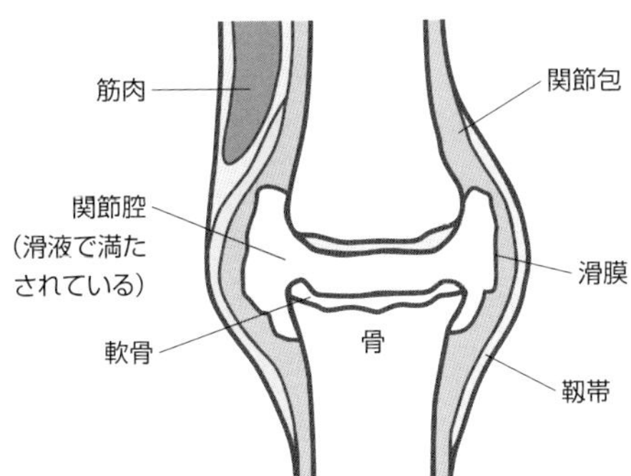

図13.1 滑膜関節の構造。骨と滑膜，滑液の位置関係を示しています。2つの骨の先端（骨端）の全部もしくは中央部は，軟骨（硝子軟骨）で覆われています。

す。靱帯は，この関節包をさらに補強するように支えています。

このように動く関節の構造は複雑ですが，滑膜をもつということが重要な特徴になり，滑膜性の関節と呼ばれます。滑膜は薄いのですが，強固で，柔軟性があります。関節リウマチで炎症が生じる部位は，この滑膜なのです。

関節に感じる痛みの種類を知っておこう

関節の痛みの原因は大まかに2種類あり，炎症性のものと機械的なものとに分けられます。機械的な痛みとは「外傷性」ともいいます。関節痛については，整形外科や内科で将来学ぶことになるでしょう。

炎症性の痛みをもたらすものには，関節リウマチや全身性エリトマトーデス（SLE）など自己免疫疾患，細菌感染による感染症，痛風などの結晶誘発性疾患があります。炎症性の関節の痛みは通常急激に起こりますが，関節リウマチの場合は，必ずしも急激でないこともあります。関節の発赤や，痛み，腫れ，動かしにくい，などの症状を伴います。この炎症性の関節症は安静ではよくならず，症状はむしろ悪化してしまいます。これは安静後に関節内部の滑液がゲル化して，滑液の粘度が高くなるからで，1時間以上にわたって関節の硬直[注]が起こります。一方，過度の運動などで起こる機械的な関節痛では，安静により痛みは改善し，数分で関節の痛みや硬直状態はなくなります。

注：関節の硬直は，関節の立て付けが悪くなった感じのことですが，患者さんはこれを「強張り（こわばり）」と訴えることが多いようです。

自分を攻撃して，滑膜に炎症が生じ，骨の破壊が進む

関節リウマチは自己免疫疾患とされていますが，原因は不明で，細菌やウイルスの感染などが発症に関与すると推測されています。関節の滑膜での炎症が病気の始まりということは，明らかになっています。滑膜は厚さ1 mmもない薄い膜です。ここで炎症が引き起こされるのです。

免疫反応は，本来は体に侵入した病原体を攻撃するのですが，関節リウマチのような自己免疫疾患では，自分自身を攻撃するようになります。先ほども書いたように，関節リウマチでは，関節の滑膜に免疫細胞が侵入してきて攻撃し，炎症を引き起こすのです。どうしてこのように自分の関節を攻撃するようになるのか，さかんに研究が行われていますが，その根本的な原因の詳細はわかっていません。

とはいえ，炎症を起こした関節滑膜を調べることにより，炎症を引き起こすさまざまな因子が産生されていることが発見されています。炎症性サイトカイン，タンパク質分解酵素[注]，プロスタグランジンなどの局所ホルモンなどです。そし

注：この酵素は中性プロテアーゼといい，pHが中性という条件で働くという特徴があります。この酵素の1つにMMP-3があり，これは血液検査でも検出できるので，関節リウマチの病態の変動をモニターするのに利用されています。

て，これらの因子が働くと，骨の中に含まれる破骨細胞（骨のカルシウムをかじり取る細胞）の働きが活発化され，関節を構成する組織（骨や軟骨，滑膜など）が破壊される方向に反応が進むことがわかりました。骨に細胞が含まれているなんて考えにくいかもしれませんが，骨には破骨細胞などが含まれていて，骨の合成と破壊の反応が常に起こっているのです。破壊の役割を担うのが，破骨細胞です。

今，炎症性サイトカインが産生されると書きましたが，これは炎症を引き起こす局所ホルモンの総称で，TNF-α[注]やインターロイキンといったタンパク質が含まれます。炎症性サイトカインは医学の研究によく出てくる，きわめて重要な物質で，将来，いろいろな場面でこの名前に遭遇するでしょう。さて，この滑膜の炎症では，TNF-αとインターロイキン-6（IL-6）という物質が見つかっています。これらの炎症サイトカインの働きを抑えれば，滑膜の炎症作用が抑えられるのではないか。このような考えで開発された画期的な薬が，これから述べる後半のメインテーマとなる「生物学的製剤」です。

注：TNF-α：tumor necrosis factor-α（腫瘍壊死因子）。

関節リウマチの治療薬の定番と新顔を紹介しましょう

生物学的製剤に焦点をあてて話したいと思いますが，最初に，関節リウマチの標準薬であるメトトレキサートについても少しふれておかなくてはいけませんね。メトトレキサートは，関節リウマチの治療の基軸となる薬ということで，アンカードラッグ[注]と呼ばれているからです。用いる治療薬の出発点はメトトレキサートであり，それに生物学的製剤をどう組み合わせるかというのが治療の方針になっているからです。

注：アンカードラッグとは，「主役であり，錨（いかり）となる薬」という意味です。他の薬と組み合わせて使うこともあります。

メトトレキサートは，細胞のDNA合成を抑制する薬です。私たちの体では細胞が増殖するときに，常に，DNA合成が起こっています。特に，免疫細胞（T細胞やB細胞など）が病原体に対処するときには，DNA合成が非常に活発に起こ

メモ

破骨細胞って何？

骨の中には破骨細胞と骨芽細胞が存在し，骨の維持（ホメオスタシス）に働いています。骨の合成には骨芽細胞（線維芽細胞由来）が働き，骨の破壊には破骨細胞（マクロファージから生じてくる細胞）が働きます。骨の破壊というのは，骨の形を整えるための分解作用のことだと思ってください。破骨細胞は，そのために骨のカルシウムをかじり取っているのです。健康な人では骨の合成と破壊のバランスがうまく保たれ，骨がちょうどよく維持されています。しかし，高齢の女性では破骨細胞が優勢になりやすく，そうすると，骨粗しょう症（骨密度の低下）になってしまいます。

メモ

メトトレキサートはどのように働く？

メトトレキサートは，DNAの材料であるチミン不足を引き起こすので，その結果，DNA合成が阻害されます。

メトトレキサートは，ビタミンの一種である葉酸の構造類似体です。葉酸はサプリメントとしても知られる物質であり，細胞にとって重要な物質です。メトトレキサートは，いわば偽の葉酸で，この葉酸の働きを阻害するのです。

詳しい作用を説明しましょう。DNAの素材の1つであるチミンが合成されるためには，メチレンテトラヒドロ葉酸還元酵素という酵素が必要になりますが，葉酸は，この酵素に結合して，酵素の働きを支える役割(補酵素)をしています。ところがメトトレキサートを服用すると，葉酸の代わりに偽の葉酸であるメトトレキサートがこの酵素に結合してしましい，酵素は本来の働きを発揮できなくなるのです。メトトレキサートと葉酸は互いに競争(競合)して，酵素に結合することで阻害作用を及ぼすので，この薬は拮抗薬といわれます。

り，免疫細胞の増殖が爆発的に起こります。メトトレキサートの作用は，体のすべての細胞に対して働いてしまうのですが，特に免疫細胞には効果的に作用するのです。関節リウマチでは，滑膜が免疫細胞によって攻撃されている状態なので，メトトレキサートによって，滑膜の炎症が抑えられるようになります。

さて，2003年頃から日本では，関節リウマチの治療に「生物学的製剤」と呼ばれる薬も使われるようになりました。生物学的製剤という名称は，通常の化学的に合成される薬と違って，細胞が作り出す物質を薬として使うことに由来します。関節リウマチの場合は，フラスコで細胞を培養し，その細胞が分泌する物質を薬として使っています。どのような細胞を使って，どのような物質を作らせ，それがどのように効果を及ぼすのかの詳しい仕組みは，次項で話すことにして，ここでは，その薬が画期的な作用を及ぼすことだけに言及しておきます。この物質は，関節の破壊作用の抑制に非常に強い効果をもつのです。関節を攻撃する炎症作用をピンポイントに抑制してくれます。

この生物学的製剤の効用は素晴らしいのですが，薬の値段が高いところは問題です。保険診療の3割負担でも月3～5万円はかかります。この薬を利用し，劇的な回復をもたらしたが，薬価が高いため1年後には中止したといったケースもよくあります。もちろん，症状の回復もあったのですが。その後は，メトトレキサートの服用により，低疾患活動性状態の持続を図るという展開になります。この薬の代表的なものの1つとして，インフリキシマブという薬があります。この薬はもともとメトトレキサートとの併用が必須とされています。メトトレキサートがもつ抗リウマチ薬効果を増強する作用があるからです。

関節リウマチの生物学的製剤の作り方

関節リウマチの生物学的製剤は，炎症を引き起こす物質であるTNF-αに結合させてTNF-αの働きを抑えてしまおう，という考え方の下に開発されています。では，どのように作ればいいのか。関節リウマチの場合は，免疫反応が利用されています。

えっ？「免疫反応って，体の防御に働いたり，自己免疫疾患などの病気をもたらしたりするものでしょう？」。そう思うかもしれませんが，免疫反応を人工的に試験管の中で行わせれば，いろいろな技術に応用できるのです。そのポイントは，抗原抗体反応です。抗体は，自然界に存在する数百万種類以上の多様な抗原に特異的に結合できるタンパク質です。そのような抗体を免疫系は作り出すことができます。この免疫系の能力を利用して，抗原に結合できる抗体を作ろう，というのが生物学的製剤の考え方です。抗体を実際に産生するのは，形質細胞と呼ばれる細胞です。図9.1で示したように，形質細胞は，リンパ球であるB細胞が成熟したものです。体に病原体が侵入すると，その病原体に適合したB細胞が成熟して形質細胞になり，病原体（抗原）に対応した抗体を作り出すのです。

関節リウマチの薬の場合には，最先端の技術を駆使して，このような仕組みを実現し，TNF-αを抗原とみなしてそれに結合する抗体を作りだすことに成功しています。抗体が薬になるので，この場合，「抗体医薬」ともいわれます。

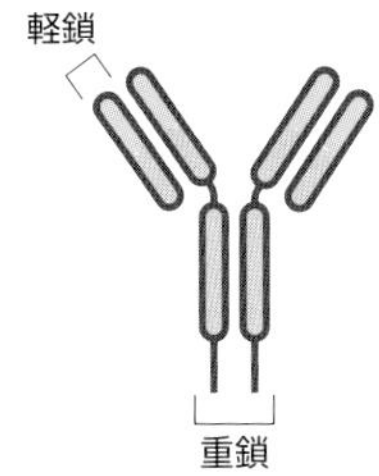

図13.2　抗体の構造。長い重鎖の一部と軽鎖が結合しています。その一領域（色のついた部分）が可変部となっており，抗体の特異性を決めるアミノ酸配列があります。その結果，アミノ酸配列の異なる抗体が生じることになります。

抗体はYの字の形をしたタンパク質

抗体は，Y字型の構造をしたタンパク質です。短い軽鎖（L鎖）と呼ばれるタンパク質が2本と長い重鎖（H鎖）と呼ばれるタンパク質2本からなる複合体です（図13.2）。抗体全体は，可変部と呼ばれる部分と，定常部と呼ばれる部分に分けられます。可変部という部分のアミノ酸の並び方は多様で，ここが抗原に特異的な部分で，1つ1つの抗原に対応した配列となります。一方，定常部と呼ばれる部分のアミノ酸の並び方は抗原とは無関係で，基本的にどの抗体にも共通です。

抗原に対する抗体の多様性とは，結局，抗体のもつアミノ酸配列の多様性ということに置き換えられます。何百種類もの抗体がどのように作られるかは，長い間，医学生物学研究者の興味の的でしたが，今は解き明かされています。詳細は免疫学や分子生物学で学ぶことになると思いますが，一言でいえば，個々のB細胞において，抗体を作る遺伝子のDNA配列に組換えや変異が大規模に起こるのです。その結果，多様な抗体を作ることのできる多様なB細胞が生じるというこ

メモ

抗体には5種類のタイプがある

定常部のアミノ酸の並び方は基本的には同一と書きましたが，実際は，5種類があり，これによりタイプ分けされます。つまり，免疫グロブリンG，A，M，D，E（それぞれIgG，IgA，IgM，IgD，IgE）です。通常，抗体といえばIgGを指しますが，アレルギー反応に関与する抗体はIgEで，それぞれ働きが異なります。一方，IgMは，多量体として働くという特色があります。

注：「モノクローナル」とは，1つのクローンから作られたという意味です。

とがわかっています。

なお，1種類の形質細胞は，ただ1種類の抗体を作ります。1つの抗原にしか反応しないこのような抗体のことを「モノクローナル[注]抗体」と呼びます。

生物学的製剤が炎症性サイトカインを中和する

関節リウマチの生物学的製剤は，炎症部に見られるTNF-α，IL-1，IL-6といった炎症性サイトカインに結合する抗体です。すでに説明したように，この生物学的製剤は免疫反応を人工的に利用して作製されるのですが，関節リウマチの場合は，それが標的にしている抗原も免疫反応で働く因子になります。混同しないように。

さて，炎症性サイトカインは，炎症を引き起こす因子なので，抗体がサイトカインに結合することによって，その働きを阻害することができます。このような働き方をする抗体を「中和抗体」といいます。

関節リウマチでは，炎症性サイトカイン(TNF-αなど)が，滑膜細胞の細胞膜にある受容体に結合することによって，その細胞に炎症を引き起こします。体のほとんどの細胞は，TNF-αに対する受容体を備えています。炎症性サイトカインは，病原体に対する防御反応として働くものだからです。ところが関節リウマチの場合には，滑膜細胞に過剰な炎症反応を引き起こし，その結果として，骨が破壊されてしまいます。生物学的製剤がTNF-αに結合すれば，TNF-αの働きが抑制され，炎症や軟骨・骨の破壊が抑えられます。

気をつけなければいけないのは，この生物学的製剤は，基本的に，体の他の細胞に対しても免疫反応を抑制するように働くことです。例えば，肺結核のような感染症の増悪などの副作用が起こる可能性もあります。ですから，専門医による使用が推奨されています。

前述したインフリキシマブという生物学的製剤ですが，これは，マウスの形質細胞を使って産生されます。ただし，抗体のアミノ酸配列の多くの部分はヒトのものが使われます。結果的に，抗体の可変部はマウスのアミノ酸配列，定常部はヒトのアミノ酸配列という，キメラ抗体(雑種抗体)になります。ですから，インフリキシマブをヒトに投与すると，この抗体に対する中和抗体が体内で新たに出現する可能性があります。その結果，免疫抑制効果の減弱やアナフィラキシー反応(体全体に症状が現れるアレルギー反応)が生じる可能性があるのです。ですから，イフリキシマブは，免疫を抑制するメトトレキサートとの併用が必須となっています。なお，完全ヒト型抗TNF-α抗体も発売されており，アダリムマブやゴリムマブがそうです。

まとめ

関節リウマチは関節腔をもつ可動性の滑膜性関節に起こり，左右対称性で，主に指・手首・足首・足などの末梢の関節を侵すのが特徴です。主病変は，関節の内部にある滑膜にあり，慢性の炎症性疾患といえます。

免疫抑制作用のあるメトトレキサートは関節リウマチ治療の標準薬であり，関節破壊を抑制する効果が証明されています。一方，生物学的製剤としては，抗体医薬であるインフリキシマブなどがあり，これはキメラ型抗TNF-αモノクローナル抗体です。関節リウマチの滑膜では炎症を引き起こすTNF-αが多く産生されていますが，これに特異的に結合し，働きを抑制することにより病態を改善します。

抗体は短い軽鎖と呼ばれるタンパク質が2本と長い重鎖2本のタンパク質からなる複合体(4量体タンパク質です)であり，構造上はY字形をしています。Y字上部の軽鎖と重鎖からなる領域の一部分は可変部と呼ばれ，抗体によってそのアミノ酸配列は異なります。この違いにもとづいて，1種類の抗原に特異的に結合するという性質をもっています。

学習目標

- 関節リウマチの症状と病態を30秒で説明できる。
- 滑膜性関節の構造と関節痛を30秒で説明できる。
- 関節リウマチの治療薬を30秒で説明できる。
- 抗体と液性免疫を理解する。

参考文献

人体の構造と機能 第4版　Elaine N. Marieb著，林正健二，今本喜久子，遠藤健司ら訳，医学書院，2015

デビッドソン内科学 原著第21版　Nicki R. Colledge, Brian R. Walker, Stuart H. Ralston 編，福井次矢監訳，医歯薬出版，2014

もっとよくわかる！免疫学　河本宏著，羊土社，2011

14章

ウイルスの感染が原因で起こる慢性肝炎とはどんな病気か

肝炎ウイルスの増殖と抗ウイルス薬の作用機構を学ぶ

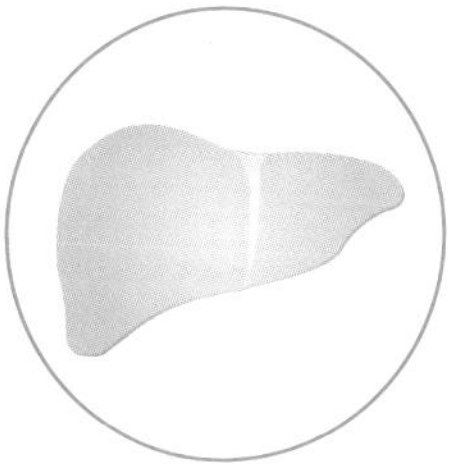

肝臓は物質の代謝を行う中心的な臓器です。中学校の教科書などには，「生体の化学工場」などと紹介されることもあります。食事から摂取された栄養素（酒や薬も）の分解を一手に引き受けているのです。さらに，アルブミンやコレステロールなどを合成したりして，栄養素を有効利用するという働きもしています。また，脂質の消化に働く胆汁を合成し，腸管に分泌します。このようにたくさんの化学反応が肝臓では行われています。

お酒を長年飲み過ぎていると，アルコールの分解を行う肝臓には負担がかかり続けます。それが原因で肝臓の細胞が壊れがちになり，肝炎になる恐れがあります。肝炎は，肝臓に起こった炎症であり，そのために肝臓の機能が低下するという病気です。お酒が原因の場合は，アルコール性肝炎と呼ばれます。

一方，この章でとりあげる肝炎は，ウイルスが原因で起こるタイプです。例えば，肝炎ウイルスに感染すると，肝炎になり，やはり肝臓の細胞が壊されて肝機能が低下します。肝炎ウイルスにはA型からE型までの5種類が存在しますが，特に怖いのは，B型肝炎ウイルス（hepatitis B virus：HBV）や，C型肝炎ウイルス（hepatitis C virus：HCV）です。B型やC型に感染すると，肝臓の炎症状態が持続して慢性化するケースがあります。そして，このような慢性肝炎を放置しておくと，肝硬変や肝臓がんといった致死的な病気が続発したりする可能性があるのです。肝硬変は，肝臓の機能が著しく障害されている状態であり，肝機能不全となります。

HBVやHCVに汚染した血液の輸血により引き起こされた肝炎は，医療が招いた病気として，テレビや新聞報道などで話題となり，社会問題となりました。このような医原性疾患には医療処置や薬剤投与などによるものがありますが，その1つとして輸血による肝炎があることは知っておく必要があるでしょう。なお，

この章の内容は，ウイルス学，薬理学の講義で学びます。

HCVは血液を介し，HBVは血液や体液を介して感染します。

肝炎ウイルスやインフルエンザウイルスなどはヒトに対する病原性が比較的強く，感染すると病気を発症しがちです。第8章と第9章では病原体として細菌をテーマにしたので，この章ではウイルスをとりあげます。そのウイルスの代表として，肝炎を引き起こす肝炎ウイルスを中心に説明していきます。なお，第8章では細菌に対する薬である抗菌薬を説明しましたが，ここではウイルスに対する薬である「抗ウイルス薬」もテーマの1つになります。

ウイルス肝炎の患者さんはどのような経過をたどるのか

B型肝炎ウイルス(HBV)やC型肝炎ウイルス(HCV)は，ヒトの血液に入ることで感染し，一部の患者さんは肝炎となります。病気の時間経過からみて，急性肝炎と慢性肝炎に分けられます。感染後初期の時期を急性期と呼びますが，急性期には，ウイルスが肝臓の細胞内で増殖し，急激な肝細胞の死が引き起こされます。その結果，B型肝炎では全身倦怠感，食欲不振，発熱，黄疸(皮膚などが黄色くなる)などの症状がみられます。しばらくするとウイルスに対する免疫ができ，自然に治癒し，HBVも体から排除されますから，過大な心配の必要はありません。しかし，ときには急性期に劇症肝炎といわれる重篤な状態になることがあり(頻度は1％未満)，やはり楽観し過ぎは禁物です。劇症肝炎は，肝細胞障害が肝臓の広範囲に及ぶことが原因となりますが，劇症肝炎の救命率は30％以下とされています。また，通常は，ウイルス感染後に免疫ができることが多いのですが，免疫ができないままHBVが持続感染する人も存在します。こういう人は，ウイルスが肝細胞内に残っており，ウイルスのキャリアと呼ばれます。特に新生児や乳幼児が感染すると，キャリアになる頻度が高くなります。なおC型肝炎の場合は，B型肝炎に比べて，その程度は軽いものの，同様の症状がみられます。またHCVに感染した人は，その約7割が慢性化し，キャリアになるといわれています。

このように，一過性の急性肝炎にとどまらず，慢性肝炎に移行することがあり，これが問題です。慢性肝炎と診断されるのは，罹患した後6か月以上にわたって肝臓内に炎症が存続し，その結果，臨床症状(全身倦怠感，食欲不振など)と肝機能検査の異常が続くケースです。慢性肝炎に移行してしまうと，B型，C型どちらも自覚症状は急性期に比べ乏しくなります。症例はC型肝炎の症例ですが，読んでみてください。

症例

［農家の53歳の女性］　子どもは3人もうけています。身長155 cm，体重56 kg，生来健康で，よく働いています。だから，今まで健康診断を受けたことがなかったのですが，市役所から特定健診のお知らせという案内が来ましたので，いい機会と思い，これを受けに病院にやってきました。窓口で，肝炎ウイルスの検査も受けることができると聞かされ，それもついでに受けました。数日して検査結果が戻ってきたところ，肝機能の障害とC型肝炎ウイルスに感染していると指摘され，驚きました。自覚症状はまったくないのですが，精密検査の受診を勧められました。輸血は受けた記憶がありません。私は治療が必要なのでしょうか。

ウイルス感染を調べる一般的な方法は？

肝炎ウイルスの感染により，肝細胞がどの程度の障害を受けているかを推測する方法があります。破壊された肝細胞から血液中に逸脱する酵素（ALT，AST[注]など）の活性を測定するのです。

ところで，感染後，通常はやがて回復に向かいますが，免疫機構がウイルスを完全に排除することができず，慢性化することもあると先ほど書きました。慢性肝炎と呼ばれる時期になると，持続する炎症反応によって，肝細胞が徐々に破壊されていくのです。この破壊は，ウイルス感染した細胞に対して，免疫細胞が攻撃することによって引き起こされます。防御機構として働くはずの免疫が，悪者になるのです。

さて，体内にウイルスが存在するか，あるいはその量はどのくらいか。それを調べるには，血清中[注]のウイルス抗原やウイルスゲノムの量を直接定量することによって判定されます。ウイルス抗原とは，ウイルスゲノムに由来する抗原のことです。また，ウイルス抗体の存在の有無も測定されます。ウイルスに対する抗体が体内で産生されているかどうかを知ることは，治療上重要です。抗体が検出されると，過去にそのウイルスに感染したことがあり，感染に対する免疫防御機構が働いた，と判断されます。

感染経路について，少しふれておきます。HBVやHCVの成人での感染経路は，ウイルスに汚染した血液の輸血や，過ちによる針刺し事故などです。新生児の場合は，母親がウイルスキャリアの場合の母子感染があげられます。現在，輸血用血液についてはHBVやHCVの検査が行われるので，感染はほとんど防止されるようになっています。また，HBVの母子感染については予防方法も確立されてきています。一方，最近では性行為によるHBVの感染が増加してきています。ですから，感染予防にHBVワクチン接種が推奨されているのです。

症例の患者さん（HCVキャリア）の場合は，輸血を受けたことはないというこ

注：ALTはalanine aminotransferase（アラニンアミノトランスフェラーゼ），ASTはaspartate aminotransferase（アスパラギン酸アミノトランスフェラーゼ）の略。どちらも，アミノ基を転移させる反応を触媒する酵素。

注：血清は，血中から血球といくつかの血液凝固因子を取り除いたもの。ちなみに血漿は，血液から血球を取り除いたもの。

となので，以前に，予防接種を受けた際に注射針の使い回しなどによって感染した可能性があるかもしれません。

そもそもウイルスとはどんな微生物？

メモ
ウイルスは
どのくらい小さい？
ウイルスは大きくても，細菌の1/10，ヒトの細胞の1/100程度の大きさしかありません。ですから，見るには電子顕微鏡が必要です。

ウイルスは現在知られている最も小さな微生物です。基本的に，ゲノムとそれの入れ物である殻しかもっていないのです。ですから，ウイルスは自分だけでは増殖できません。増殖するために必要な核酸やタンパク質などを作る合成システムや，代謝などを行うエネルギー産生システムを自分ではもっていないのです。増殖するために，宿主(感染した細胞)から，これらのシステムを拝借する，という厚かましい微生物なのです。細菌やカビと違い，ウイルスは不完全な微生物といえます。なお，ウイルスのゲノムは，DNAだけでなく，RNAからなる場合もあります。これも，ウイルスという微生物の特徴となります。HBVのゲノムはDNA，HCVのゲノムはRNAです。

細菌には，「細菌細胞」という表現が使われることがありますが，ウイルスは「ウイルス粒子」と呼ばれます。細胞ではないからです。ウイルスは基本的に，ゲノムとそれを包み込む殻(カプシド)しかもたないのです(図14.1左)。カプシドは，タンパク質でできているウイルスの洋服ともいえます。ウイルスによっては，このさらに外側が，外被(エンベロープ)で覆われているものもあります。エンベロープは，膜でできているオーバーコートのようなものです。つまり，HBVやHCV，あるいはヒト免疫不全ウイルス(HIV)などは，エンベロープをもつ重ね着タイプのウイルスといえます。

図には示していませんが，通常，エンベロープには，小さいエンベロープタン

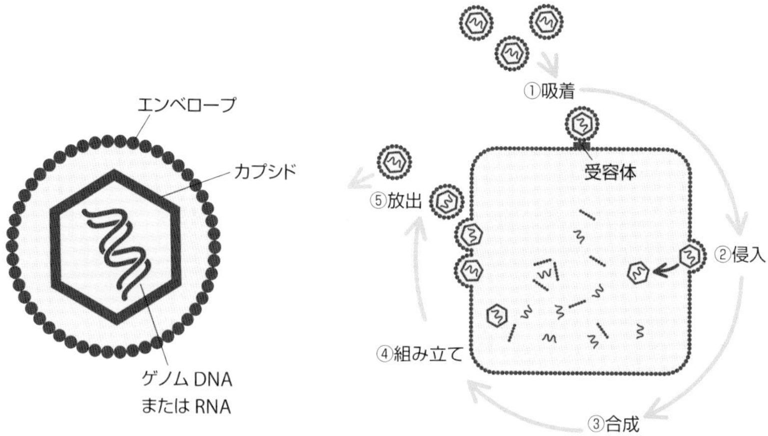

図14.1　ウイルスの構造(左)とウイルスの吸着から放出までのライフサイクル(右)。エンベロープからは，エンベロープタンパク質が突き出ているが，ここでは示していません。

パク質がぽつぽつと突き刺さっています。エンベロープタンパク質は，タンパク質に糖がくっついた糖タンパク質からできているものです。ウイルスのカプシドとエンベロープタンパク質は，そのウイルスの「抗原性」を決める上で非常に重要な存在になります。抗原性とは，抗原の性質という意味ですが，そのウイルスの抗原性が突き止められれば，それに対応する抗体についての情報が得られますし，診断にも利用できます。また，これらのタンパク質は，そのウイルスの感染選択性にかかわるという点でも重要です。そのウイルスが感染したときに，宿主のどのような性質の細胞に感染するかが，感染選択性です。ウイルスごとに，それが感染できる細胞の種類が決まっている[注]ことが多いのです。

注：感染できる細胞の種類のことを宿主域ともいいます。

ウイルスが感染してから ウイルスが産生されるまでのライフサイクル

ウイルスはヒトや他の生物に感染し，感染した宿主細胞の中で増殖し，子孫ウイルスを産生します。これが，ウイルスのライフサイクルそのものになります。増殖が成立するには，図14.1右に示したように，5つの過程を経ます。

① 宿主細胞表面へウイルス粒子が吸着する。
　宿主細胞の表面にある受容体にウイルスのカプシドやエンベロープタンパク質が結合する。

② 細胞内へウイルスが侵入し，ウイルスゲノムを放出する。
　細胞内部でカプシドが壊れ(脱殻という)，ウイルスゲノムが放出される。

③ 細胞内でのウイルスゲノムの複製とカプシドなどのウイルスタンパク質の合成が行われる。
　宿主細胞の酵素やいろいろな素材，さらにエネルギーが，ウイルス複製に利用される。ウイルスゲノムにはRNAのものもある。

④ ウイルス粒子の組み立てが行われ，子孫ウイルスの成熟が起こる。

⑤ 細胞外への子孫ウイルス粒子の放出が起こる。
　宿主細胞の細胞膜を壊したり，あるいは細胞膜をかぶったまま芽が出るようにして放出される。

抗ウイルス薬を開発しようとするときには，このそれぞれの過程を標的にして，どこをどのように狙おうかと考えながら研究が行われています。

感染したウイルスに対する防御機構が生体には備わっている

ウイルスに感染したとき，ヒトの体は2種類の方法で防衛します。1つは，ウイルスそのものを標的とする戦略で，もう1つは，ウイルス感染細胞を標的とする戦略です。

ウイルスそのものを標的にするやり方を仮に戦略Aとしましょう。これは，図14.1右で示したような過程，つまり細胞への吸着や侵入の過程や，感染細胞内でウイルス粒子が産生される過程などを標的にする方法です。もう1つのやり方を戦略Bとすると，こちらは，ウイルスに感染した細胞を標的にする方法です。つまり，感染細胞が子孫のウイルス粒子を産生するので，感染細胞そのものを攻撃するということです。感染細胞が攻撃されて死滅すれば，ウイルスはその細胞でもう増えることができなくなります。2つの防御戦略を消火活動に例えると，戦略Aが消火・鎮火活動だとすると，戦略Bは火事の起こった家屋を取り壊す江戸時代の火消し方法に相当します(江戸時代は，家屋を取り壊して，火災の広がりを食い止めました)。

このような2つの戦略AとBがありますが，これらの戦略で主な働き手となるものには，3種類あります。インターフェロン，抗体，免疫細胞の3つです。それぞれについて具体的にみていきましょう。体の防御機構については，細菌の感染を扱った第9章で詳しくまとめましたが，細菌とウイルスは感染機構やそれに対する防御機構が異なる点があり，その点を強調して解説します。

注：インターフェロン(IFN)にはI～III型がありますが，多くの場合，I型インターフェロンを指します。I型にはIFN-α，IFN-βがあります。

● インターフェロンが働く自然免疫

病原体が感染したときに最初に働く免疫反応は自然免疫と呼ばれる種類のものですが，これは，ウイルスの場合でも同じです。ただ，ウイルスの場合に特徴的なのは，最初に中心的に活躍するのが，インターフェロン(IFN)というタンパク質だということです。ウイルスが感染すると感染細胞はインターフェロンを産生・分泌して，周囲の細胞に，「ウイルスに対処せよ」などと伝えるのです。インターフェロンは局所的に働くホルモンで，サイトカインという種類のタンパク質になります。免疫ホルモンと呼ばれることもあります。

ここでは，肝炎の治療と関連するI型インターフェロン(α型とβ型がある)[注]について具体的に説明しましょう。これらのインターフェロンは，ウイルスに感染した白血球などで産生・分泌されます。分泌されたインターフェロンは，周囲の細胞の表面にあるIFN受容体に結合し，その細胞内で，抗ウイルス作用をもつタンパク質の産生が引き起こされます。例えば，ウイルスのタンパク質の合成

メモ

サイトカイン
局所ホルモンの1つで，低分子のタンパク質。細胞から分泌され，周囲の細胞にシグナルを伝える働きをします。インターフェロンのほか，第13章で登場したTNF(腫瘍壊死因子)などが含まれます。

を抑制したり，ウイルスのRNAを切断したりする酵素が作られてくるのです。ということは，戦略Aになります。この戦略により，ウイルス感染細胞の減少(感染の広がりを防ぐ)と，ウイルス産生の抑制が期待できます。

インターフェロンの働き方の特徴は，病原体であるウイルスの種類やタイプに関係せず，どんなウイルスであってもオールマイティに対応できるということです。また，インターフェロンを受け取ることができる受容体は，いろいろな細胞に存在するので，それらの細胞がすぐに応答することができるというメリットもあります。インターフェロンの産生は，感染後数時間という早期に始まることがわかっています。ですから，ウイルス感染の初期に働く最も重要な防御機構といえます。

とはいえ，インターフェロンはオールマイティといっても，ウイルス産生を完全に抑えられるとは限りません。そのときには，次に紹介するような抗体やキラーT細胞の出番となります。

▶ 抗体が作られる液性免疫の仕組みについては，第9章91ページも参照。

● 抗体が働く液性免疫

感染後しばらくすると，侵入したウイルス抗原に特異的な抗体が宿主細胞によって作り出されます。抗原特異的な攻撃の発動です。作り出された抗体は，ウイルスのカプシドやエンベロープタンパク質にピタッと結合することができ，ウイルスの宿主細胞への侵入を防ぐように働きます。ウイルスが宿主細胞に侵入する前には，まず宿主細胞の受容体への結合(吸着という感染過程)が起きますが，結合するのはウイルスのカプシドやエンベロープタンパク質なのです。ですから，カプシドやエンベロープタンパク質に抗体がくっついてしまえば，吸着・侵入を阻止することができるのです。抗体が病原性を中和するので，中和活性と呼ばれます。なお，細胞への侵入を防いでいるので，これは，戦略Aとなります。

あるウイルスに初めて感染したときは，2週間ほどでそのウイルスに対する抗体ができます。また，すでにウイルスに対する抗体をもっている場合には(ワクチン接種や過去の感染で獲得された免疫により)，ウイルスの感染を防止することができます。

メモ

ウイルスと感染細胞の相性

カプシドやエンベロープタンパク質が宿主細胞の受容体に結合し，ウイルスは吸着・侵入します。その際，ウイルスは，相性のよい受容体を見つけ出して結合してきます。宿主細胞の受容体は，ウイルス特異的に作られているわけではないので，相性の合う受容体が見つからない場合には，吸着できません。ウイルスごとに感染する細胞が決まっているのは，こういう理由によります。

● キラーT細胞が働く細胞性免疫

ウイルス感染細胞を特異的に認識してその細胞を殺す，という細胞性免疫の応答も，感染後しばらくすると発動します。これは戦略Bになります。細胞性免疫の仕組みについては，第9章で詳しく解説しましたが，結核菌感染の場合と同様に，キラーT細胞(細胞傷害性T細胞)という免疫細胞が働いて，感染細胞を見つけ，攻撃して排除します。

メモ

中和する

抗体が抗原に結合することで，抗原の作用が抑えられることを中和といいます。

ただし慢性肝炎では皮肉なことに，この感染細胞を排除するという細胞性免疫の働きが，逆に，肝臓細胞を攻撃し，死滅させることになります。詳しいことは省きますが，将来内科学で学ぶことになります。

肝炎ウイルスはこのように検出する

ウイルスが感染し，肝細胞でウイルスが活発に増殖すると，ウイルスが血中に流出してきて，一部滞在するようになります。ですから，ウイルスのもつ抗原に対する抗体がいくつか産生され，それが血中に分泌されるので，血中で検出されるようになります。

HBVの場合，HBs[注]という抗原がよく知られているものの1つなので，それを例に説明します。血中でHBs抗原が検出されると，「抗原陽性」と判定されます。つまり，ウイルスが存在していることを示し，HBV感染が持続していることを意味します。この抗原陽性が6か月間継続するとHBVキャリアと呼ばれます。一方，HBs抗原陰性で，HBs抗体が陽性の場合には，現在ウイルスは存在しておらず，過去に感染したことがある，もしくはワクチン接種歴を示すことになります。つまり，免疫ができているということです。

注：HBsのsは，surface（表面）という意味です。B型肝炎ウイルスの表面にあるエンベロープタンパク質の1つが抗原になっています。

HCVの場合には感染の有無は，HCVに対する抗体検査や，HCVのRNAゲノムの量を測定して診断されます。HCVのゲノムは，（DNAではなく）RNAなのです。HCV-RNAの定量には，逆転写PCRという方法を利用して，ウイルスのゲノムを直接調べます。逆転写PCRは重要な技術なので，生化学や分子生物学でしっかり学ぶことになりますよ。さて，HCVは血液を介して感染しますが，日本人のHCV抗体陽性率は1.4％と高く，陽性者の80％は症状がないキャリアになっているか，あるいは慢性肝炎になっているかです。「抗体があるのにキャリア？」と不思議に思うかもしれませんね。実は，HCVに感染したときにできる抗体は，ウイルスの働きを抑制できる「中和活性」をもたないことが多く，抗体があるからといって，安心はできないのです。

メモ

逆転写PCR

PCRはpolymerase chain reactionの略で，DNAを増幅する技術のこと。逆転写（reverse transcription）PCRは，RNAをDNA（正確には相補的DNA〔cDNA〕）に変換してから，PCRを行う方法のこと。医学の多彩な場面で利用されている技術です。

ウイルスの治療薬の実用化が進んでいる

肝炎ウイルスが感染したときの治療薬には，まず，インターフェロン（IFN）薬があります。それから，ウイルスの増殖を抑える働きをする優れた抗ウイルス薬もいろいろ開発されています。

● インターフェロンがウイルス肝炎の治療に用いられる

インターフェロンは，ウイルスの感染に伴い，感染細胞で産生され，分泌されるタンパク質です。遺伝子組換えなどの技術を用いて，このタンパク質を大量に製造し，薬の形に加工して利用されています。

インターフェロンは，あとで述べる抗ウイルス薬とは異なり，さまざまなウイルス感染に対して非特異的に働きます。つまり，ウイルスの種類は問わず，いろいろなウイルスの産生を抑制でき，多種類の異なったウイルスの感染防御に利用できます。このように非特異的なので効用の幅は広く，ウイルス感染症の治療薬として大きな役割を担っています。一方で，副作用やコストなどの制約もあるので，すべてのウイルス感染症に用いるというのではなく，主に慢性肝炎の特効薬として利用されてきました。

● 抗ウイルス薬を開発するときのポイントは？

抗菌薬の章でも話しましたが，微生物に対する薬を開発する際には，正常細胞に含まれておらず，その微生物だけがもつ分子や機能を薬の標的にします。抗ウイルス薬の標的は，ウイルスゲノムの複製や酵素の働きを阻害するものが多くあります。特に，ウイルスがDNAやRNAを合成するときに使う素材である物質（ヌクレオシドやヌクレオチド）を標的とする薬です。これらの物質の類似体（偽のヌクレオシドやヌクレオチドで，本来の働きはしない）を薬として用いる方法です。偽の素材が本来の素材と競合して，DNAやRNAの合成が阻害されるのです。

抗ウイルス薬には，抗菌薬とは異なる特徴もあります。抗ウイルス薬は，ウイルスごとの特異性が非常に高いということです。個々の病原ウイルスには，そのゲノムがDNAかRNAかといった違いがあります。細胞への感染から細胞内でのウイルスの産生・放出過程まで，図14.1で示したライフサイクルにはバリエーションがあります。ですから，ウイルスの種類ごとに個性があり，使用する抗ウイルス薬も，ウイルスの種類ごとに異なってくるのです。細菌の場合は，例えば細胞壁がいずれも同じペプチドグリカンでできており，共通の細胞壁合成阻害薬が効くのですが，これと対照的です。抗ウイルス薬を用いる際には，感染したウイルスの種類を特定し，それから抗ウイルス薬を選択する必要があるということになります。

> **メモ**
> **ヌクレオシドと ヌクレオチド**
> どちらもDNAやRNAなどの材料となる物質の総称。ヌクレオシドには，アデノシン，シチジン，グアノシン，チミジン，ウリジンがあります。それぞれの名称は，含まれる塩基（アデニン，シトシン，チミン，グアニン，ウラシル）に由来するものです。ヌクレオシドにリン酸基が結合すると，ヌクレオチドになります。

● 慢性肝炎の抗ウイルス薬とその作用機構を説明しておこう

肝炎ウイルスの複製や感染経路を特異的に阻害する抗ウイルス薬が実用化されています。HCVによる肝炎の治療には，以前は，リバビリンとインターフェロンの併用療法が主流となっていました。リバビリンは低分子化合物で，ウイルスゲノム(RNA)の合成を阻害し，ウイルス粒子が産生できないように働きます。RNAの素材の1つであるグアノシン(ヌクレオシドの1つ)と化学構造が似ている類似体です(ヌクレオシドアナログと呼ばれます)。本来のグアノシンの代わりにリバビリンがRNAに取り込まれるため，活性をもたないRNAが合成されてしまい，その結果，ウイルス粒子の産生が抑制されます。ですから，競合的に作用する拮抗薬ということになります。

注：プロテアーゼはウイルスのタンパク質のプロセシング(加工)に必要で，この阻害薬によりウイルス粒子の成熟過程が阻害され，活性をもつウイルス粒子の産生が抑制されます。

現在は，その他に，HCVが産生するプロテアーゼ(タンパク質を分解する酵素)を阻害する薬や，HCVのRNAポリメラーゼ(RNAを合成する酵素)を阻害する薬など，ウイルスの複製過程を直接標的とする薬も実用化されています。インターフェロンを使わずに，これらの新たな薬を併用する療法が推奨されています。新たな治療法の効果は大変優れており，ほぼ100 %の患者さんで，ウイルスを完全に排除することができています。

一方，HBVに対してはインターフェロン，あるいはエンテカビルやテノホビルなどの抗ウイルス薬が使われます。HBVが用いるDNAの複製方法は特殊で，RNAを鋳型にしてDNAが合成されます。その過程で働くウイルスの酵素が発見されました。そこで，それを阻害する物質としてエンテカビルやテノホビルという低分子化合物(核酸アナログ)が開発されたのです。RNAやDNAがどのように複製(合成)されるのかという知識などが，抗ウイルス薬の作用機構を理解するのには必要ですが，これらは少し難解ですから，かけ足の説明となりました。

メモ

風邪やインフルエンザの薬

ウイルス感染症といえば，何といっても風邪が思いつきますね。風邪はウイルスの感染による上気道の炎症ですが，今のところ処方すべき抗ウイルス薬はありません。病状が軽いので対症療法(熱があれば解熱薬，鼻水がたれると抗ヒスタミン薬を処方するといった症状への対応です)と，自然治癒を待つ(安静と水分・栄養補給による)という展開になります。風邪を引き起こすウイルスには多種類があるので，個々のウイルスに対する薬を開発するのは難しいでしょう。通常，風邪は命にかかわる病気でもなく，数日で治ることがほとんどなので，わざわざ医療費をかけて原因ウイルスを特定したり，抗ウイルス薬を処方する必要がないというのも理由の1つでしょう。

一昔前まではウイルスに効く薬はないといわれていましたが，最近はインフルエンザウイルスに効く薬がいろいろ開発されてきています。タミフル(商品名です。一般名はオセルタミビル)の名前は聞いたことがあるでしょう。タミフルは，感染細胞からウイルスが遊離するのに必要な酵素(ノイラミニダーゼ)を阻害する薬です(図14.1で示したウイルスのライフサイクルの⑤に働くことになります)。その後も，新しい抗インフルエンザ薬が次々に開発されてきています。

最近，ウイルスの治療薬の開発や実用化が大きく進んでいます。それは，ウイルスのゲノム配列の決定，細胞に感染する過程，ウイルスが感染細胞内で自分の子孫を大量に産生し，放出するという過程などの理解が飛躍的に向上した賜物なのです。ウイルス感染に関する分子生物学の発展，タンパク質の立体構造の解明，低分子化合物の合成方法の進展などがこの基盤となっています。

まとめ

肝炎ウイルスの中で，医療において大きな問題となるのは，B型肝炎ウイルス(HBV)とC型肝炎ウイルス(HCV)です。HBVやHCVによる感染は自然治癒することもありますが，一部は慢性肝炎に移行し，治療せずに放置しておくと肝硬変や肝がんへと進行する場合もあります。HBVのゲノムはDNA，HCVのゲノムはRNAであり，多くは血液を介して感染します。ウイルスの存在およびその量は，血中の抗原やウイルスゲノムの量を検出，測定することによって判定されます。感染したウイルスに対しては，それを排除しようとする防御機構が生体には備わっています。ウイルス自体を標的とするのはインターフェロン(IFN)と獲得免疫，ウイルス感染細胞を標的とする場合は細胞性免疫です。

ウイルスの感染から，感染細胞での子孫ウイルスの産生，放出までの過程が明らかになってきていますが，これらの過程のそれぞれの段階が抗ウイルス薬の標的となります。HCV感染の治療には，以前はヌクレオシド類似体の抗ウイルス薬とIFNの併用療法が主流でしたが，現在は，ウイルスのプロテアーゼやRNAポリメラーゼを阻害する薬が併用され，優れた治療成績となっています。一方，HBVに対してはIFNやウイルスDNAの合成をつかさどる逆転写酵素を阻害する薬が使われます。

学習目標

- ウイルス性肝炎を30秒で説明できる。
- B型，C型肝炎ウイルスの特徴をそれぞれ30秒で説明できる。
- ウイルス感染と感染防御機構をそれぞれ30秒で説明できる。
- ウイルス治療薬の作用機構を30秒で説明できる。

参考文献

デビッドソン内科学 原著第21版　Nicki R. Colledge, Brian R. Walker, Stuart H. Ralston 編，福井次矢監訳，医歯薬出版，2014

カラー版 内科学　門脇孝，永井良三編，西村書店，2012

内科クラークシップガイド　Douglas S. Paauw, Lisanne R. Burkholder, Mary B. Migeon 著，上床周，奥田俊洋監訳，メディカル・サイエンス・インターナショナル，2004

ハリソン内科学 第4版　福井次矢，黒川清監修，メディカル・サイエンス・インターナショナル，2013

詳しく知りたい　エイズとゲノム編集

エイズと呼ばれる病気の原因ウイルスはHIVです。このHIVが，ヘルパーT細胞のCCR5という受容体に結合することで，感染が起こります。ヘルパーT細胞というのは，細胞性免疫に働くTリンパ球の一種です。HIV感染が起こると，血中のヘルパーT細胞数に減少がみられ，免疫力が著しく低下することがわかっています。

驚いたことに，ヨーロッパ人の1％程度は，このCCR5受容体をもっていないことがわかりました。これらの人たちは，HIV感染の危険行為をしても感染しないのです。CCR5受容体をもっていない理由は，CCR5を作る遺伝子に変異（欠失）が起こっているからです。塩基の数にして32個が欠失していました。

そこで，HIV感染者の人に対して，ヘルパーT細胞のCCR5遺伝子を破壊してしまえば，エイズの治療につながるのではないかという発想が生まれました。CCR5遺伝子を破壊するには，最近登場した「ゲノム編集」技術を用いれば，可能になるはずです。この発想の下，中国では，実際に治療の試みが行われています。

ゲノム編集は遺伝子の配列を改変する技術です。いくつかの手法がありますが，CRISPR/Cas9と呼ばれる手法が最もよく知られています。従来の遺伝子改変技術（例えば遺伝子ターゲティング技術）よりも容易で，さまざまな動植物で使用でき，しかも狙ったDNA配列を正確に改変できるので，爆発的に普及しました。

CRISPR/Cas9は，標的のDNA配列と相補的な塩基配列のRNA（CRISPR）と，DNAを切断する酵素（Cas9）に着目する手法です。これらはもともと，外敵DNAを切断するという細菌に備わっていた防衛機能（免疫系システム）に由来しています。

RNAは狙ったDNA配列を認識するという役割を果たします。RNAの配列を人工的にデザインすることにより，改変したい遺伝子を選ぶことができます。HIV感染の治療用には，CCR5遺伝子に1塩基の欠損が生じるように改変を行うことで，CCR5受容体の機能を失わせることが可能です。このゲノム編集は，その他，遺伝子改変した疾患モデルマウスの作製などによく利用されています（疾患モデルマウスの応用は第16章の難聴で説明があります）。

15章

体内にたまった老廃物が排出できなくなる
慢性腎臓病

老廃物の排出に働く腎臓の機能と治療の方向性を学ぶ

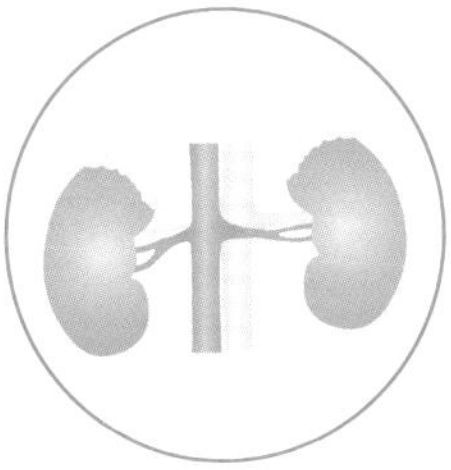

新聞の生活欄で「クレアチニンの値が高い」という質問コーナーがありました。こんな専門用語でもタイトルになるのかと驚きましたが，一般の方々への医学知識の普及はかなりのレベルに達しているということでしょう。質問の回答では，クレアチニンの説明として，「腎臓から尿中に排出される尿毒症物質（難しい用語です）であり，血中の濃度が高ければ，毒素が排出できておらず，腎機能が低下していることが示されます」とありました。よく説明されています。記事では，さらに，「クレアチニンは筋肉で作られる」との説明がありました。

腎臓の機能が低下すると慢性腎臓病（CKD：chronic kidney disease）と診断されますが，これは単独の病気を指す名前ではありません。慢性糸球体腎炎や糖尿病性腎症などを含めた総称に当たり，腎機能の低下が軽度のものまで含んでいます。腎機能が低下し始めたときから生活習慣を変えるとか，治療を開始するとかいった対応を促すために提唱された病名で，人工透析（腎透析）や腎移植に至る人の数を減らすというのがねらいです。この慢性腎臓病は通常数年を経て進行しますが，発症初期では血液の生化学的検査に異常（クレアチニンの値が高い）がみられるだけで，自覚症状はなく，時間が経つとともに腎臓の機能不全（腎不全）による臨床症状が生じてきます。体がだるい，吐き気がする，皮膚がかゆい，めまいがする，などがその症状です。ですから，気がつけば慢性腎臓病あるいは腎不全になっていたということが多々あります。

日本における慢性腎臓病の患者数は1千万人を超え，成人の8人に1人は慢性腎臓病と推定されています。この数字には驚きます。病期が進行し腎不全になると腎透析により腎機能を代替えさせる，という治療を受けますが，この腎透析の患者数は毎年増え続け，最近では30万人を超えています。ですから，慢性腎臓病は医療という面からだけでなく，経済的，社会的にも大きな影響力をもってい

この章の内容は，解剖学と生理学の講義で学びますが，病理学や免疫学も関連します。

ます。

慢性腎臓病を今回のテーマにしますが，その治療法は病期の進行を遅らせるとか，腎機能を代償させる腎透析しかありません。攻めの治療というなら，腎移植でしょう。ですから，移植のときに問題となる移植抗原についても説明します。

慢性腎臓病とはどんな病態か

慢性腎臓病は，通常，数年をかけて進行しますが，発症初期には自覚症状がありません。これは，腎臓の予備能が高く，腎臓の排泄機能がゆっくりと失われていくためです。症例で紹介した例は慢性腎臓病がかなり進行した状態ですが，窒素を含んだ代謝産物（多くはアミノ酸の分解産物）が腎臓から体外に十分に排泄されず，その結果，窒素化合物が血液にたまる高窒素血症などを引き起こしています。慢性腎臓病には，糖尿病性腎症，慢性糸球体腎炎，腎硬化症などが含まれます。糖尿病性腎症は世界的に増加していて，これが腎透析患者数の増大をもたらしている原因です。慢性糸球体腎炎は，免疫異常が関与し，その一病型として，IgA腎症[注]があります。腎硬化症は，腎臓の血管に異常がみられるものです。これらの慢性腎臓病の原因としては，高血圧，糖尿病，肥満といった生活習慣病や加齢，喫煙などがあげられます。

注：IgA腎症は，日本で最も多くみられる慢性糸球体腎炎。20年後には，約30～40 %が末期腎不全に至るという難病。

巧妙な仕組みで体内のゴミ（窒素化合物）を排泄する腎臓

腎臓は腰のやや上の高さに左右1個ずつ存在し，そら豆のような形をしています。成人では約150 gの重さ，長径約12 cmの大きさです。腎臓の表層から少し内部に入った領域を腎皮質と呼び，それよりさらに内側に入った領域は髄質と呼ばれます。腎皮質領域に存在する糸球体が老廃物の濾過器となっています。文字通り，糸球体は毛細血管が毛糸玉のようにもつれ合った構造をしています。この糸球体はボウマン嚢という袋状の入れ物に入っていて，ボウマン嚢からは長い管腔（尿細管）が伸びています（図15.1）。糸球体，ボウマン嚢，尿細管の3つのセットをネフロンと呼び，ネフロンが腎臓の機能単位となります。このネフロンは，片方の腎臓に100万個も含まれていて，機能的に重要な組織です。

糸球体は，体内で生じた老廃物（窒素化合物などで，クレアチニンもその1つ）を血液中から濾過します。この濾過は，再吸収という方法により行われるのが特徴です。糸球体毛細血管を流れる血漿の約20 %は，まず尿細管に濾過されて排出されます。しかし，この濾過液（原尿）のほとんどは，長い尿細管のもう1つの毛細血管から再吸収されるのです。再吸収する毛細管は，傍尿細管と呼ばれます。

症例

[58歳の女性]　市の職員をしています。定年まであと2年間残っていますが，老後の生活設計を考え，仕事をこのまま続けたいと考えています。44歳のときに，定期健診で高血圧が指摘され，その後は近くの医院に定期的にかかり，降圧剤を服用してきました。ところが，55歳のとき全身倦怠感と疲れが残るという状態になり，総合病院を紹介され，入院しました。診察および精密検査の結果，慢性腎臓病(CKD)と診断され，腎臓の機能が低下していると告げられました。血中クレアチニン値は2.2 mg/dL(正常値は0.8 mg/dL)ということでした。かかりつけ医で定期的に血液検査をしていたのに，突然こんな状況になってしまって，と驚きました。腎透析療法を将来導入する必要があるかもしれないと，そこで説明を受けましたが，服薬と食事療法についての説明と指導を受けただけで退院しました。その後は，目立った症状もなく過ごしてきました。今回，旅先で風邪の症状と下肢に浮腫がみられ，救急夜間診療を受けました。このとき，クレアチニン値は6.6 mg/dLと上昇していて，腎機能低下の進行が指摘されました。帰宅後，この病院に紹介され，腎透析導入が必要との説明を受けました。週末の時間を利用し，仕事仲間との温泉旅行や山歩き，地域ボランティア活動などを続けてきましたが，今後もこれらが継続できるのか，と不安を感じています。

この排出と再吸収は，糸球体と傍尿細管の毛細血管の水圧に差があることにより成り立っています。その濾過量は，圧差を調節することで決まります。再吸収には選択性があります。水分であればその99 %が再吸収され，ブドウ糖やアミノ酸であれば，通常100 %再吸収されます。一方，尿素，クレアチニン，アンモ

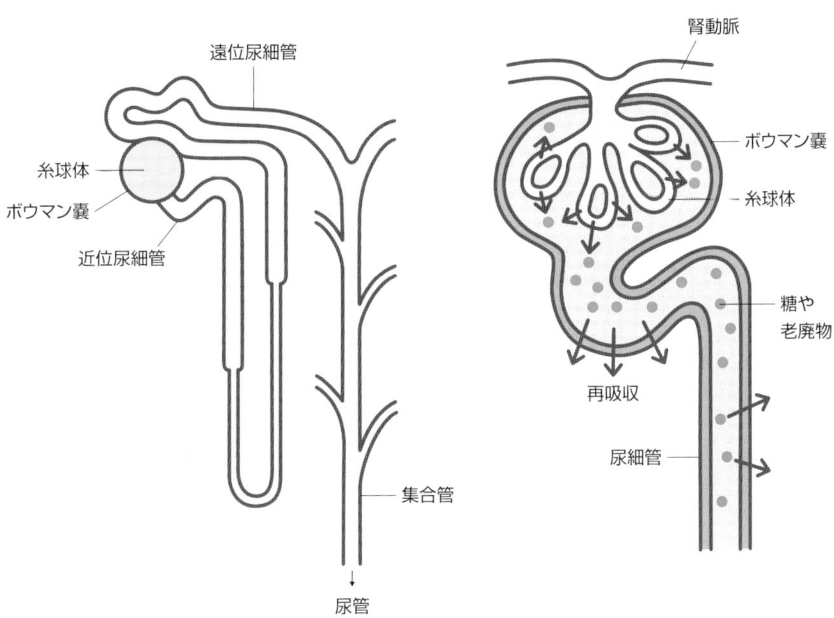

図15.1　左は腎臓の皮質に存在する糸球体とボウマン嚢，尿細管の模式図。右は，糸球体からボウマン嚢への濾過と尿細管からの再吸収の模式図。

ニアなどは再吸収されません。尿素は，アミノ酸が代謝された後の最終産物で，排泄される化合物です。この濾過と再吸収（および尿細管へのH^+イオンの分泌という働きもあります注）という複雑な過程で，原尿から最終的な尿が作られ，尿細管から腎盂に集められ，腎臓からは尿管を通って膀胱に運ばれます。

注：血液中の過剰なH^+を分泌し，pHを上げることにより酸塩基平衡の維持に働きます。腎臓は，体内で生じた（呼吸性ではなく）代謝性の酸を排出（除去）することができるのです。これには，尿細管の間在細胞にあるH^+（プロトン）ポンプ（ATPアーゼ）が働きます。

栄養素として摂取された物質は体内で代謝されて有効利用された後，体外に排出されます。三大栄養素のうち糖と脂質は，炭素（C）と酸素（O）と水素（H）からなるので，水（H_2O）や二酸化炭素（CO_2）として腎臓および肺から排出されます。クリーンなエネルギー源といえます。一方，タンパク質は炭素と酸素と水素に加えて窒素（N）を含み，体内で毒性をもつ窒素は尿素（NH_2-CO-NH_2）として無毒化されてから，腎臓から排泄されます。慢性腎臓病の患者さんでは，腎機能の低下により窒素代謝物が体内に蓄積するため，最終的には尿毒症を引き起こすのです。

なお，クレアチニンは，アルギニンやグリシンなどのアミノ酸を材料にして，筋肉内で生成され，尿中に排泄されます。窒素の排泄効率の指標として用いられ，腎機能を測る臨床検査に利用されます。

腎臓の働きは排泄以外にもいろいろある

腎臓には，排泄以外の機能もいろいろあり，腎不全ではそれらの機能も影響を受けるので，これについても少しふれておきます。ざっと読むだけで十分です。腎臓の機能には，生体内の水分量の調節，ナトリウムイオン（Na^+）やカリウムイオン（K^+）といった電解質のバランス調節，血液の酸塩基平衡の調節などもあげられます。これらを通して，体液の恒常性を維持する働きを行っているのです。さらに，血圧や赤血球産生の調節にも働いています。

本題から少し外れますが，腎臓が分泌するホルモンなどもあげておきましょう。まず，第11章で説明した血圧上昇作用をもたらすレニンという酵素があります。それから，骨髄に作用し，赤血球の産生を促進するエリスロポエチンを分泌しています。また，不活性型ビタミンDを活性化する（水酸化酵素による）働きも行っています。ビタミンDは腎臓でのカルシウムイオン（Ca^{2+}）の再吸収と腸管での吸収を促進し，骨・カルシウム代謝に作用しています。ですから腎不全が起きると，高窒素血症だけでなく，ホルモン分泌の低下も起こし，それらによって，高血圧，貧血，骨代謝異常など多岐にわたる異常，臨床症状を引き起こすことになるのです。

腎臓の機能を測定して，病状の進行度を評価する

糸球体で老廃物を濾過する能力は腎臓の大切な機能の1つですが，この腎排泄機能は，糸球体濾過値(GFR)を測定することにより判定されます。いくつかの測定法がありますが，通常は，血清クレアチニン濃度と尿中のクレアチニン量を測定することによって算出されます。ただし，日常診療では，簡便法としての推算糸球体濾過値(eGFR)がGFRの近似値として用いられ，大よその機能の評価が行われています。eGFRは，血清クレアチニン濃度の測定値と，年齢，性別を指標にした早見表から計算されるものです。ちなみに血清クレアチニン濃度は，健康な男性で約1.0 mg/dL，女性で約0.8 mg/dLとされています。

血清クレアチニン濃度が高く，eGFRの値が60以下(標準は90以上)になると，慢性腎臓病と診断されます。30～50に低下すると，症状はみられないものの，軽い高窒素血症や尿濃縮力障害がみられます(慢性腎臓病の病期ステージ3)。30以下(病期ステージ4)になると，明らかな高窒素血症を呈します。さらに，5～10以下(病期ステージ5)になると，尿毒症の症状がみられるようになり，腎透析療法や腎移植治療を受ける対象となります。このGFR(eGFR)値の低下は，ネフロン数の減少を反映しています。

治療は病期の進行を遅らせるか，腎機能を代償させる

慢性腎臓病の薬物治療は，残存ネフロンの負荷を軽減させることを目的としているので，「攻め」の治療法ではありません。糸球体を構成する上皮細胞(ポドサイトと呼ばれる)はすでに増殖能力を消失している細胞なので，障害が起こったからといって，ネフロンを再生することはできないのです。残存ネフロンの負荷軽減で使用される薬としては，レニン-アンジオテンシン-アルドステロン系の阻害薬(降圧作用をもつ)が基本となります。

他臓器の疾患に合併して腎臓が悪くなることが多く，例えば，糖尿病や高血圧がそれです。特に2型糖尿病による糖尿病性腎症は重要で，その場合は，まず糖尿病の治療を行う必要があります。現在では2型糖尿病の増加によって，慢性腎臓病から腎不全に進行し，腎透析に至るという症例が増えてきています。高血圧が原疾患の場合は，降圧剤を投与しますが，脂質代謝異常を伴うことが多く，その場合はLDLコレステロールを下げるスタチン薬も治療に用いられます。慢性糸球体腎炎が原疾患になることもあります。その場合は，免疫抑制薬(ステロイドホルモンなど)が用いられます。

残存ネフロンの負荷，負担を軽減させるという点では，食事療法も重要です。

> **メモ**
> 原疾患とは？
> 今問題としている病気を引き起こしている，もともとある病気のこと。ここの一例では，糖尿病が原疾患であり，慢性腎臓病が今問題としている病気ということになります。

メモ

人工透析の方法

人工透析のイメージをつかめるように，血液透析法について説明しておきましょう。ダイアライザと呼ばれる装置が利用されます(図15.2)。半透膜を隔てて，血液と透析液を流し，両者の浸透圧の差(つまり拡散)により，血液中に蓄積した老廃物を透析液側に引き出す(排出する)，という方法です。効率よく透析を行うためには，毎分150 mL以上の速さで血液を透析器に送り込む必要があります。そのため，一般的には動脈と静脈を吻合して内シャント(動静脈瘻)があらかじめ作製されます。通常，利き腕とは反対側の手首にある橈骨動脈と橈側皮静脈との間に内シャントを作り，静脈を怒張(ふくれること)させ，そこにカニューラを挿入し，より多くの血液を引き出します。通常，通院は週3回，1回につき約4時間かけて行われます。

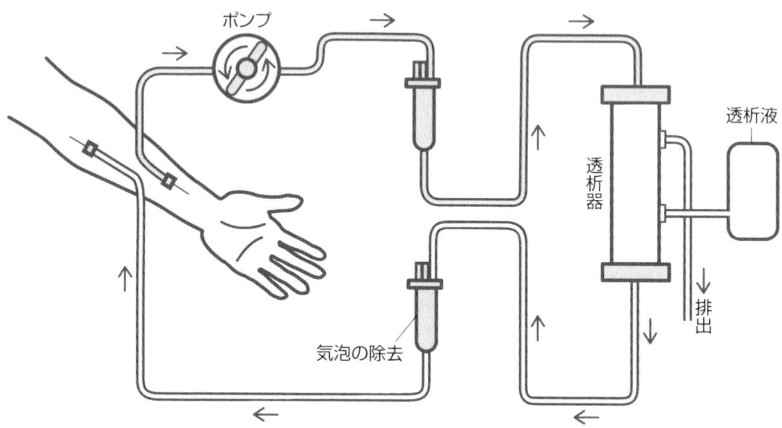

図15.2　人工透析の模式図。血液と透析液が接する面で老廃物が排出されます。

食事制限による体重の管理，タンパク質の摂取制限(体重1 kg当たり1日0.6 gタンパク質以下にする)，ナトリウム(Na)は4～5 g/日，カリウム(K)は1.5 g/日以下に抑えるように，という指導がなされます。

現在の治療法は不完全なので，腎不全への進行を満足に防止することはできません。そのため，腎の透析療法を受ける患者さんの数は毎年増加しているわけです。透析療法とは，機械装置によって老廃物を体外に排出させる方法です。透析が必要な患者さんには3種類の選択肢があります。血液透析，腹膜透析，腎移植です。それぞれのメリット，デメリットをよく知ったうえで選択をする必要があります。身体状況(症状の程度)やGFR値，さらに生活スタイル，仕事・趣味などのQOLを考慮しながら，治療法を選択することが大切です。日本ではGFRが約6 %以下になると，一般に透析療法を受けはじめるといわれています。

腎移植で問題となる移植抗原のMHC

自分自身以外の人から臓器を提供してもらい，それを移植すると，拒絶反応が起こってうまく生着[注]しないことはよく知られています。その理由は，人間には多様性があり，人それぞれは互いに異なった抗原を多数もっているからです。つまり，レシピエント(移植を受ける患者)にはない抗原がドナー(臓器提供者)に含まれていて，その異なる抗原がレシピエントに拒絶反応を引き起こすのです。このような抗原を移植抗原といいます。

注：生着とは，手術で移植された器官が，本来の機能を果たすこと，と大辞林にあります。造血幹細胞移植では，白血球のうち，好中球の数が500個/μL(mm^3)を超える日が3日間続くと，生着と呼びます。

この移植抗原で問題になるのは，MHC(主要組織適合遺伝子複合体)分子と考えていいでしょう。MHCは，一般には，HLA(human leukocyte antigen：ヒト白血球抗原)という名称でよく知られているかもしれません。これは，もともとは白血球に含まれる抗原として発見されたので，HLAという名前がついたのですが，その後，他の細胞もこの抗原をもつことがわかり，MHCと呼ばれるようになっています。

MHCが移植抗原として問題になる理由は，MHC抗原の種類がきわめて多様だからなのです。無数に近いほどの多様性がありますから，自分と同一のMHC抗原をもつ人は，一卵生双生児以外きわめて少ないといえます。ですから，移植で適合する組織を見つけるのが非常に大変なのです。

MHC抗原はなぜそのような多様性をもっているのでしょうか。というよりも，どうしてそのような多様性を作ることができるのでしょうか。抗原はタンパク質ですから，それを作る遺伝子[注]に多様性を生じる鍵があります。MHC抗原の多様性は，その遺伝子の独特さにあるのです。それについて説明しますが，難易度は高くなりますから，ちょっと覚悟してください。

注：この本では，「○○タンパク質を作る遺伝子」とは，○○タンパク質をコードする遺伝子のことを指しています。

遺伝子が存在する場所のことを「遺伝子座」といいます。遺伝子の「席」のようなものです。ふつうの遺伝子の場合，遺伝子の席は1つということが多いのですが，MHCの遺伝子の場合，なんと席が6個もあります。この6個の席にいろいろな遺伝子のバリエーションが収まるので，いろいろな組み合わせが生じるのです。これは，別な表現をすると，遺伝子のパスワードを6桁の文字で表しているのと似ています。パスワードを数字で表す場合には，使える数字は10種類しかないでしょう。ところが，MHC遺伝子の場合，使える記号の種類は，100種類以上もあるのです。つまり100^6通り以上の組み合わせがあることになります。また，遺伝子は，父親と母親から1個ずつ引き継ぐので，実際には，各個人は2つの対立遺伝子をセットでもっています(第17章の遺伝相談でも説明します)。つまり，$100^6 \times 2$通りの多様性が生み出されることになります。このようにして，膨大な多様性が生み出されるのです。

今，遺伝子のパスワードとして使える「記号」の種類は100種類以上あると書きましたが，正確にいうとこれは記号ではなく，「対立遺伝子」です。ヒトは，父親と母親から1つずつ対立遺伝子を受け継ぎますが，全人類のMHC遺伝子の対立

注：対立遺伝子の種類が多いと，遺伝的多型の数が多いことになります。

遺伝子を並べてみると，100種類以上のバリエーションがあるということです[注]。ふつうの遺伝子の場合には，1つの遺伝子座に1種類の対立遺伝子ということが多いのです(だから，一般的にはホモ接合体が多い)。

もう少し説明しましょう。今，MHC分子の席(遺伝子座)は6つあるといいましたが，それぞれの席には名前がついています。A，B，C，DR，DP，DQという名前です。最初の3つはクラスIと呼ばれ，後の3つはクラスIIと呼ばれ，2つに分けられます。なぜかというと，性質が少し異なるのです。アドバンスでふれます。

臓器移植をするときの移植抗原の扱い方

腎臓，肝臓，心臓の移植の場合は，移植臓器は比較的生着しやすいとされています。一方，外界と接する肺や小腸などの場合は，免疫応答の環境が前者の臓器とはおそらく異なるので，やや生着しにくいとされています。腎臓移植では，透析という代替手段があり，患者さんは移植を待つことができるので，HLA(MHC)適合ドナーを探索した上で移植を行うというのが基本となっています。このHLAの組織型判定にはリンパ球が使用されます。HLAに対する抗血清と補体[注]をリンパ球に混合し，リンパ球表面が傷害されるかどうかで判定します。具体的には，混合液中の色素が傷害により細胞内に取り込まれるかどうかで識別します。一方，肝臓や心臓の移植では，患者さんに余裕がない場合が多いので，HLAの適合，不適合を問わずに移植が行われるのが原則となっています。

注：抗血清は，抗原を与え免疫した個体から得られる血清(抗体を含む)を指します。血清とは，血液に抗凝固剤を加えずに得られる上清の部分をいい，凝固した血餅部分が除かれたものです。一方，血液に抗凝固剤を加え，遠心後に得られる液性の部分は血漿と呼ばれ，区別されます。補体は，血清タンパク質の一種で，病原体を直接攻撃する力をもちますが，食細胞を助ける働きももちます。ここではリンパ球表面の傷害に働きます。

なお，腎移植で6種類のHLA型が一致したドナーの場合，5年後の生着率は約95 %とされていますが，6つとも不一致の場合でも約60 %（あるいはそれ以上)とけっこう高いものです。おそらく，現在用いられている免疫抑制薬のおかげと考えられます。免疫抑制薬は，主として，免疫反応の主役であるリンパ球の増殖を抑制したり，リンパ球の機能を抑制する作用をもちます。それにより，かなり強力に免疫系を抑制するのです。

なお，ABO型抗原の発現は基本的には赤血球にしかみられませんが，ABO型抗原に対する移植時の拒絶反応への対策はすでに行われています。HLA以外にも移植抗原がありますが，対策はなされていません。

一方，HLAの適合・不適合により移植の可否を厳しく判定するのが，骨髄移植です。骨髄移植は白血病の治療などで行われますが，臓器移植の場合とは大きく異なるわけです。なぜかというと，臓器移植で不適合があると，移植された骨髄がレシピエントの臓器を攻撃するようになるからなのです。繰り返しますが，臓器移植でのHLA不適合は，拒絶反応により移植臓器が受け入れられなくなるのですが，骨髄移植の場合には，ドナー骨髄によるレシピエント臓器の攻撃が起こるのです。白血病の移植では，白血病を起こしている患者(レシピエント)の免疫系を破壊した後に，ドナーの正常骨髄が移植されます。このときにHLAの不適合があると，移植された骨髄中の成熟T細胞(直接的にはキラーT細胞)がレシピエントの組織を攻撃します。

アドバンス

MHCは免疫反応で重要な役割を担っている

移植抗原の本体はMHC分子で，その多様性と独自性について説明してきましたが，その役割の追加説明をしておきましょう。第9章で説明した免疫反応に関連します。

MHC抗原というものは，細胞の表面に飛び出していて，「自分のMHCはこれだよ」というアンテナのような役目をしています。MHCの遺伝子座には，クラスIとクラスIIの区別があることに先ほどふれました。クラスIの部分は多くの細胞で発現[注]していますが，クラスIIの部分は，特別な細胞でしか発現されていません。どんな細胞かというと，免疫反応で働くマクロファージや樹状細胞という細胞です(抗原提示細胞と呼ばれます)。

注：発現とは，遺伝子からタンパク質が作られることです。

マクロファージや樹状細胞はそもそもどんな働きをする細胞なのでしょうか。第9章でふれたように，これらの細胞は，外部から侵入した細菌やウイルスなどの病原体を取り込んで処理し，小さい部品(ペプチド抗原)に分解して，そのペプチドを細胞表面に旗のようにかかげます。そして，「侵入してきた外敵の抗原はこれだよ」と外部に示して知らせるわけです。MHC分子は，この旗をかかげるときに必要になります。細胞表面に突き出たMHCは，外敵の抗原ペプチドを乗せる皿のような役目をするのです(図15.3)。MHCの皿の上に乗せられた外敵の抗原は，MHC分子とセットになってT細胞により認識されるようになります。

第9章では結核の感染，第14章では肝炎ウイルスの感染を扱いました。結核の感染では，結核菌の抗原が樹状細胞に提示されますが，そのときには，MHCのクラスIIの皿の上に乗せられ，これをヘルパーT細胞が見つけてくれます。一方，ウイルス抗原は，感染細胞のMHCのクラスIの皿の上に乗せられ，キラーT細胞がこれを見つけます。このようにクラスIとIIでは，働きに違いがあるのです。

いいかえれば，これが抗原だよ，とT細胞にアピールするときに必要な分子がMHCということなのです。多様で，複雑なT細胞による抗原認識機構については，将来免疫学で学びます。

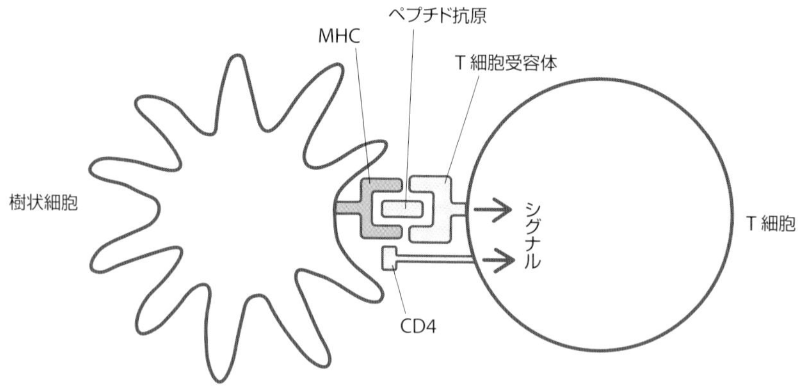

図15.3　病原体の抗原ペプチドの提示に働くMHC分子。抗原を提示する働きをする細胞（マクロファージや樹状細胞）は，抗原とMHCのセットを細胞表面に提示し，この両者をT細胞の受容体が認識します。図で示した樹状細胞は，抗原がクラスII-MHC分子の上に乗り，ヘルパーT細胞がこれを認識します。一方，ウイルス感染細胞のウイルス抗原（分解されたペプチド）の場合は，クラスI-MHC分子の上に乗り，キラーT細胞により認識されます。

まとめ

患者数が1千万人を超え，腎透析患者は30万人以上に上るというのが，慢性腎臓病（CKD）です。病態が進行すると腎機能不全になり，窒素代謝産物が体外に十分に排泄されず，体がだるく吐き気がするなどの症状が引き起こされます。血清クレアチニン濃度から推算糸球体濾過値（eGFR）が計算され，腎機能の近似値として日常診療に用いられています。eGFRの値が5〜10以下になると，透析療法や腎移植治療を受ける対象となります。

食塩やタンパク質の摂取制限，薬としてはネフロンの負担を軽減させる降圧剤の使用が治療の基本となっています。一方，慢性糸球体腎炎が原疾患であれば免疫抑制薬を，糖尿病や高血圧に合併した病態の場合は，原疾患の治療を行う必要があります。

腎移植では拒絶反応（移植免疫）が問題となりますが，これにはHLA抗原（細胞表面に発現している分子）がかかわっています。HLAを作る遺伝子は，6つの遺伝子座と多数の対立遺伝子があるので，人それぞれで多数の異なるHLA抗原があることになり，これが移植時の拒絶反応を引き起こす原因となります。

学習目標

- 慢性腎臓病（CKD）の概要を30秒で説明できる。
- 腎機能とその評価について30秒で説明できる。
- 透析療法や腎移植治療を30秒で説明できる。

参考文献

人体の構造と機能 第4版　Elaine N. Marieb著，林正健二，今本喜久子，遠藤健司ら訳，医学書院，2015

わかるから選べる！療法選択サポートブック：透析スタッフが働きかける！患者が納得！　斎藤明編著，メディカ出版，2012

デビッドソン内科学 原著第21版　Nicki R. Colledge, Brian R. Walker, Stuart H. Ralston編，福井次矢監訳，医歯薬出版，2014

もっとよくわかる！免疫学　河本宏著，羊土社，2011

ガイトン生理学 原著第13版　John E. Hall著，石川義弘ら総監訳，エルゼビア・ジャパン，2018

詳しく知りたい PD-1をめぐるがん免疫療法

免疫系はがん細胞の抑制や排除にどの程度関与しているのか，という問いかけについては長年議論されてきました。がんは，がん細胞それぞれが特異的な抗原をもつので，免疫系が認識し排除するはずと考えられたからです。しかし，いろいろな免疫治療の試みにもかかわらず，満足な結果は得られませんでした。ところが，PD-1受容体に対する抗体治療薬（ニボルマブなど）が最近開発され，事態は一変しました。PD-1は免疫反応を抑制するタンパク質（免疫チェックポイントタンパク質）の1つで，この治療薬に相当の効果があることがわかったからです。

がんを攻撃するキラーT細胞（細胞傷害性Tリンパ球）はPD-1を細胞表面に発現しています。ある種のがん細胞はPD-1に結合するタンパク質（PD-L1やPD-L2）を細胞表面に発現しており，それがPD-1に結合すると，PD-1が活性化され，キラーT細胞の働きが抑制されます。つまり，キラーT細胞からの攻撃をがん細胞が回避してしまうのです。ということは，PD-1の働きを抑えてやれば，キラーT細胞ががんを再び攻撃するだろう，というのが治療戦略なのです。

免疫系が，がん細胞を特異的に認識して排除するまでの機構を少し丁寧に解説するとこうなります。まず，樹状細胞（抗原提示細胞）が，がん特異抗原を取り込み，分解して，小さいペプチドにまで処理します。このペプチド抗原を，細胞表面にあるMHC（主要組織適合遺伝子複合体，第15章155ページ，図15.3参照）受容体分子にまで運び，細胞膜上に提示します。次に，このペプチド抗原（とMHCのセット）を特異的に認識するT細胞が，これを認識します。つまり，ペプチド抗原に対応したT細胞受容体（TCR）をもつT細胞が，これに結合するのです。その結果，T細胞内部にシグナルが伝達され，このT細胞が増殖と分化を開始し，がん細胞を攻撃するキラーT細胞が大量に作られるというわけです。

免疫による攻撃の反応は，正常な免疫反応過程であれば，役目が終わったときには収束に向かいます。この収束過程に働くのが細胞表面に発現している免疫チェックポイントタンパク質で，その1つにPD-1があるいうわけです。PD-1はよく免疫のブレーキに例えられますが，このブレーキを踏むのは，PD-1に結合するPD-L1（またはPD-L2）です。ある種のがん細胞（その内容はよくわかっていません）は，PD-L1（またはPD-L2）を細胞表面に発現することができ，キラーT細胞のPD-1に結合，活性化して，キラーT細胞を働けなくするのです。なお，PD-1とCTLA4（別の免疫チェックポイントタンパク質），この2つのタンパク質の発見により，2018年のノーベル賞が贈られたことはよく知られていることです。

PD-1（やPD-L1）の働きを抑える薬には，抗体医薬が使われます。抗体医薬は，第13章131ページにも書いたように，抗原抗体反応を利用して薬を作製するパワフルな方法です。PD-1に対するモノクローナル抗体として，ニボルマブやペムブロリズマブが，PD-L1に対してはアベルマブなどがあります。進行した悪性黒色腫に対してペムブロリズマブを用いて行われた臨床試験（2013）の結果では，平均約1/3に延命効果が示されました。しかし，よい効果を示す患者さんと効果のない患者さんがあり，この治療効果の症例によるばらつきの理由はまだよくわかっていません。

参考文献

ペコリーノがんの分子生物学—メカニズム・分子標的・治療 第3版 Lauren Pecorino著，日合弘，木南凌訳，メディカル・サイエンス・インターナショナル，2017

16章

難聴：音が聞き取りにくくなるのはどうして？

難聴原因遺伝子の機能と音刺激を受け取る内耳の感覚細胞を理解する

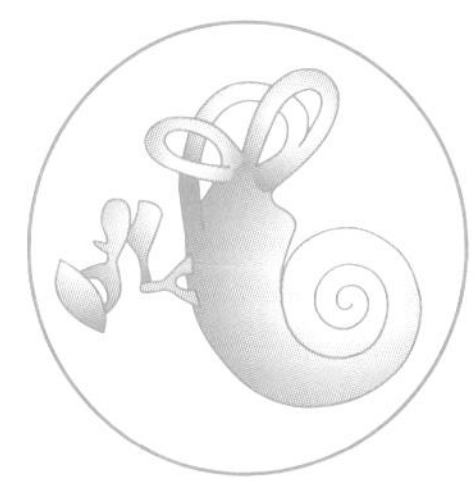

ヒトは蚊がブーンと飛んでいる微弱な音から，飛行機のジェットエンジンの強い騒音まで，極度に違う音量でも，それなりに聞くことができます。また，ピアノのいちばん低音からいちばん高音までの広い音域であっても，それを聞き取ることができ，しかもわずかな音の高さの違いを聞き分けることができます。音の強さと高さ，すなわち空気の異なった振動を耳がとらえ，それを電気信号に変換し，脳に伝えているのです。なお，音量はdB（デシベル）で表し，音の高低は周波数（ヘルツ：Hz）で表します。

音や声が聞き取りにくい状態を難聴といいますが，その程度はさまざまです。健康診断で聴力検査を受けたことがあると思いますが，小さな音（10〜20 dB）でも聞き取れる人は正常で，50〜70 dB程度の強さで聞き取ることができるというときは中等度難聴，70 dB以上（うるさい音です）なら高度難聴，100 dB以上は聾（ろう）と診断されます。難聴が発症する時期により先天性（生まれたときから聞こえない）と，後天性に分けられます。年をとった人の，いわゆる老人性または加齢性難聴は，高音域が聞き取りにくくなるというのが特色です。

遺伝要因は先天性の難聴，後天性の難聴のどちらにも関係しています。今回は，遺伝性の難聴を学びながら，音の聞こえる仕組みを理解しましょう。また，遺伝子の異常と遺伝形式といった遺伝学の基礎を説明します。

難聴には伝音難聴と感音難聴がある

この章の内容は，解剖学，生理学，遺伝学の講義で学びます。

聴覚は音を感知する器官ですが，耳の外側の方から，外耳，中耳，内耳に分かれます。難聴は，その原因から2つに分けられます。音が増幅して伝わることが障害される伝音難聴と，音を聞き取ることに異常のある感音難聴です。伝音難聴とは，障害が外耳または中耳にみられるもので，外耳道の耳垢による閉塞や中耳炎などでよく起こります。つまり，音の伝導に障害があるために，内耳にまで音が伝わりにくいという状態です。それに対して，感音難聴は，内耳にある音を受容する感覚細胞に障害があるものです。感覚細胞は，一般的な神経細胞と同様に，一度壊れると再生されないので，大変です。その場合の治療法としては，人工内耳の利用しかなく，その開発・改良は進んでいます。

メモ
感覚細胞とは？
感覚を受容する細胞のことです。有毛細胞や網膜の桿体や錐体など。

子どもにみられる感音難聴の多くは遺伝性で，そのため両側の耳に障害がみられます。現在までに90種類以上もの原因遺伝子が見つかってきています。これらの遺伝子に異常があることにより，音を感じ取る感覚細胞など，聴覚器に関係する部分に障害が生じているということです。これらの遺伝子を詳しく調べることにより，現在では，聴覚の仕組みがかなり明らかになっています。90種類以上もの遺伝子の働きを，1つずつ別々に確認することによって，耳の働きや病気のプロセスを知る手がかりとするのです[注]。

注：具体的には，遺伝子を1つずつ破壊したときにどんな影響が出るかを調べます。細胞やマウスを対象に調べるのが，一般的です。このような方法を遺伝子ノックアウトの解析といいます。

子どもの遺伝性感音難聴は臨床医学的には２種類ある

症例を読んでください。そのお子さんは，聴覚を受容する感覚細胞に障害がみられる感音難聴でした。子どもにみられる感音難聴の約60 %は遺伝性です。つまり，遺伝により，親から受け継いだものです。一方，胎生期でのウイルス感染などのアクシデントにより難聴になることもあります。新聞の見出しで，「妊娠する可能性のある女性で風疹に対する免疫のない方は，ワクチンの接種を早めにしましょう」といった内容をときどき見かけることがあります。これは，このような感染によるアクシデントを未然に防ごうというキャンペーンなのです。

さて，遺伝性の聴覚障害は，臨床医学的視点からみて，2つのグループに分けられます。1つは，難聴が主たる障害で，耳だけの病気という場合です（ですから，聴覚以外に症状を示しません）。これは非症候性難聴と呼ばれ，子どもの聴覚障害の約70 %を占めます。どんな遺伝子が原因になっているかを調べると，その多くは感覚細胞の働きや形態を維持するために働いている遺伝子であることがわかりました。

一方，他の臓器や感覚器官の障害も同時に伴う場合は，症候性難聴と呼ばれます。難聴よりも他臓器の障害による症状が主となり，難聴はそれに伴うものとみなされることもしばしばあります。症候性難聴は多くの場合，胎児の発生異常が原因で，発生初期の過程に形成される聴覚器官（や他の器官）に異常が起こることが原因です。ですから，症候性難聴の原因遺伝子は，多くの場合，完成した聴覚器官の働きには必要でなく，聴覚器官が形成される過程で必要とされるものにな

症例

私たちの子どものことで気になるところがあり，受診しました。誕生までの期間に特に変わったことはなく，誕生後も元気にすくすくと育ってはいます。けれども，音や声への反応やおしゃべりが他の子どもと比べて遅いのではと心配しています。中耳炎や耳の病気に今までなったことはありません。私たちの親戚には難聴の人はいないのですが，もしかして，とも考えています。大学病院だとその検査ができるというので，開業医の先生に紹介してもらいました。

ります。原因となる遺伝子は，聴覚器官の形成に限らず，個体の発生の過程で働いているものになります。

耳が音を聴きとる仕組みのカギは「毛」にある

耳は音を感知する器官です。音を感知していく流れをざっくりと説明しましょう。耳から入ってきた音刺激は，まず鼓膜を振動させます。その振動は中耳の内側にある卵円窓を振動させ，その結果，内耳のリンパ液を振動させます。この物理的な振動を内耳の感覚細胞が感知し，電気信号に変換し，それを脳に伝えます。これが外耳→中耳→内耳を通した音刺激の流れになります。より細かくいえば，鼓膜→卵円窓→リンパ液→感覚細胞→脳という流れです。では，この過程のそれぞれを詳しく説明していきましょう。聴覚の生理学です。

まず，耳の構造を詳しくみてみます。音を感知する聴覚器官は，外側から外耳，中耳，内耳に分けられますが，図16.1にその構造を示しました。外耳は耳介（耳殻ともいう）から鼓膜までの導管を指し，音を効率よくとらえ，鼓膜に伝える働きをします。中耳は空洞で，外側には鼓膜，内側には卵円窓（および正円窓）という膜があります。この中耳の内部には，3つの耳小骨があります。耳小骨は，鼓

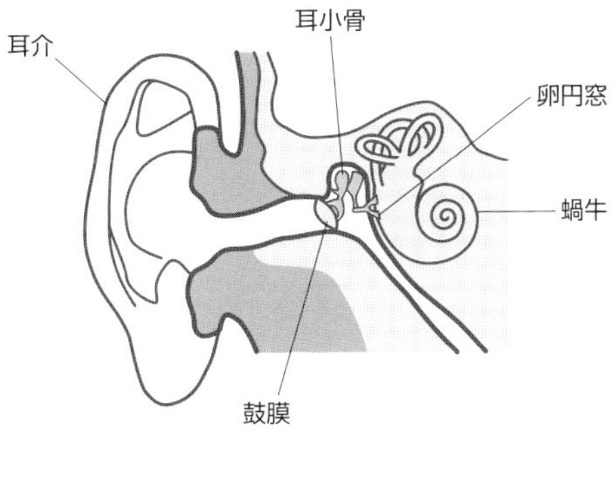

図16.1　耳の構造。耳介から鼓膜までを外耳，外耳と内耳の間の空洞を中耳，蝸牛を中心にした器官が内耳です。中耳には耳小骨があり，これの振動が，蝸牛に開いた穴に張られた膜を振動させ，蝸牛内部のリンパ液を揺らします。蝸牛の穴に張られた膜のことを卵円窓といいます。

膜と卵円窓の間に連なっていて，鼓膜の振動を卵円窓の振動に置き換え，内耳に伝導させます。内耳は，頭骨の空洞の中にあり，そこに音を感じ取る蝸牛（かぎゅう）（ラセン形の管をもつカタツムリに似ているところが名称の由来）があります。この蝸牛が，音を電気信号に変換する重要な部位なのです。つまり，聴覚をつかさどる感覚細胞が含まれている器官なのです。なお，蝸牛の隣には平衡感覚をつかさどる前庭器があり，前庭器が障害されると，めまいやふらつきなどが起こりますが，ここでは説明を省略します。

蝸牛では，振動がどのように電気信号に変換されるのでしょうか。大変ユニークな機構がありますから，それを理解してください。蝸牛内部には3つの管があり，その1つに蝸牛管と呼ばれるラセン形をした管があります。コルチ器（またはラセン器）という名称です（図16.2）。蝸牛内部はリンパ液で満たされているので，このコルチ器もリンパ液にどっぷりと浸かっています。このコルチ器の内部に，振動を電気信号に変換する鍵となる働きをする細胞が存在します。有毛細胞[注]と呼ばれる細胞です。

注：有毛細胞は，内有毛細胞と外有毛細胞の2種類から構成され，それぞれが列を作り並んでいます。

有毛細胞には，名前の通り，細胞表面にたくさんの「毛」が生えています。コルチ器はリンパ液に満たされているので，これらの細胞もリンパ液にすっかり浸っています。鼓膜→卵円窓→リンパ液と伝わってきた振動が，この毛を揺らします。すると，有毛細胞の毛が揺れることによって，毛の根元にある蓋が物理的に開くのです。その結果，リンパ液に含まれていたイオンが有毛細胞の内部に流れこむようになります。イオンの移動が起きるということは，電荷の移動が起こることになり，電気信号の引き金が引かれたことになります。これが，振動が電気信号に変換される仕組みの大元になります。音のシグナルが伝達されて終了した後に

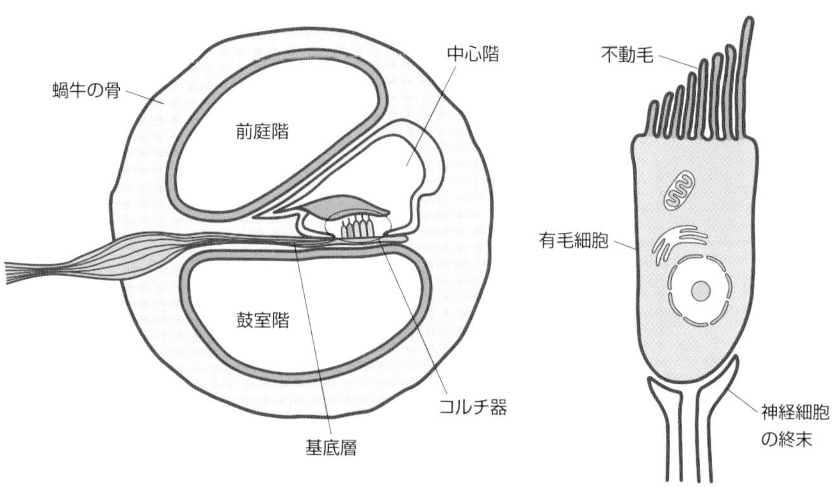

図16.2　左図は，蝸牛を含む内耳の構造の断面図。蝸牛の外側は骨でできており，3つの空洞（前庭階，中心階，鼓室階と呼ばれる管構造）があります。それらの空洞の内部はリンパ液で満たされています。有毛細胞がたくさん集まっているコルチ器は中心階に存在します。右図は，有毛細胞の構造です。有毛細胞の外側表面には不動毛がたくさん付いています。この不動毛はリンパ液と接していて，リンパ液の振動に合わせて不動毛が押されます。

は，有毛細胞の毛の蓋はまた元の位置に戻ることになります。

先ほどから，有毛細胞の「毛」と言いましたが，この毛はもちろん髪の毛とは違います。細胞膜の表面に立っている毛のようなもので，専門的には「微絨毛」と総称される小突起です。この有毛細胞の微絨毛には，「不動毛（ステレオシリア）」という立派な名前がついており，音情報を受け取るアンテナのような存在になります。リンパ液に接している不動毛が揺れて，その根元の蓋が物理的に開き，流入してくるイオンは，カリウムイオン（K^+）になります。

有毛細胞は脳に通じている神経の末端と連結しているので，有毛細胞で生じた電気信号は，音情報として脳に伝わり，知覚されます。神経の伝わる経路（聴覚路）は，蝸牛神経，脳幹，大脳という順番になります。脳の神経細胞に生じる電気シグナルは，聴性脳幹反応（ABR）を測定することによって，検出することができます。これは，電気生理学的検査ということになります。あとで詳しく解説します。

有毛細胞の形態を異常にする遺伝子が見つかっている

遺伝性難聴の原因は有毛細胞の障害によることが多いと書きましたが，遺伝性難聴に悩む人の内耳や有毛細胞を実際に観察することは，特殊な場合を除いて不可能です。内耳は頭骨の空洞の中にありますから，亡くなった人の内耳であっても観察することは困難なのです。ですから，マウスで研究が行われています。

ヒトとマウスでは，体の大きさはまったく違いますが，同じ哺乳類なので，体の仕組みはよく似ているところがあります。遺伝子もよく似ていることが多く，ヒトの遺伝子とマウスの遺伝子の対応付けがされています。ヒトの難聴の原因遺伝子に対応するマウス遺伝子も見つかっていて，このような遺伝子をもつマウスが，「ヒト難聴疾患マウスモデル」として研究に用いられています。病気の仕組みを調べる際には，このようなモデルが用いられることが多いのです。難聴の原因遺伝子に異常があると，マウスも難聴になり，聴覚の感覚細胞に異常が引き起こされることがわかりました。こうした解析の積み重ねが，ヒトの内耳の障害がどんなものなのかを類推する手がかりになるのです。

有毛細胞の障害にも種類がみられます。おおむね3種類に分けられます。マウスの不動毛は，胎生16.5日から生後20日までの間に形成されますが，この不動毛の発達や形成が悪くて短いままのタイプ（短毛型），一度は立派な有毛細胞が形成されるが崩壊してしまうタイプ（崩壊型），不動毛がくっつき融合するタイプ（融合型）の3つが知られています。難聴の原因となる遺伝子が数多く発見されていますが，原因遺伝子を欠失したり，原因遺伝子に異常があるマウスの多くには，この3種類のどれかが観察されます。

具体的な遺伝子を3つ紹介しましょう。まず，ミオシン15という遺伝子は，これに異常があると，短毛型の不動毛が作られてしまうことがわかってします。この遺伝子の名前は，筋肉を動かすミオシンを作る遺伝子と似ていますが，それとは異なり，非筋肉細胞に存在する小型のタイプ(I型)のミオシンを作る遺伝子です。筋肉のミオシンはII型ミオシンになります。

▶ 筋肉を動かすミオシンについては，第12章の121ページ参照。

ミオシン7Aという遺伝子もあります。これは特殊なケースですが，この遺伝子に変異が起きると，先天性難聴だけでなく，平衡障害と網膜色素変性症(目が見えなくなる)がしばしば伴われるようになります。これは症候性難聴に分類され，アッシャー症候群と呼ばれています。イギリスの眼科医のアッシャーさんが名付けたのが病名の由来です。有名なヘレン・ケラーさんの障害(聞こえない，話せない，見えないという三重苦)は，おそらくこのタイプだろうといわれています。

コネキシン26遺伝子の異常でイオンが循環できなくなる

次に，コネキシン26遺伝子を紹介しましょう。実は，日本人の先天性難聴患者さんに非常によくみられる遺伝子で，日本人の患者さんのうちの約25 %が，この遺伝子の異常によります。遺伝子の変異の起こり方(変異の部位や種類)によって，遺伝の仕方(劣性遺伝や優性遺伝)や病気の起こり方が異なってきます。この点を説明したいと思っていますので，少し難解になりますが，この遺伝子の構造と働きから説明を始めます。

メモ

病気の原因遺伝子って何？

その遺伝子が消失したり，あるいは遺伝子の一部が欠損したりして，正常に働かなくなり，そのために病気が起こるときに，その遺伝子を病気の原因遺伝子といいます。ただ，文字通りに考えると，「原因遺伝子が消失するのに，なぜ病気になるの？　治るのではないの？」と，わかりにくいときがあるかもしれません。この「正常に働かない」とは，遺伝子が本来の機能を発揮できないということです。原因遺伝子とは，それに異常が起こると病気になる遺伝子のことなのです。

ついでに説明すると，原因遺伝子を探索すると，1個ではなく複数になることがよくあります。本来の機能を発揮できない原因が，その原因遺伝子の働きをサポートする因子の異常によるということもあるのです。遺伝子というものは，それ単独では働けないことが多く，例えば，「今働けっ」とか，「ここで働けっ」とか，「そろそろやめっ」とかの号令をかけてくれる存在も必要です。このような号令をかけるのは，タンパク質のことが多く，そのタンパク質を作る遺伝子に異常が起きた場合も，同じように病気となるのです。

コネキシン26遺伝子は，コネキシン26というタンパク質を作る遺伝子です。コネキシン26は，同じ分子が6つ集まって(会合)，コネキシン複合体(6量体)を形成します。内耳の細胞にもこのコネキシン26の複合体があります。この複合体は，細胞と細胞の境界面に存在していて，2つの細胞を連絡する通路を作っています。1つ1つの細胞は細胞膜で覆われているので，2つの細胞が接していても，両者の間に物質の行き来はできません。このコネキシン複合体は，2つの細胞を連絡するストローのような役目をしています。このストローの中を通って，小さなイオンが移動できるようになります。ですから，コネキシン複合体で連絡した細胞では，電気的興奮が同期することになります。

このコネキシン26遺伝子に異常があるとどうなるでしょうか。内耳の細胞がコネキシン複合体を作ることができず，その結果，カリウムイオンが内耳を循環できなくなります。すると，有毛細胞間どうしの連絡がなくなってしまいます。その結果，有毛細胞間での電気信号を同期できなくなり，電気信号の伝達が悪くなって，難聴となってしまうのです。

コネキシン26遺伝子の変異が「ホモ」で病気になる場合

ところが，コネキシン26遺伝子に異常がある(正常なタンパク質が作られない)場合でも，難聴にならない人もいます。これはいったいどうしてでしょうか？ヒトは(マウスも)，父親と母親から1つずつ遺伝子を受け継ぐので，通常，1種類の遺伝子を2個ずつもっています。この2つのセットを対立遺伝子と呼びます。2個の対立遺伝子の組み合わせとしては，両方とも正常のケース，片方が異常のケース，両方とも異常のケース，という3つのケースが考えられるでしょう。この場合，難聴が引き起こされるのは，2つの遺伝子とも異常のケースです。どちらかの遺伝子が正常の場合には，片方の遺伝子によってコネキシン複合体が作られるので，難聴にならずにすむのです。このように，一方の対立遺伝子に正常な遺伝子がある場合は，ヘテロ接合体と呼ばれます。コネキシン26遺伝子のヘテロ接合体の人は40～50人に1人はいる(すごく多い)と推定され，保因者となります。ちなみに，2つの遺伝子とも異常の場合には，ホモ接合体と呼ばれます。正常であれ，異常であれ，2つの対立遺伝子が同じ場合をホモ接合体というのです。

> **メモ**
> ホモとヘテロ
> 2つの対立遺伝子が同じ場合はホモ接合体，違う場合はヘテロ接合体といいます。

コネキシン26遺伝子の変異が「ヘテロ」でも病気になる場合

コネキシン26遺伝子にこれとは別のタイプの変異が起きる例もあります。コネキシン26の「正常なタンパク質が作られない」のではなく，コネキシン26の「異常なタンパク質が作られる」という場合です。例えば，異常な形のコネキシン26分子が産生されて，正常なコネキシン26と組み合わさって，ちょっとおかしいコネキシン複合体(6量体)が形成されてしまうことがあります。このコネキシン複合体は機能が不十分で，カリウムイオンの細胞間循環が不十分になり，有毛細胞が徐々に変性していきます。その結果，加齢にしたがって，難聴になることがわかっています(後天性の進行性感音難聴，第17章の症例2)。

このように変異のタイプが異なることは，どうして起こるのでしょうか。ちょっと詳しく説明を補足しておきます。遺伝子からタンパク質が作られますが，タンパク質はアミノ酸が連結されてつながったものです。長いアミノ酸のどこに異常が起こるかで，いろいろな表現型の異なるタイプの変異が起こるのです(表現型については，166ページのメモ参照)。上記の場合，ある1つのアミノ酸

メモ

劣性遺伝と優性遺伝を詳しく理解する

両親のどちらか1人から異常な対立遺伝子を引き継いだら病気になるのが優性遺伝，両親の両方から異常な対立遺伝子を引き継いだときに病気になるのが劣性遺伝，と本文で説明しました。この仕組みをもう少し詳しく説明します。まず，「遺伝子型」と「表現型」という用語を理解してください。

遺伝子型は，両親から受けとった2つの**対立遺伝子**の組み合わせのことをいいます。表現型とは，個体に表れた観察可能な特徴のことをいいます。血液型を説明のための例に使いましょう。A型，B型，AB型，O型という表現型は，A，B，Oという3種類の対立遺伝子の組み合わせで決まります。血液型の表現型と遺伝子型を対応させると，A型の遺伝子型は，AAかAO，B型はBBかBO，AB型はAB，O型はOOとなります。遺伝子型のAOはA型，BOはB型になるという点に着目してください。このようなときに，対立遺伝子のAは，対立遺伝子のOに優性に働くということです。対立遺伝子のBも，対立遺伝子のOに優性に働きます。逆に，O型の対立遺伝子は劣性となります。

見方を変えてみましょう。表現型がどう遺伝するかという見方で見てみましょう。この方が，メンデルが観察した正規の見方といえます。A型(遺伝子型がAAの場合)の人と，O型(遺伝子型はOO)の人の間に生まれた子どもはA型(遺伝子型はAO)になります。A型は優性遺伝であり，O型は劣性遺伝になります。

本文の例の場合，コネキシン26の対立遺伝子の変異の起こり方(ゲノムの部位や変異の種類)によって，優性遺伝の「A対立遺伝子のタイプ」になったり，劣性遺伝の「O対立遺伝子のタイプ」になったりする，ということです。

なお，メンデルの分離の法則，独立の法則は各自で復習してください。

それから，遺伝に関する用語の見直しが行われつつあります。見直しというのは，専門用語をどのように訳すかということです。例えば，従来使われていた「遺伝子型」は「遺伝型」，「優性遺伝」は「顕性遺伝」，「劣性遺伝」は「潜性遺伝」と変更すべきかどうかが検討されています。どのように変更するかは，本書作成時点では結論が出ていません。医学においては，用語の改訂は慎重を期すのです。「優性」は病名にも使われますし，診断や検査に混乱が生じたら大変なことだからです。

が別のアミノ酸に変化(ミスセンス変異)したことで，ちょっと構造のおかしいタンパク質ができてしまったのです。

症例の異常の例[注]では，両親から異常な対立遺伝子を2つ引き継いだとき(ホモ)には病気になりましたが，1つだけのときには病気になりません。このような遺伝の仕方を常染色体劣性遺伝といいます。ところが，異常なタンパク質が作られるような場合には，両親のどちらか1人からでも異常な対立遺伝子を引き継いだら病気になってしまいます。このような遺伝の仕方を常染色体優性遺伝といいます。ここで伝えたい最も大事なことは，同じ遺伝子であっても，それに起こった変異の種類が異なると，異なった遺伝形式をとることがある，ということです。遺伝学は複雑なのです(詳しくは166ページのメモを見てください)。

遺伝学は，遺伝子の働きとそれに関連する生物学的あるいは社会学的な問題を解析する学問と言い換えることもできるでしょう。遺伝学は複雑ですが，それを研究するためのさまざまな技術が生み出されています。ですから，遺伝子を解析することによって，病気や体の仕組みを解明しようという研究がさかんに行われます。

注：ミスセンス変異とは，遺伝子の塩基配列が変化することによって，あるアミノ酸のかわりに，別のアミノ酸に置換すること。

注：常染色体劣性遺伝するタイプはDFNB2(deafness non-syndromic type-B2)と診断され，常染色体優性遺伝するタイプはDFNA(deafness non-syndromic type-A)と診断されます。

脳波で聴力をみる検査があります：聴性脳幹反応の測定

音による刺激は有毛細胞で電気信号に変換され，蝸牛神経から，脳幹，大脳に伝わることは先ほど述べました。脳幹部での電位の変化を頭皮から記録することにより，聴覚を検査する方法があります。これを「聴性脳幹反応(ABR：auditory brainstem response)」といいます。ABR測定は，生理学的な微小な電気シグナルを検出する方法ですが，再現性がよく，比較的容易な検査法なのでよく利用されています。脳波測定と似た検出方法です。ABRは，患者さんの意識や心理，睡眠状態の影響を受けにくいという利点があり，便利です。通常の聴力検査では，患者さんは緊張して，音が聞こえたのか耳鳴りなのか，よくわからなくなってしまうときもあるようです。また，この検査は，新生児や小児にも利用できます。病院ではクリック音と呼ばれる音刺激を与えて測定されますが，だいたい4 kHzの周波数を反映しているといわれ，高音域に当たります。

実験用のマウスでもABR測定が可能なので，研究で利用されています。その方法を説明します。余談ですが，ヒトと同じく，マウスも高音から低音まで広い音域の音を聞き取ることができますが，おもしろいことに，ヒトとは音域が異なります。マウスの聴覚はヒトに比べより高い音域を聞くことができます。マウスにもクリック音による刺激が用いられますが，多くはスピーカーを使って音刺激を与え，そのとき生じる電気シグナルの変化を経時的に検出します。音は，低音，

メモ

脳幹とは？

脳幹は，脳の中心部にあり，中脳，橋，延髄からなります。聴覚，平衡感覚，味覚からの情報を処理する神経細胞が含まれています。また，大脳・間脳と脊髄をつなぐ役割や，心拍出量や血圧の低下を調節するという重要な役割もあります。

中音，高音となる周波数のものを，音の強さを変えて行います。

まとめ

難聴の原因は2つに分けられ，音が伝わるのに障害がある伝音難聴と音を聞き取るのに異常のある感音難聴があります。子どもにみられる感音難聴の約60 %は遺伝性ですが，難聴の障害だけがみられる非症候性難聴と，他の臓器や感覚器官の障害も同時に伴う症候性難聴の2つに分けられます。日本人の先天性非症候性難聴患者さんのうち約25 %がコネキシン26遺伝子の異常で，この遺伝子は聴覚機能の維持に働きます。耳は外耳，中耳，内耳からなり，内耳のコルチ器に音を感知する有毛細胞があります。音による鼓膜の振動が内耳リンパ液の流れとなり，有毛細胞の表面にある不動毛(微絨毛)に伝わりますが，この物理的な動きが電気信号に変換され，蝸牛神経を経て脳に伝わります。

神経細胞に生じる電気シグナルは，電気生理学的検査により聴性脳幹反応(ABR)を測定することによって検出することができます。ヒト難聴モデルマウスの電気生理学的，形態学的解析から，難聴と有毛細胞の不動毛の異常の関係が明らかになっています。

学習目標

- 遺伝性の感音難聴を30秒で説明できる。
- 聴覚の機構を30秒で説明できる。
- コネキシン26遺伝子の変異がどうして劣性と優性の難聴をもたらすのかが理解できる。

参考文献

人体の構造と機能 第4版　Elaine N. Marieb著，林正健二，今本喜久子，遠藤健司ら訳，医学書院，2015

ヒトの分子遺伝学 第4版　Tom Strachan, Andrew Read著，村松正實，木南凌監修，村松正實，木南凌，笹月健彦ら監訳，メディカル・サイエンス・インターナショナル，2011

17章

遺伝する病気の診察ではどんな注意が必要か

疾患の遺伝性とそのカウンセリングの大切さを理解する

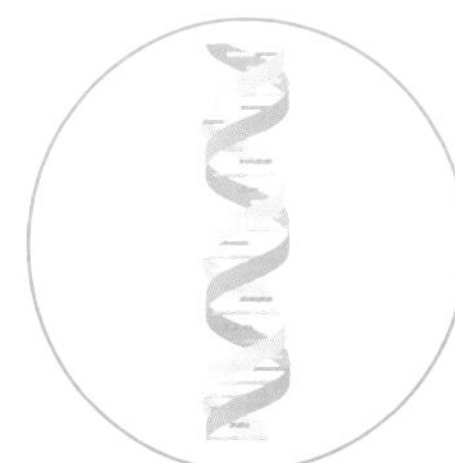

病気の原因を考えるとき，遺伝要因と環境要因に分けるという考え方があります。遺伝要因とは，大ざっぱにいえば，親から遺伝した病因ということですが，これには遺伝子がかかわります。遺伝要因がどのくらい関与するかは，病気によっていろいろです。極端な例でいえば，交通事故などの外傷では遺伝要因はまったく関与しません。一方，遺伝性の病気の場合には，遺伝要因は非常に大きい関与になります。特に，メンデル遺伝病と呼ばれる病気の場合には，特定の病気の遺伝子型（遺伝型ともいう）を両親から遺伝すると，ほぼ100 %の人が発症します。

遺伝性の疾患ではあっても，メンデル遺伝病のような「100 %発症」ではない疾患も多数あります。例えば，家族性高コレステロール血症や，遺伝性の乳がんなどです。これらの病気（非メンデル遺伝病）では，特定の遺伝子型であっても，発症は100 %でなく，発症の%予測は必ずしも可能ではありません。

遺伝が関与する病気の患者さんを診療するときや，ヒトのゲノムの研究をするときには，病気の遺伝や遺伝子に関する知識に加え，倫理面での理解が求められます。前回は難聴を例として遺伝性疾患をテーマとしましたが，今回は遺伝性難聴を中心に，遺伝性疾患に対する遺伝カウンセリング（遺伝相談）を話題にします。なお，遺伝性が弱い非メンデル遺伝病であっても，複雑な要素が絡みますので，その遺伝カウンセリングは重要です。その例としては家族性高コレステロール血症をこの章でとりあげ，遺伝性乳がんについては第18章でとりあげます。

この章の内容を担当するのは，臨床遺伝学の講義ですが，倫理学や社会学の守備範囲でもあります。

メンデルの遺伝法則に従うのがメンデル遺伝病

メンデル遺伝病とは，メンデルの遺伝の法則に従う病気とも言い換えられます。つまり，原因遺伝子の変異をもつ人が，劣性遺伝形式や，優性遺伝形式をとる病気ということになります。メンデルの法則は中学校や高校で習ったかもしれませんが，実は，その内容を深く理解することは簡単ではありません。その理解には，いろいろな用語を使うことも必要になってきます。第15章でも少し解説しましたが，ここでおさらいします。

▶ 対立遺伝子の説明は166ページのメモ参照。

ヒトは，1種類の遺伝子につき，対立遺伝子を2つずつもちます[注]。一方は父親から，一方は母親から受け継いだものです。両親から遺伝した2つの対立遺伝子のうちの両方に変異があるときに発症する疾患は，劣性遺伝すると呼ばれます。対立遺伝子のどちらか1つにしか変異がない場合には，発症しないということです。このようなときは，たいてい，変異によって遺伝子の機能が喪失(消失の意味)してしまっています。一方，両親から受け継いだ2つの対立遺伝子のうち，どちらか一方に変異があれば発症するという疾患は，優性遺伝するといいます。このようなときは，変異によって，遺伝子が異常な機能を新たに獲得してしまって，制御が効かなくなるといったことが多いのです。前者のように，2つの対立遺伝子が同じ場合には「ホモ接合体」，後者のように，2つの対立遺伝子が相異なるときには，「ヘテロ接合体」といいます。遺伝子の機能，遺伝学，この両者の関係を理解するのはかなりハードルが高い課題ですが，遺伝カウンセリングの基礎となるので少し頑張ってみましょう。

注：ここでは常染色体上にある遺伝子を対象として解説しています。性染色体上の遺伝子については省略しています。

メモ
染色体の種類
ヒトの遺伝情報は，染色体に分かれて存在します。常染色体は22種類あり，1種類につき2本ずつあります。性染色体は，女性はX染色体を2本，男性はXとY染色体を1本ずつもちます。

遺伝病というとネガティブなイメージをもたれがちですが，遺伝に関する理解不足やこれにより生じる不安がその根底にあるためだと思われます。遺伝カウンセリングでは，子どもに遺伝病が発症するリスクがどの程度かといった医学的な内容を説明することが基本ですが，その受け手の不安を解消するための努力も非常に大切になります。それには，医学的な内容の周辺にある日常生活(養育や結婚，経済的な問題など)をも含めた，幅広い角度からの相談や支援が含まれます。

先天性難聴の遺伝性をどのように判断し対応すればよいか

聴覚に異常をもって生まれる新生児の割合は約1000人に1人であり，その約60％が遺伝的な原因に基づくと推定されています。難聴の原因遺伝子は，ヒトの遺伝学やゲノム医学の発展によって，現在，90種類以上も見つかっています。このような研究の進展に呼応し，日本では遺伝子のスクリーニングが保険診療で行われるようになりました。2015年より，19種類の遺伝子に見られる計154種類の変異のスクリーニングを保険診療で行うことができるようになったのです。また，遺伝に関するカウンセリングが医療現場で実施されています。疾患の遺伝性を適切に判断することは，それほど簡単なことではないので，以下に，具体例

メモ
ゲノム医学
ゲノムとはある生物がもつ遺伝情報の総体。ゲノム医学とは，ゲノム研究の手法や成果を活かして，医学のさまざまな課題を克服しようという学問。

症例1

[30歳の男性が妻といっしょに遺伝相談のため来院] 私たちの長男は元気に育っていますが，先天性の高度難聴と診断されています。それで，近々人工内耳の手術が予定されています。私たちの家族や近い親戚には先天性の難聴を患った人はいませんが，この長男の難聴は遺伝性と診断され，その原因遺伝子も特定されています。第2子をもうけたいと考えていますが，長男のように先天性の高度難聴をもつ子どもが生まれる可能性がどの程度あるのでしょうか。この相談に伺いました。

症例2

[52歳の男性が奥さんと共に遺伝相談のため来院] 私(父親)は子どものときには耳が聞こえにくいと思ったことはないのですが，中学生になった頃から聴力の低下を自覚し始めました。30歳頃になると難聴はかなりひどくなり，補聴器の使用が必要となりました。私が中学生の頃に両親ともに亡くなりましたが，亡くなる前に両親からは，私の聴力低下の原因は急性中耳炎によるものだと説明されていました。ところが，最近15歳の長女が学校の聴力検査で聴力低下を指摘され，12歳の次女も最近テレビの音量を上げないと聞き取りにくいと言います。私の難聴がこの子たちに遺伝しているのではないかと心配し，今後の対策を含め，相談に伺いました。

をあげながら説明していきましょう。

症例1では，遺伝性の先天性難聴を，症例2では後天性難聴の例を，遺伝相談という形で紹介しました。前者はメンデル遺伝の劣性遺伝形式，後者はメンデル遺伝の優性遺伝形式をとります。

● 先天性難聴には遺伝性と非遺伝性の場合がある

まず遺伝性の先天性難聴である症例1について説明しましょう。先天性とは，生まれたときからみられる病気のことです。症例1の方の難聴の原因は，常染色体に存在するコネキシン26遺伝子(第16章で説明しました)に変異があることがわかりました(染色体には，常染色体と性染色体の区別があります)。日本人の先天性難聴患者さんのうち約25 %がこの遺伝子の異常によるのです。しかし，先天性難聴そのものは，遺伝性の場合が約60 %，非遺伝性の場合が約40 %あります。非遺伝性の場合とは，生まれるとき(周産期[注])のアクシデントに原因がある場合です。例えば，妊娠時のウイルス感染や周産期や分娩時の異常などが原因となります。ですから，症例1のように，次に生まれてくる子どもについての相談では，すでに生まれている第1子に，そのようなアクシデントがなかったかどうかを丁寧な問診により確認することが必須事項となります。

▶ コネキシン26遺伝子については，第16章164～167ページ参照。

注：周産期とは，妊娠後期(22週)から新生児早期(出生後7日未満)までの期間を指します。

● 子どもや兄弟に遺伝する確率である再発率を計算する

難聴の原因として，アクシデントとなる環境要因が明らかにあった場合は，次の子が先天性難聴となる確率は低く，一般の人に見られる先天性難聴の頻度(0.1 %)に近いと考えられます。一方，妊娠時のウイルス感染や周産期に難聴をきたすこのようなアクシデントが見つからなかった場合は，当然のことながら遺伝性の可能性は否定できません。

親のもつ病気が子どもに遺伝する確率は，「再発率」と呼ばれます。両親とも保因者(変異遺伝子をもつが発症していない人のこと)の場合には，再発率の理論値は，25 %です。どのように計算されるのでしょうか。この計算式の根拠になる法則が，メンデルの法則になります。症例1では，両親は難聴ではないので，母親も父親も，コネキシン26の変異遺伝子を1つのみもつということになります(ヘテロ接合)。母親の2つの対立遺伝子のうち，変異遺伝子が子に伝わる確率は1/2。同様に，父親の変異対立遺伝子が子に伝わる確率は1/2。この2つを同時に受け継ぐ確率は，$1/2 \times 1/2 = 1/4 = 25\ \%$になる，ということです。

症例1では，両親が難聴原因遺伝子の変異をもつことが確認されているので，再発率は25 %と断定できました。しかし，原因遺伝子の特定ができなかった場合には，判断や説明は難しくなります。経験的な再発率は10 %あるいはそれ以上とされています。経験的再発率とは，計算で割り出したものではなく，長い経験の蓄積から割り出された数字です。10 %というのは，先天性難聴の一般的な頻度が0.1 %であることを考えると，100倍以上も高くなります。

このように，遺伝性難聴であるという診断や原因遺伝子の同定の有無によって，カウンセリングでの説明内容が大きく異なってきます。先天性難聴を例に，疾患の遺伝性について説明しましたが，理解できたでしょうか。

聴覚障害をもつ新生児は，聴覚障害に加え二次的な言語障害や心理的社会的障害を併せもつ危険性が高くなります。これらへの適切な対応を実施するために，早期に診断することは臨床医学上重要です。同時に，このときの倫理的配慮や遺伝カウンセリングも大切です。例えば，後で紹介するように，*MYO7A*遺伝子の変異による遺伝性感音難聴の程度は，中等度～高度であり，補聴器や人工内耳といった対応が役立つ症例が多くみられます。

優性遺伝する後天性難聴をどのように診断するか

症例2は，両側性の難聴で，後天性の進行性感音難聴の例です。遺伝子を調べると，コネキシン26遺伝子のミスセンス変異(機能異常をもたらす変異)が起きていました。遺伝形式は常染色体優性遺伝をとることが多く，両親のどちらか1人が罹患していると考えられます。この場合は，父親が罹患していました。母親の方は罹患しておらず，変異遺伝子をもっていません。子どもは，罹患している親から変異遺伝子を1つ受け継ぎ(ヘテロ接合体)，進行性感音難聴となります。したがって，生まれてくる(あるいはきた)子どもの約50％がこれを発症します。この場合，子どもの難聴は，罹患した親の発症年齢とほぼ同じ年齢に始まります。

この症例2では残念ながら，2人の子どもの両方に疾患原因遺伝子が遺伝していますが，この現実は，思春期の女性にとって厳しい内容です。上述のように，臨床心理カウンセラーなどの援助を得て，5〜10年といった長い期間をかけ相談にのることが望ましいとされています。その相談には，遺伝の説明，進学・就職，妊娠・出産などの将来設計での問題点，補聴器の導入や人工内耳の適応の判断などが含まれます。

遺伝の知識の概略を整理する

精子や卵子，あるいは将来精子や卵子になる細胞の遺伝子に変異があると，それは1/2の確率で子どもに伝わります。精子や卵子と，将来精子や卵子になる細胞は，まとめて生殖細胞系列の細胞といいます。先ほど，メンデル遺伝病について説明しましたが，病気だけでなく，遺伝する体の特徴や性質のことを一般的に「形質」と呼びます。例えば，目の色や背の高さ，血液型，聴力も形質です。これらの形質が，個人において表現されたものが表現型です。例えば，血液型という形質が，ある人ではA型という表現型である，というように言います。この表現型が1種類の遺伝子(正確には，1つの遺伝子型)で100％決まるとき[注]，その形質はメンデル遺伝するといいます。現在まで約5000のメンデル遺伝病が知られています。

注：100％というのは，理論上の数字です。実際には，そうなりません。

常染色体劣性遺伝病(ホモ接合体で発症するタイプ)は，種々の表現型にみられ，重篤なケースもあります。近縁者での結婚は，常染色体劣性遺伝病のホモ接合をもたらすリスクを増大させますので，劣性遺伝病は特定の集落に住む人々や特定の集団に見られることが多くあります。例えば，北ヨーロッパに起源をもつヒト集団では，嚢胞性線維症という遺伝病が多くみられ，疾患原因遺伝子を1つもつ保因者の割合が25人に1人という高い頻度に上っています。この高頻度が，嚢胞性線維症患者さんが多いという理由になります。

ところで，先天性異常と遺伝性疾患との区別は難しいところがあります。症例1の難聴の説明でふれたように，胎生のときのアクシデントなどにより先天性の異常が生じることもあるからです。先天性異常は，厳密には遺伝性ではないか，または強い遺伝性のないことが多く，この点が先天性異常の遺伝性についての判断を複雑にしています。

一方，家族内発症する病気は，常染色体優性(ヘテロ接合でも発症)であることが多く，家系図を作成することによって，この遺伝パターンは簡単に識別することができます。家系図の書き方，遺伝性，遺伝率については遺伝学で学ぶこととし，詳細は省略します。病的な表現型はゆっくり進行することが多く，大人に成長して初めて症状がみられるものが多くあります。つまり，子どもを作りうる環境にあります(人生の早期には重篤な症状が現れないことが多いので)。家族内発症はこのことと関連しています。

遺伝カウンセリングはどのように行うのか

遺伝病というとネガティブなイメージをもたれがちですが，遺伝に関する理解不足による不必要な不安が，その根底にあるためだと思われます。遺伝カウンセリングでは，子どもへの遺伝リスクについて説明することが重要ですが，説明の受け手の遺伝についての不安を解消する努力が同時に大切です。ですから，説明には医学的な内容の周辺にある日常生活(養育や結婚，経済的な問題など)も含めた，幅広い角度からの相談や支援といった内容が必要となります。

遺伝に関する悩みは多種多様で，その悩みは病気の種類や症状，治療法の選択といった医学的な内容ばかりではありません。例えば，家族や地域社会内での受け止められ方といった，社会的な内容が含まれます。社会的および経済的な問題についての対応は，その時代の倫理観，世代などによって左右されるので，かなり複雑です。ですから，遺伝カウンセリングは，遺伝性，遺伝に関する個人(または胎児を含む近縁者)が抱える問題，そこから派生する不安を対象としており，

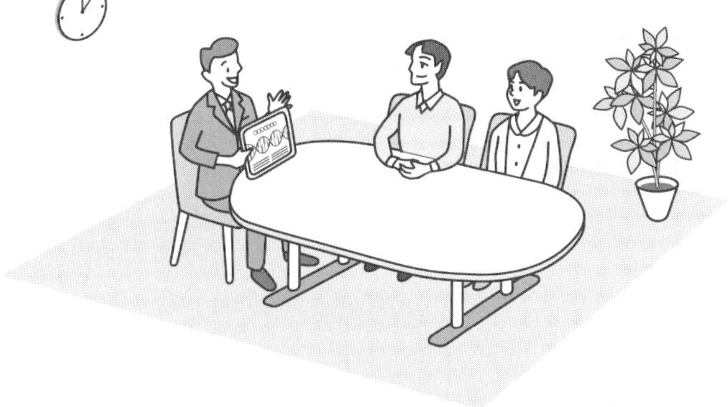

図17.1　遺伝カウンセリングの様子。秘密が守られるため，個室で行うのが適しています。来談者は，カウンセラーと90度の角度で座れると，圧迫感が軽減され，話しやすいとされます。

これらの相談とアドバイスを受けるプロセス，と言っていいでしょう。不安の解消を念頭において行われる必要があるのです。

遺伝カウンセリングの中で最も多いのは，家族内での「再発」に関する相談です。この再発は，遺伝的再発ということで，子どもへの遺伝に関する相談のことになります。この場合は疾患を特定し，その遺伝性について説明することで対応することになります。冒頭にも書いたように，正確な再発率を説明するだけでなく，その受け手の理解や判断に沿って，不安を解消するような説明が大切です。そもそも，説明内容には数字が入り，理解困難なことが多いということも考慮する必要があります。

遺伝的再発以外で多くみられるのは，出生前診断に関する相談，発症前診断に関する相談，あるいは，遺伝病そのものや，先天性奇形，染色体異常，遺伝子検査などに関する質問や相談などです。ヒトの遺伝学が対処する中心的な内容になりますが，それ以外にも，養育や療育に関すること，結婚に関することといった，生活に密着した事柄に関する内容も含まれます。医療福祉といった行政の対応，周囲の一般社会や家族との連携などを考える上でも重要な問題を多く含んでいます。また，信頼されている主治医や，十分な知識をもつ専門医師によってカウンセリングが行われる必要がありますが，それだけでは不十分なことがあります。より幅広い相談や支援をするためには，医師ばかりでなく遺伝相談を専門にする看護師や臨床心理カウンセラーなどのチームで対応することが期待されています。

なお，遺伝子検査，遺伝子診断を行う機会は増えてきています。例えば，先天性難聴の遺伝子スクリーニングは，日本で保険適応で可能となっています。また，このように病院（一定の規準をクリアしている病院）で行う検査ではなく，インターネットで行える遺伝子検査も話題になりました。しかし，遺伝子診断の専門家が，必ずしも遺伝カウンセリングの知識を十分にもつというわけではありません。遺伝子検査を行った結果，思わぬ悩みが出現する可能性があります。ですから，遺伝子検査を受ける前には，インフォームドコンセントをとる必要があります。主治医や臨床遺伝カウンセラーなどが，検査の目的，利益，危険性（デメリット）について十分な説明を行い，十分納得してもらってから行うことが大切ということなのです。この点から，インターネットなどを通して行う検査には，注意が必要です。

> **メモ**
>
> **DTCの遺伝子検査**
>
> DTCはDirect to Consumerの略で，（医師を介さず）消費者に直接提供される検査のことです。遺伝カウンセリングがまったく，または十分にはなされない可能性があります。

症例3

私が15歳のとき，アキレス腱が腫れたため受診すると，悪玉コレステロールであるLDL-C値がすごく高く，腫れはコレステロールの沈着によるものと言われました。20歳代の頃にはコンタクトレンズの相談で眼科に行く度に，高コレステロール血症があるのですか，と聞かれました。それは，角膜にコレステロール沈着が見られたからです。でも，あまり気にとめていませんでした。しかし，40歳になったときには息切れ，労作時の胸部不快感を覚えるようになり，ほどなく心筋梗塞を発症しました。このとき初めて，家族性高コレステロール血症（FH）と診断されました。その後，医師から，娘さんは検査を受けられていますか，という予期せぬ質問を受け，戸惑いました。私の娘がFHである遺伝的確率は50％ということでした。今回，娘によく説明し相談した結果，FHの検査を受けにくることにしました。

アドバンス
家族性高コレステロール血症の検査と遺伝カウンセリング

遺伝要因が原因に含まれる病気だとしても，その関与が強いものばかりではありません。例えば，高血圧や糖尿病にも遺伝要因が関与しますが，この影響は小さいため，メンデル遺伝病とは呼ばれません。ここでは家族性高コレステロール血症（FH：familial hypercholesterolemia）をとりあげ，遺伝要因とそのリスクについて説明します。症例3を読んで下さい。

FHの患者さんは200～500人に1人はいると予測されています。FHになると，小児期から高コレステロール血症を示し，若年で高率に心臓冠動脈疾患を発症します。FHは，心臓冠動脈疾患（虚血性心疾患）のリスク因子になるという点が，臨床的には特に問題となります。心臓冠動脈疾患を発症する頻度は，FHではない集団と比べると，約20倍と高くなります。

FHの原因となる遺伝子は明らかになっていて，先天性難聴と同じく数多く存在し，単一の原因ではありません。原因遺伝子のどちらかの対立遺伝子に変異があると発症するリスクが高くなり，常染色体優性遺伝性疾患といっていいでしょう。しかし，原因遺伝子のどちらかの対立遺伝子に変異があった場合でも，100％発症するわけではありません（変異の種類によって機能低下の程度が異なるので，それによって変わる）。ですから，メンデル遺伝病ではないのです。

▶ LDL受容体は第10章98ページ参照

原因遺伝子を具体的に説明しましょう。FHの原因となる遺伝子は，主なものとして，LDL受容体（コレステロールの受容体で，血中のコレステロールを低下させる），あるいはアポリポタンパクB-100，PCSK9という酵素を作る遺伝子があげられます。この3つの遺伝子ともLDL受容体からシグナルが伝わるシグナル伝達経路で重要な役割を果たしています。患者さんの遺伝子を調べた結果，臨床的にFHと診断された人のうち，その50～80％はこれらの遺伝子に生じた変異が原因だと推測されています。

FH患者さんは遺伝的に不均一な集団ですが，悪玉コレステロールがどこまで上昇するかは，どの遺伝子に変異が起こったか，その変異によりどんなアミノ酸が変化(置換)したか，によって違ってきます。つまり，遺伝子機能の低下の程度によって異なり，だから多様なのです。推測されるように，悪玉コレステロールが高いほど，また高い期間が長いほど心疾患の発症リスクは上昇します。

幸いにも，血清コレステロール値を下げるスタチン薬(およびPCSK9酵素活性を抑える薬)があります。その投与により，発症リスクはかなり抑えることができます。ですから，早期から積極的なコレステロール低下治療を行うことが重要ということになります。そのため，小児でのFH診断のためのスクリーニング検査を実施することが大切です。さて，このスクリーニング(遺伝子検査を含め)を行うとき，どのような説明(検査の価値，デメリットなど)，遺伝カウンセリングを行うべきか，みんなで考えてみましょう。単純で数学的なメンデル遺伝のケースと異なり，かなり複雑な展開となるはずです。

まとめ

先天性難聴そのものは遺伝性が約60 %，非遺伝性が約40 %あります。後者は，妊娠時のウイルス感染などといったアクシデントよる場合です。ですから，アクシデントの有無の確認は必須です。遺伝性難聴はメンデルの遺伝法則に従い劣性と優性に遺伝するものがありますが，これは遺伝子や変異の種類によって決まります。劣性とは両親から遺伝した2つの対立遺伝子のどちらにも変異がある場合で，両親とも保因者(変異遺伝子をもつが発症していない)と診断されたとき，その子どもの発病率は25 %となります。一方，優性とは2つの対立遺伝子のどちらか一方に変異がある場合に表現型として現れます。両親のどちらかが罹患している場合，子どもの約50 %が難聴となります。非メンデル遺伝形式に従う病気は数多くありますが，このケースでは子どもの発症率の推定は難しくなります。遺伝要因の関与が100 %ではないからで，その関与の強さにより変わります。

遺伝カウンセリングとは，遺伝病を発症する危険性がどの程度高いかについてアドバイスを受けるプロセスですが，受け手の理解や判断をよく見極め，不安を解消する努力が大切です。また，医学的な内容の周りにある日常生活(養育や結婚，経済的な問題など)についての配慮が必要です。ですから，幅広い角度から相談や支援を行うためには，医師ばかりでなく遺伝相談を専門にする看護師や臨床心理カウンセラーなどのチームで対応することが期待されています。

学習目標

- メンデルの遺伝，非メンデル遺伝をそれぞれ30秒で説明できる。
- 劣性と優性のメンデル遺伝病の遺伝する確率を30秒で説明できる。
- 遺伝カウンセリングに関する留意事項を30秒で説明できる。

参考文献

一般外来で遺伝の相談を受けたとき　藤田潤，福井次矢，藤村聡編，医学書院，2004
ヒトの分子遺伝学 第4版　Tom Strachan, Andrew Read 著，村松正實，木南凌監修，村松正實，木南凌，笹月健彦ら監訳，メディカル・サイエンス・インターナショナル，2011

18章

がん細胞と正常細胞はどこが違うのか

がん細胞の異常な増殖能とその原因となる遺伝子変異を理解する

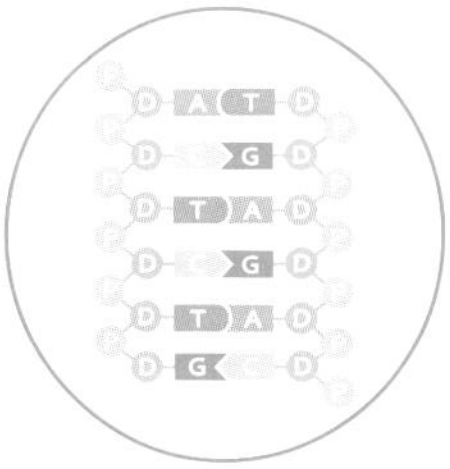

日本人の死因となる病気の第1位はがんです。心疾患，脳血管障害とあわせて三大死因の1つに数えられています。がんは2人に1人の割合で発症し，3人に1人の割合で死亡につながります。近年の研究から，がんは遺伝子やゲノムに起こった変異，つまりDNAに起こった変化が原因で発生することがわかってきました。がんの発症に関与する遺伝子には，「がん遺伝子」や「がん抑制遺伝子」といった名前のものがありますが，聞いたことがありますか？　これらについて後で説明します。

DNAに変異をもたらす要因には，環境因子と遺伝因子があります。環境要因には，喫煙や食事を含む生活習慣や大気汚染，紫外線，ウイルス感染などの生活環境があげられます。これらが，DNAに変異をもたらす原因というわけです。喫煙は，全がん死の40％に影響するといわれ，肺がんや胃がんなどの発症との関連も明らかになっています。タバコの煙からは少なくとも81の発がん物質が特定されています。では遺伝要因とは何でしょうか。これは，変異が生じた遺伝子(DNA)を親から受け継ぐということです。

がんを理解するには多くの基礎知識(病理学や分子生物学など)が必要で，簡単に説明することは困難です。免疫や脳神経系の病気などの場合もそうですが，生体内での複雑な現象とその分子的基盤を理解する必要があるからです。今回は，がん細胞と正常細胞で違う点，つまり，細胞増殖能の異常に焦点を絞り，それを引き起こす原因となる遺伝子変異について説明します。がんの勉強のほんの一部にすぎないのですが，がんの治療という観点からとりあげました。また，異常な細胞増殖や遺伝子変異に関する理解が進んだことにより，治療薬(化学療法薬と分子標的薬)が開発されてきたので，その一端を紹介します。

この章の内容は，分子生物学，病理学，薬理学の講義で学びます。

がんの一例として乳がんをみてみよう

がんといっても，胃がんや大腸がんといった消化器系のがんから，脳腫瘍，血液のがんである白血病など，さまざまな種類があります。ここではまず，具体例として，研究がよく進んでいる乳がんをとりあげます。がんという病気と治療薬に関する概要については次の項で説明します。

乳がんは，日本国内で毎年約7万人が新たに診断されています。乳房のしこりを感じて受診した人や，健康診断で発見されることが多く，がん発症初期ではほとんど症状がありません。だからやっかいです。

● 乳がんのゲノムを調べる研究が行われた

がんは遺伝子やゲノムに起こった変異が原因と書きましたが，乳がん細胞にどのくらいの数の変異があるのだろうかということが調査されました。乳がん患者のがん細胞からDNAを取り出し，ゲノム全体にどのくらいの変異があるかが大規模な研究で調べられました。ゲノムは，4種類のアルファベットで書かれたものすごく長い文章だといえますが，そのアルファベットをシークエンサー(塩基配列決定装置)で解読していくと，変異が見つけられるのです。その結果から，乳がん細胞一般に50〜80個ぐらいの変異が見つかることがわかりました。どんな変異かというと，その中のいくつかは，「がん遺伝子」や「がん抑制遺伝子」という特別な遺伝子の変異でした。しかし，残りの多くの変異は，それがどんな意味をもち，どんな影響を及ぼしているのかは，よくわかりませんでした。

また，ゲノムの特定の領域が増幅しているということもしばしば見られました。増幅とは，ゲノムのその場所が何度も繰り返されているということです。例えば，ヒトの17番染色体のq12[注]という領域には，増幅がよくみられます。この領域には，がん遺伝子である*ErbB2*という遺伝子が存在しています。この遺伝子は，受容体を作る遺伝子です。それが増幅すると，この遺伝子の個数が増えて

> **メモ**
>
> **シークエンサーとは？**
>
> DNAの塩基配列を解読していく装置をシークエンサーといいます。技術革新によって次世代シークエンサー(NGS)が登場し，大容量を扱えるようになり，ゲノムの研究が大きく進みました。

注：遺伝子がゲノム上のどこにあるかを示す方法の1つは，染色体を染色し，そのときに表れる縞に番号を付けて示す方法です。この縞のことをバンドと呼びます。「染色体番号，染色体の腕(qは長腕，pは短腕)，バンド番号」の3つで位置を示します。

> **メモ**
>
> **ゲノムの塩基配列**
>
> ゲノムは，その生物あるいは細胞に含まれる全遺伝情報のことを指します。その情報は，DNAの4種類の塩基の並び方で表されます。4種類の塩基は，A，G，T，Cの4文字で表記されます。
>
> ヒトのゲノムをこの4つの文字で表すと，文字の数は30億個必要になります。30億の文字で示された長い文字列のところどころに遺伝子があります。1つの遺伝子の長さはいろいろで，文字の数でいうと，短いもので900個，長いもので240万個まであります。

症例1

[45歳の女性] 私が37歳のとき，右胸に乳がんが見つかり全摘出手術を受けました。それから数年たち，再発・転移の恐怖を乗り越えられたと感じていたときです。また，左胸に乳がんが見つかりました。大変なショックでした。やっぱり普通のがんとは違うと思いました。遺伝性乳がんのことは本やインターネットで知っていました。30歳代で乳がんになったので，若年での発症という特徴に当てはまりますが，身内で乳がんになったのは，父方の祖母だけです。ですから，自分の乳がんを遺伝性と考えたことはなかったのです。世界的な話題となった「米国女優アンジーの告白」で，彼女が健康な乳房を切除したという選択を聞いても，私は驚きませんでした。それは，最初の治療で乳がんの苦しみが身に染みていたからです。

注：*BRCA1*遺伝子の変異をもっているアンジェリーナ・ジョリーさんは，2013年，乳がんの予防のために両乳腺を切除したことを公表しました。

症例2

[48歳の女性，主婦] 今春，突然の腹痛に襲われ，救急車で病院に運ばれました。腹痛の原因は卵巣がんで，卵巣，卵管，子宮などを摘出除去する手術を受けました。医師から抗がん剤の治療が6回必要だと言われ，受けましたが，1回打った抗がん剤のつらさは想像を絶するものでした。全身の痛みやしびれで，食欲はなくなり，家に閉じこもりがちになり，前向きに生きる気力がなくなりました。それで，即座に中止してもらいました。主治医からは，「このタイプのがん（明細胞腺がんのIA期）の治療ガイドラインからは，抗がん剤治療が必要ですから，ぜひ継続を」と言われましたが，副作用による生活の質の低下は耐えられない程度です。がんの再発を防ぐための，他によい方法はないのでしょうか。本当につらく，選択に迷っています。抗がん剤以外にも，ホルモン療法や免疫療法などの研究をもっと進めてもらいたいと思います。

しまい，受容体の働きが異常に高くなり，がんが引き起こされてしまうのです。

● 遺伝性の乳がんの原因遺伝子*BRCA1*と*BRCA2*

乳がんのうち，約10％の患者さんは遺伝性（家族性）であるとされています。親から受け継いだ遺伝子の変異が乳がんの原因になっている場合です。このようなケースは，若い年代の患者さんに比較的多くみられます。遺伝性乳がんに悩んだ人の例を**症例1**として紹介しました。遺伝性乳がんでの原因遺伝子として，*BRCA1*遺伝子と*BRCA2*遺伝子がよく知られています。変異のある*BRCA1*遺伝子または*BRCA2*遺伝子を親から受け継ぐことが，発症の原因となるのです。

これらの遺伝子が作るタンパク質（遺伝子産物といいます）は，細胞の中で重要な役割を担っていることがわかっています。細胞中のDNA分子には，塩基の変化が生じるような損傷が常に起きているのですが，これらのタンパク質は，それを修復するという働きをするのです。この遺伝子に異常が起きてしまうと，修復機能が損なわれて，その結果，いろいろな遺伝子にDNAの損傷が少しずつ蓄積していきます。つまり，遺伝子の変異が蓄積しやすくなるということです。

どちらか一方の親から，*BRCA1*または*BRCA2*遺伝子の変異を受け継いだとします。ヒトは2つの対立遺伝子をセットでもっていますから，一方の正常な方の対立遺伝子の働きはあるとしても，修復機能の効率は半分になってしまいます。変異が蓄積しやすくなって，がん遺伝子やがん抑制遺伝子に変異が起こる確率も高くなるでしょう。これらの遺伝子に変異が起きると，発がんの第一歩がスタートしてしまうというわけです。

*BRCA1*変異遺伝子を親から受け継ぐと，がんの発症リスクは10～30倍上がるといわれています。例えば，*BRCA1*に変異をもつ女性は70歳までに60 %以上が乳がんを発症すると推定されています。

がん発症前の健康人に*BRCA1*や*BRCA2*などの遺伝子検査を実施することがありますが，その前に必要とされる遺伝カウンセリングについては第17章で説明しました。

がんは異常に増殖した細胞塊である

がんをかたくるしく定義すると，「生体組織に備わっている生理的な防護機能では制御されなくなった，異常に増殖した細胞の塊(腫瘍，tumor)」といえるでしょう。要するに，普通ではみられない，体の中に生じた細胞の塊ということです。この腫瘍細胞群は，発生した臓器の機能を障害したり，近傍の組織に浸潤[注]したり，他の臓器へと拡散する(転移する)ことにより，病気を引き起こします。ですから，がんの治療には，まず，余計ながん組織の外科的除去があります。もう1つは，異常に増殖した細胞を標的として，その死滅を狙う化学療法があります。症例2から伺えるように，一般に広く使われている化学療法薬は厳しい副作用を引き起こすことが多々あります。

注：浸潤とは，広辞苑によると，次第にしみこんで広がることの意。

がんは100種類以上のタイプに分類されますが，その約85 %は，上皮細胞から生じています。上皮細胞とは，皮膚や腸管など，外部あるいは外界と接する組織を形成する細胞の種類です。残りのがんの多くは，中胚葉組織，つまり骨や筋肉など，外部と接しない組織に生じます。上皮細胞由来のがんはがん腫と呼ばれ，後者の中胚葉組織に由来するものは肉腫と呼ばれます。

▶ 上皮組織(細胞)については14ページ参照。授業としては，解剖学で学びます。

がんの治療薬は数多く開発されてきていますが，残念ながらまだ完全ではなく，どんながんでも完治するというわけでもありません。

がんの原因となるがん遺伝子とがん抑制遺伝子

先ほどから，がん遺伝子とがん抑制遺伝子という用語が何度も出てきました

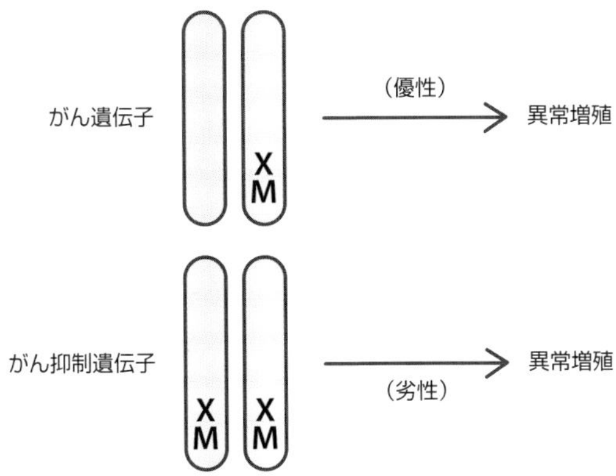

図18.1　がん遺伝子とがん抑制遺伝子。がん遺伝子は2つの対立遺伝子の一方が変異するだけでも影響が表れます。つまり，変異は優性です。がん抑制遺伝子は基本的に，両方の対立遺伝子が変異したときに初めて影響が表れます。つまり，変異は劣性です。*BRCA1*と*BRCA2*はこれの例外です。図のXMは欠失変異を表します。

が，これらはいったいどんな遺伝子なのでしょうか。

がん遺伝子やがん抑制遺伝子から作られるタンパク質は，細胞の増殖や分化，細胞死などで働いているという特徴があります。私たちの体の細胞には，増殖，分化，細胞死といったことが常に起こっていて，そのバランスがとられています。分化とは，増殖して新たに生まれた細胞が特殊な機能をもった細胞に変化することを指し，これは増殖の停止を意味します。また，この細胞死とは，アポトーシスと呼ばれる現象で，生理的条件下で細胞が死ぬことです。健康な体では，増殖，分化，細胞死のバランスが調節されており，体の細胞数が一定に保たれています。ところが，がん遺伝子やがん抑制遺伝子に変異が起こってそのバランスが崩れると，体の細胞に異常な増殖，つまりがんが起きてしまうのです。

がん遺伝子は，「正常な細胞をがん化させる能力をもつ遺伝子」と説明されることがあります。ここでちょっとややこしいのは，がん遺伝子に変異（体細胞変異という）が起こることによってはじめて，そのようながん化能力が生じるということです。変異が起きたがん遺伝子は「活性化されたがん遺伝子」と呼ばれることもあります。また，変異が起こる以前の正常な機能をもつがん遺伝子を「がん原遺伝子」と呼ぶこともあります。

さて，がん遺伝子に起こる変異を遺伝子の塩基配列のレベルで詳しくみると，アミノ酸の種類が変わったり（例えば，グルタミン酸がバリンに置換），アミノ酸が失われたりといったことが起こっています。その結果，生じるタンパク質の構造が大きく変化してしまうことが多いのです。このような変異が起こると，がん遺伝子の2つの対立遺伝子のうちの，どちらか一方に変異があるだけで，異常なタンパク質は生じてしまいます。ですから，変異が及ぼす効果は優性ということになります（図18.1）。

それに対して，がん抑制遺伝子は，「がん化を阻害する効果をもつ遺伝子」といえます。がん抑制遺伝子から作られるタンパク質が，がんの発生を抑制するということです。ですから，がん抑制遺伝子に変異が起こると，がん化が引き起こされてしまいます。

がん抑制遺伝子は，遺伝性のがんの研究から明らかになりました。つまり，親から受け継いだ2つの対立遺伝子のうちの1つが，親の世代ですでに変異していて，それを受け継いだ子どもががんを発生したケースを調べたのです。子どもに発生したがん組織の遺伝子を調べると，対立遺伝子のもう一方，つまり親の世代では正常だった対立遺伝子にも，変異が起きていることが多いということがわかりました。2つの対立遺伝子の両方に変異が起こることによって，がんを抑制する効果がまったく消失し，がんが発生したと考えられます。ですから，がん抑制遺伝子の変異は，劣性ということになります。

ただし，例外的になりますが，がん抑制遺伝子でも優性の場合もあります。遺伝性乳がん（症例1）の原因遺伝子である，*BRCA1*や*BRCA2*がそうです。変異した対立遺伝子を1つ受け継ぐだけで，がんが発生する頻度が極端に上昇します。理由は，先ほど説明したように，*BRCA1*や*BRCA2*は，DNAの損傷を修復する働きをしているからです。

ヒトのがんで100以上のがん遺伝子と，少なくとも15のがん抑制遺伝子が見つかっています。大切なことは，同じ細胞種のがん（胃がんや肺がんなど）でも個々のがんで起こっている変異はバラバラであり，また変異する遺伝子（がん遺伝子とがん抑制遺伝子）の種類によっても，がん細胞の性質が異なります。つまり，がんには個性があるということです。ですから，患者さんそれぞれのがんに応じて適切な治療が行われる必要があります。これは個別化医療や精密医療と呼ばれています。

> **メモ**
> **個別化医療と精密医療**
> どちらも，患者個人個人に合わせた医療のこと。例えば，患者のゲノム情報，あるいは，がんの変異の情報を調べ，それを治療方針に利用すること。精密医療はprecision medicineともいわれます。

がん細胞の特徴を研究して治療薬を開発する

がん細胞は正常細胞とどこが違うのか，この問いはがんやがん治療を理解する基盤となります。もしそれがわかれば，違ったところを標的とした治療薬が開発されるはずだからです。抗菌薬の効力を説明した第8章で，「細菌は細胞壁をもつが，人間の細胞はもたない。だから，細胞壁を作る過程を阻害する薬であるペニシリンは，細菌には毒性があるが，人間にはない。したがって，素晴らしい抗菌薬ということになる」，という説明をしました。もっとも，それでも副作用はあり，それが薬剤というものの宿命でもあります。

がんの特徴は異常増殖ですが，それは何といっても，がんはがん細胞が増殖した塊だからです。私たちの体の細胞には，増殖，分化，細胞死，この3者が常に起こっていて，そのバランスが調節されていると，前項で書きました。例えば，皮膚に起こった損傷（切り傷など）の治癒過程を想像してみましょう。欠落した組織を補うために，正常細胞が増殖し，増殖がもう不必要と生体が判断すれば，増殖が抑制され，もし過剰に生じてしまった細胞があったら，アポトーシス（細胞死）を起こしたりします。ところが，がん細胞では，余分な増殖が起きても抑制されず，アポトーシスも起こりません。増殖しつづけて，周りの組織に浸潤し，転移巣を形成するまでに至ります。ですから，細胞増殖がどのように制御されているのか，がん細胞ではそれがどのように制御異常になっているのかが長年研究されてきました。その過程で，がん細胞の異常増殖にストップをかけるようながんの治療法が開発されてきました。それらの治療法について解説していきましょう。

標準的な治療法は，がんの異常な細胞増殖を標的とする

異常増殖を標的とした治療法の1つは，いろいろな種類の化学療法薬と，もう1つは放射線治療です。これらは，従来から存在する標準的な治療法となっており，後述する分子標的薬とは区別して話を進めます。

古典的な化学療法薬（抗がん剤）として主要なものが4種類あります。列挙すると，アルキル化剤，プラチナ製剤，DNA代謝阻害剤，抗腫瘍性抗生物質です。これらについては，薬理学で詳しく学ぶでしょう。化学療法薬と放射線治療を用いる標準治療法には，副作用が伴いますが，明らかに延命効果があり，現在も広く利用されています。増殖するがん細胞を死滅させる理論的根拠は，分子生物学的研究から明らかになっています。

手短に説明すると，化学療法薬が投与されたり，放射線が照射されると，がん細胞にはDNA損傷というダメージが大規模に生じます。このダメージにより，がん細胞にアポトーシス（細胞死）が誘発されます。これが，こうした標準治療の根拠になります。また，正常細胞は通常，細胞増殖が活発ではないので，化学療法薬の取り込みが少なく，このためDNA損傷が少なく，細胞死は少ない，ということになります。

一般に，生体の細胞でDNA損傷が起きると，それが小規模の損傷の場合には，修復が試みられます。一方，損傷が大規模ですと，細胞はアポトーシスという選択肢を選びます。生体にはそのような仕組みが備わっているのです。アポトーシスは，DNAに傷をもつ不適切な細胞が生体内にとどまらないようにする働きをしている1つの仕組みであり，がんの抑制という点で，非常に重要な役割になります。がん抑制遺伝子が作るタンパク質には，アポトーシスに働くタンパク質が多く存在します。例えば，p53タンパク質はその代表例です。*p53*は，実に，ヒ

トのがんの50 %以上で変異していることがわかっています。

これらの治療法で問題となるのは，がん細胞の増殖と正常細胞の増殖とを区別することが難しいところにあります。がん細胞の増殖を標的にしても，正常細胞のうちの増殖の速い細胞が障害を受けてしまいます。増殖の速い正常細胞の中には，腸管の上皮細胞，血球系の細胞，皮膚の細胞などが含まれます。つまり，これらの正常細胞の障害が，副作用（悪心・嘔吐，食欲不振，倦怠感，下痢，白血球・血小板減少，脱毛など）として現れます。腸管の上皮細胞の障害は下痢を，血球系細胞の障害は白血球・血小板減少を，皮膚細胞の障害は脱毛をもたらします。もっとも，抗がん剤の副作用については，その理由がわからないことが多いのですが。

ドライバー変異を標的にする分子標的薬

がんの原因となる遺伝子の変異は，大勢の研究者により詳しく調べられています。このような学問を分子遺伝学といいます。先ほどふれた乳がん細胞においてだけでなく，いろいろな種類のがん細胞からDNAを取り出し，そのゲノム配列が調べられてきました。さまざまなDNAの変異が見られることがわかっています。小さな点変異（DNAの塩基対1個の変化），小さな欠失（1～数塩基の消失）から，遺伝子の増幅（遺伝子コピーの増加），染色体転座（2つの染色体の一部が入れ替わる）といった大規模な変化など，さまざまです。変異の数は腫瘍の種類によって，また個々の腫瘍で異なりますが，少ない場合で数個，多い場合は100個以上が検出されます。

メモ

DNA損傷とその修復

DNAが損傷される原因は，細胞外にある場合と細胞内にある場合とがあります。細胞外の原因には，化学療法薬と放射線照射があります。細胞内の原因には，DNA複製時のエラーなどがあります。

がんの標準治療の場合は，細胞外の原因ということになります。化学療法薬の1つであるアルキル化薬は，DNA付加体（DNAの塩基に結合し，塩基の構造を修飾する）を形成してしまい，それがDNA損傷（つまりDNA変異）に当たります。また放射線照射では，DNAの二重らせんが切断されるという損傷が起こります。

なお本文に書いたように，細胞には，DNA損傷が小規模ならば，それを修復するという機構が備わっています。上述のDNA付加体の除去には塩基除去修復と呼ばれる機構が働き，二重らせんの切断には相同組換えと呼ばれる機構が働きます。しかし，大規模な損傷の場合は，細胞死が引き起こされます。

たくさんの変異が観察されても，それらがどれくらいがんの原因として関与しているかは，一様ではないでしょうし，無関係のものもあるでしょう。発がんに積極的に影響する変異を他と区別するために，それらは，「ドライバー変異」と呼ばれるようになりました。がん遺伝子やがん抑制遺伝子の変異は，もちろんドライバー変異に含まれることが多いでしょう。ドライバー変異は，がんの運命あるいはがんの性質を決める変異となります。一方，たまたま起こった変異などは，受け身の変異ということで，パッセンジャー変異と呼ぶことになりました。パッセンジャー変異は，がんの性質には寄与しません。ちなみにこれらは，運転者と乗客をイメージした名前です。

このように，多くの変異ががん細胞で検出されることから，がんの変異は長時間かけて細胞内に蓄積され，発がん過程は多段階で起きるのであろうと推測されています。これは，加齢とともにがんリスクが増えていくことの傍証になり，がんの症例数が近年増えてきているのは，人々が長生きするようになったためと理解されています。

ヒトのがんでドライバー変異となる遺伝子の例を紹介しておきましょう。いくつかが知られています。その代表として，*ras*や*ErbB2*などのがん遺伝子，*BRCA*や*p53*などのがん抑制遺伝子があげられます。*ras*はヒトのすべてのがんの約40 %に変異がみられます。*ErbB2*の遺伝子増幅は，乳がん患者さんの約30 %にみられます。*p53*はヒトのすべてのがんの約50 %に変異がみられます。これらはみな細胞の増殖やアポトーシスに関与する遺伝子です。

> **メモ**
> 何て読むの？
> *ras*はラス，*ErbB2*はアーブビーツー，*BRCA*はビーアールシーエーあるいはブラカ，*p53*はピーごじゅうさんと読みます。

従来型の標準治療薬と異なり，特定のドライバー変異を阻害することでがんを抑制しようという薬が近年開発されてきました。これらは，分子標的薬と呼ばれます。分子標的薬は，がん細胞特有に起こっている遺伝子の変異，増幅，これらがもたらすタンパク質の質的または量的変化を標的とすることを目指しています。これらの変異や増幅はがん細胞にはみられ，正常細胞には存在しないので，薬物投与によって正常細胞は障害されにくく，副作用は少ないことになります。

分子標的薬の例：トラスツズマブとエルロニチブを説明しよう

よく知られた乳がんの分子標的薬にトラスツズマブがあります。市販薬としての名前はハーセプチンになります。トラスツズマブは，ヒト化モノクローナル抗体です。つまり，第13章でその作製法を説明したように，免疫反応である抗原抗体反応を利用して人工的に作製されたので，抗体医薬となります。

乳がん患者さんの約30 %で*ErbB2*遺伝子の増幅がみられることは先ほど紹介

注：亢進は，高ぶり進むこと，機能が通常の状態より高まること，などの意味。

しました。遺伝子が増幅している状態は，「*ErbB2*遺伝子のコピー数が増加している」と表現されます。ワープロの文字列を「コピー&ペースト」して，その数が増えたというイメージです。さて，これによりErbB2タンパク質が過剰に産生され，その結果，乳がん細胞は「増殖せよ」というシグナルが亢進注した状態になっています。*ErbB2*遺伝子は，「受容体型チロシンキナーゼ」という種類のタンパク質を作る遺伝子です（このタイプのタンパク質は，受容体でありながら酵素〔チロシンキナーゼ〕の機能ももつという優れ者のタンパク質です）。この受容体は，がん細胞の表面に存在して，「増殖せよ」というシグナルを受け取る非常に重要な働きをしています。トラスツズマブは，この受容体に結合してしまうのです。この結合により，ErbB2受容体は本来の「増殖せよ」というシグナルを受け取れなくなるというわけです（図18.2）。

▶ コラム「詳しく知りたい：PD-1をめぐるがん免疫治療薬」は158ページ。

近年，モノクローナル抗体を用いた新しいがん免疫治療薬（抗PD-1抗体）が話題となっています。今まで説明してきた化学療法薬や分子標的薬はがん細胞に直接作用しますが，抗PD-1抗体は，がん細胞にではなく，がん細胞を攻撃する免疫細胞を助ける働きをするという特色があります。詳しくはコラム「詳しく知りたい：PD-1をめぐるがん免疫治療薬」で説明します。

最後に，分子標的薬をもう1つ紹介しましょう。新規治療薬で，エルロニチブという低分子化合物です。市販薬はタルセバという名前です。これも，*ErbB2*遺

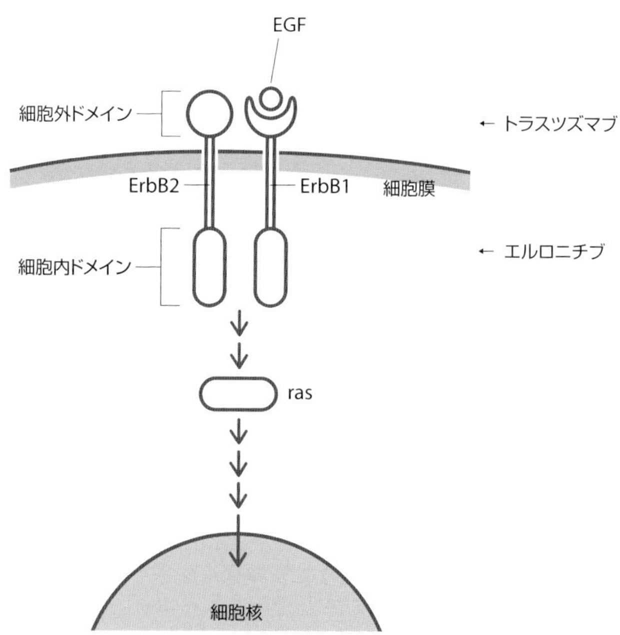

図18.2　ErbB1とErbB2は，上皮細胞増殖因子であるEGFの受容体であり，両者がセット（2量体）として働きます。どちらも受容体型チロシンキナーゼと呼ばれていて，細胞外のドメインと細胞内のドメインをもちます。ErbB1の細胞外ドメインにEGFが結合すると，細胞内ドメインである酵素が活性化され，「増殖せよ」というシグナルを細胞内に伝えていきます。ErbB2はErbB1と2量体を形成することで，増殖シグナルの伝達に関与しています。トラスツズマブは細胞外ドメインに結合し，エルロニチブは細胞内ドメインに結合し，それぞれ増殖シグナルを抑制します。右ページのメモも参照。

メモ

ErbB2が伝える増殖シグナル

「増殖せよ」というシグナルを細胞に伝える因子の1つとして，上皮細胞増殖因子(epidermal growth factor：EGF)がよく知られています。このEGFが結合する相手である受容体，つまりEGF受容体(EGFR)には，4種類があり，ErbB1～4となります。EFG受容体を作るのが*ErbB1*～*4*遺伝子ということになります。*ErbB2*遺伝子は，その1つということです。

さて，図18.2に示したように，ErbB2はErbB1と協力して働きます。ErbB2はErbB1の補助因子(コファクター)として働き，両者は協力して，細胞外からもたらされる増殖因子シグナルを細胞内に伝えます。つまり，EGFによるシグナルが，チロシンキナーゼドメインを活性化させ，そのリン酸化シグナルがrasタンパク質などを経由して，細胞核に伝えられます。細胞核では増殖に必要ないろいろな遺伝子の転写が誘導されます。ですから，ErbB2タンパク質が過剰に産生されると，過剰な細胞増殖が起こることになります。なお，ErbB2は，HER2ともいわれます。

伝子が作る受容体をターゲットにしてその働きを阻害しますが，作用する部位が，トラスツズマブとは異なります。ErbB2受容体は細胞内にも伸びているのですが，細胞内の部分(チロシンキナーゼドメイン[注])に作用するのです(図18.2)。この部分は，酵素活性をもつ部分なのですが，エルロニチブは，この酵素活性を阻害するのです。つまり，「増殖せよ」というシグナルを阻害するのです。その結果，過剰なErbBタンパク質により誘導されるがん細胞の増殖が抑制されるということなのです。進行した乳がんや非小細胞性肺がんに治療に用いられています。

注：ドメインとは1つのタンパク質内の1つの機能を構築する領域や部分のこと。

まとめ

正常細胞は生体の必要に応じて増殖するという制御を受けますが，がん細胞ではこの制御機構に破綻がみられます。その結果，異常に増殖したがん細胞が近傍の組織に浸潤したり，他の臓器部位へと拡散したりします(がん転移)。ですから，がん細胞がもつこの異常増殖を標的として，がん治療薬が開発されてきました。その1つはいろいろな化学療法薬で，もう1つは放射線治療です。一方，長年の研究から，がんの原因は遺伝子の変異，つまり発がんに積極的に寄与するドライバー遺伝子の変異にあることがわかってきました。分子標的薬はがん細胞特有のドライバー遺伝子変異産物を標的とし，がん細胞を死滅させます。変異はがん細胞にのみ存在するので，薬の投与によって多くの正常細胞は障害されにくく，副作用は少ないことになります。

学習目標

- がんが示す異常増殖を30秒で説明できる。
- 細胞増殖を促すがん遺伝子について30秒で説明できる。
- がんの異常な細胞増殖を標的とした化学療法薬を30秒で説明できる。
- 分子標的薬とその治療標的を30秒で説明できる。

参考文献

ペコリーノがんの分子生物学 第3版　Lauren Pecorino著，日合弘，木南凌訳，メディカル・サイエンス・インターナショナル，2017

カラー版 内科学　門脇孝，永井良三編，西村書店，2012

ハリソン内科学 第4版　福井次矢，黒川清監修，メディカル・サイエンス・インターナショナル，2013

19章

高齢者：病気と生活の自立への配慮や介護を考える

医療と介護保険制度，緩和ケアを学ぶ

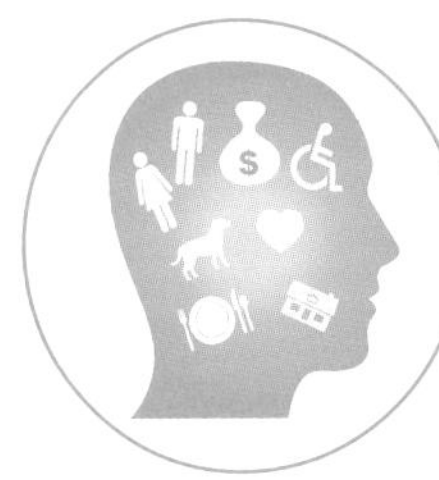

厚生労働省の予測では，21世紀の中頃には，日本の65歳以上の人口は全人口の約4割に達すると予測されています。高齢者が増えれば社会保障費が増大する一方，生産者人口が減少し，そのため社会の活力が失われる可能性があります。つまり，高齢化による日本社会の先細りが心配されています。高齢者医療を含めた医療分野では，国民健康保険制度からの支払い費が増大するため，高齢化のより大きな影響が予測されます。すでにいくつかの対策がとられてきていますが，介護保険制度や後期高齢者医療制度の施行がその例です。

年金や社会保険といった社会保障費については，その多くを現役世代が負担することになります。この負担が多くなるため，日本では世代間の不信は大きく，世代間問題は高齢化社会を乗り切る際の大きな課題となっています。今回は，高齢者の医療，看護，介護，医療制度（介護保険制度など）をとりあげてみましょう。また，終末期を迎えた患者さんの緩和ケア，良好なQOLの維持に必須の意思疎通の重要さについてもふれました。この章の内容は，皆さんも常識として知っておくべきものでしょう。

高齢者の症例検討会から高齢者医療の現実をみてみよう

現在の高齢者医療の一端を理解するために，症例検討会の様子を1つ紹介しましょう。医師，看護師，理学療法士，ケアマネジャー，事務職員などをはじめとする多くの医療スタッフからの意見をまとめたものです。患者さんに関する医学的な適応，患者さんの意向，家族を含めた周囲の状況，医療体制との兼ね合いなどの項目からなっていますが，それらの関連に注意を払いながら読んでみてください。

この章の内容を担当するのは，公衆衛生学や衛生学で，これらの講義で学びます。

［症例検討会］ 80歳，男性。腎透析をしながら，がんの緩和ケアを受けている患者さんが，今回の検討会の症例です。研修医指定病院に入院後，一応病状が落ち着いてきているので，今後の療養先を考える時期となりました。高齢者医療では避けられない悩ましい問題で，これが検討課題です。

患者さんは他院で人工透析（腎透析）を受けていましたが，肺炎を併発し，本院に入院することになりました。肺炎を治療する過程で肺がんが見つかり，全身の精密検査を行ったところ，腰椎へのがんの骨転移が複数発見されました。この検査結果は重篤な病気，進行した病状ということを示しています。本人と家族にこの状況を説明し，相談したところ，副作用も多いのでがんの化学療法は行わず，症状緩和の治療（緩和ケア）を行うということになりました（1つの賢明な選択肢です）。現在は骨転移のある腰椎への放射線治療が終了し，臨床経過は良好で，座って食事ができる状態となっています。体を動かしたときには腰痛（骨転移による）があるといいますが，鎮痛薬と麻薬の使用，コルセットの着用などで，痛みはコントロール（軽減）できています。ただ，長時間座っているときや，車椅子の移動時には痛みが強いということです。転院してきてから約2か月が経ちますが，予後（余命）は数か月と考えられています。

以上が，今後の医療方針を判断するための**医学的な適応**に関する事項です。当然のことですが，これだけでは，今後の方針を判断できません。患者さんやご家族の意向，医療制度をも考慮する必要がまずあります。医学的内容を第1とすると，第2としては，**患者さんの意向**が重要な判断材料となります。現在の病院内での状況に不満はなく，本院に引き続きいたい，という希望と，同時に自宅に帰りゆったりと暮らしたい，という希望をもっています。単純でわかりやすい患者さんの希望や意向というのは，通常あまりありません。帰宅する場合は，介護が必要となり，後で説明する介護保険制度を利用することになります。しかし，家族の負担が増すことになるので，そのことに対する気遣いがあるようでした。第3として**家族の意向や周囲の状況**を理解することが重要ということです。現在は奥さん（腰痛を患っている）と2人暮らしで，市内には娘さん家族が住んでいますが，在宅医療を支えられるような家庭状況ではありません。

第4の問題は**現在の医療体制**との兼ね合いです。この病院は急性期病院[注]に指定されています。ですから，救急搬送の患者さんの受け入れを行っていて，密度の高い高度な医療を提供することが期待されています。そのため，患者さんの状態が安定してきているにもかかわらず，ずるずると入院日数が長くなるという状況はマイナス評価につながります。実際，診療報酬の減額が行われます。つまり，病院はクラス分け（住み分け）がなされていて，患者の病状・程度に応じてクラスの異なる病院または施設に移動するというのが，医療行政の現状です。厳しいようですが，効率のよい医療体制を目指し，実行するということでしょう。この方針を無視すると，医療資源の公平性（公平な配分）が担保されなくなるという問題が発生します。

注：医療施設の区分としては，他に，回復期病院やかかりつけ医院などがあります。

この症例全体を総合して考えると，患者さんの病状やQOL（quality of life：生活の質），患者さんの希望を中心に今後の医療的対応を考えますが，そればかりでなく，周囲の人々のQOL，医療機関の状況も考慮して，最終的に決断することが期待されています。

その後，検討会で2つの選択肢が議論されました。1つは，帰宅し，介護保険制度を利用し，在宅ケアをすることです。もう1つは，新たな受け入れ病院を探し，転院してもらうという選択です。最終的には，受け入れを承諾してくれる病院が見つかり，そこを紹介することになりました。その病院では，周囲の事情から自宅に帰れない，しかし腎透析の必要な患者さんを受け入れ最後まで看てくれるという病院でした。

介護保険制度と要介護認定を知っておこう

介護保険制度は2000年にスタートし，社会に定着してきていますが，この制度や医師の分担事項についてよく理解できていない若手医師は多くいます。当然，皆さんは知らないと思いますが，そのうちに身近な問題となるはずです。患者さんの退院後の生活を支援する制度であり，同時に家族の介護を助けるものです。退院後の患者さんや家族のQOLを左右するものであり，重要な意味をもっています。市町村が保険者(サービスを提供する)となり，40歳以上の国民が被保険者(サービスを受ける)となります。被保険者は保険料を支払い，介護が必要な状態(保険事故といいます)が発生した場合には，介護サービスを受け，保険給付を受けとる制度です。

保険事故発生時には，市町村の窓口に家族が介護保険の申請をします。この申請には，ケアマネジャー(介護支援専門員)が支援を行うという制度があります。

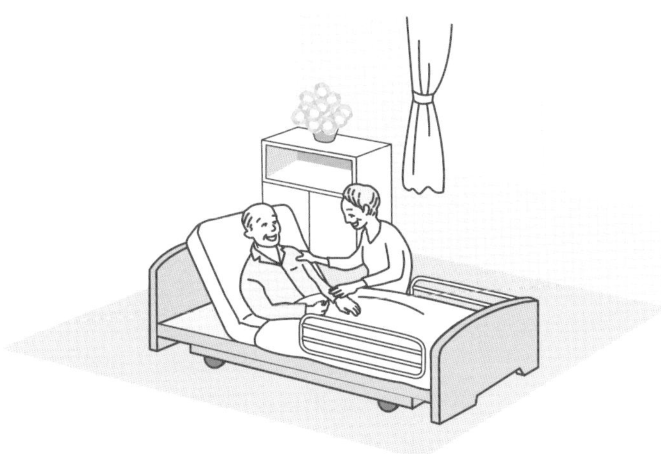

図19.1

ケアマネジャーは，申請の手助け以外にも，「要介護者」と認定されると，いろいろな支援を行います。具体的には，生活および身体・精神状況を把握し，サービスの内容，経費の内訳と総額，サービス日程を含めた，介護ケアプランの作成(認定された介護段階により，その内容が異なります)などです。つまり，ケアマネジャーは，要介護者，家族，介護福祉士やヘルパーなどを含めた介護チーム全体の調整役になります。

介護保険の申請書には，要介護に関する調査員による認定調査と，「主治医の意見書」が含まれ，これらを元に要介護の認定が行われます。この認定では16の特定疾患(がん，認知症，糖尿病性腎症，関節リウマチなど)が対象となり，活動の程度，重篤度，支援環境などにより，支援対応の深さが判定されます。判定結果には，非該当から，要支援(1～2)，要介護(1～5)まで，8段階があります(2019年現在。改定がしばしば行われます)。認定された要介護度により，受けられる介護サービス(施設サービス，在宅サービス，地域密着サービス，介護予防サービスなどがある)，さらに支給限度額も変わってきます。ですから，要介護の認定は重要な意味をもちます。非該当と認定されたときは，患者さんおよびご家族の希望と異なり，不満が残る場合があります。つまり，トラブルが生じる可能性があります。

「主治医意見書」の記載を医師は要求されますが，学生時代，書き方の講義をほとんど受けないので，困惑することが多いと聞きます。基本は，疾患名の記載，介護が必要となる症状(例えば，尿失禁への対応の程度)，日常生活の活動度の低下の様子(身の回りのことを自分で行えるか，交通機関などの利用が自分でできるかなど)，その低下の時間的経過と今後の予測(進行性について)，認知症の有無などからなりますが，鍵となるポイントは「介護がどのように必要なのか」を明確に記載するところにあります。

終末期医療では互いの意思を疎通させることが大切

検討会症例の患者さんは，相談の結果，緩和ケアという治療法を選択しました。緩和ケアの目的は良好なQOLの維持を実現させることにあり，本人の満足を物差しにすることが大切とされています。また，患者さんとご家族とのコミュニケーション(意思疎通)，さらに医療・介護ケア側との意思疎通が重要です。

円滑な意思疎通の最大の障害は，患者さんとご家族が抱く不安で，そこにまつわりついている罪悪感といえるでしょう。よく話し合うことが解決策のすべてだとされています。夫婦を含めた家族構成員(同居，別居の子どもなど)はそれぞれ異なった生活環境にありますから，彼らの関係に注意深く配慮する必要もあります。意思疎通の難しさを医療・ケアチームがカバーすること，細心の注意を払いながら対応することが大事であるといわれています。ところが，たとえ意思疎通の良好な夫婦間であっても，実は難しいこともあります。最後に一例として，次のエピソードを読んでみてください。「黙秘の共謀(お互いに見て見ないふり)」と呼ばれることが起こりえます。

［夫を看病する75歳の女性］　古くからのかかりつけのお医者さんが，病気の主人のために往診に来てくれました。主人とは昔からの友達で，先生が来てくれると私は晴れやかな気分に戻れます。主人も元気が出てくるようです。でも，先生には「主人の病気のことは本人には言わないでほしい」とお願いしています。死の病にかかっていると夫が知れば，生きていく活力を失ってしまうだろうからです。これは私にも耐えられません。今日も先生が来られたとき，明るく振るまうことを忘れずに，診察にお付き合いしていました。いつものように，「すぐに起きてまた歩けるようになるって，先生もそうおっしゃっていますよ」とにっこりしました。このとき，玄関の呼び鈴が押されたので席を外しました。宅配業者だと思ったのですが，実は老後保険サービスの勧誘で，その対応に10分ほどかかりました。内容に納得するところもあり，考えさせられました。

主人の部屋に戻ってみると，いつもと雰囲気が違っていました。主人が涙を流しながら，先生と話をしています。私の顔を見ると，「もういいんだよ，ありがとう，本当のことを知っているのだから」と微笑みました。「先生に，私の体のことは，妻には内緒にしてほしいと頼んだんだよ。もう長くはないことぐらいは自分でもわかるからね。ただ，おまえはそれには耐えられんだろうと思ったんだよ。おまえから希望を奪ってしまうのは酷だからね。そうしたら，先生は言ったんだよ。奥さんも同じことを言っておられますよ，と。驚いたよ」。

私は先生の方を向き，キツイ顔で言いました。「あれほど頼んでいたのに」，と。後は，ただ呆然としていました。しかし，しばらくすると，肩の荷が降りたような安堵感があり，頑張らなくていいのよという安心がありました。これからは，いろいろなことを話し合えるという喜びもありました。今のこと，死んでからのことを決めておく必要があるのですから。

まとめ

高齢者に対しては病気だけでなく，生活の自立，支援する家族の環境，経済的な負担，本人の希望などの問題に対応する必要があります。介護保険制度はその一助であり，市町村が保険者(サービス提供者)となり，40歳以上の国民が被保険者となります。介護が必要な状態が発生した場合には，介護サービスと保険給付が支払われますが，この申請には要介護に関する調査員による認定調査，さらに主治医の意見書が含まれます。意見書の基本は，「介護がどうして，どのように必要なのか」を明確に記載することにあります。

緩和ケアの目的は良好なQOLの維持を実現させることにあります。本人の満足を物差とし，患者さん，ご家族，さらに医療・介護ケア側との意思疎通が重要です。

学習目標

- 高齢者医療の要点を30秒で説明できる。
- 介護保険制度を30秒で説明できる。
- 緩和ケアでの注意点を30秒で説明できる。

参考文献

カラー版 内科学　門脇孝，永井良三編，西村書店，2012

死ぬとはどのようなことか—終末期の命と看取りのために　Gian Domenico Borasio 著，佐藤正樹訳，みすず書房，2015

詳しく知りたい　検査結果の「陽性」って，どれだけ正しいの？

病気の診断にはいろいろな検査が欠かせません。しかし，検査結果が陽性であったとしても，その結果がどの程度正解しているか（的中率あるいは的中度）は，用いた検査の精度によって違ってきます。的中率は，用いた検査の感度と特異度（特異性），さらに対象とする疾患の有病率によって左右されるのです。ですから，「用いた検査の結果がどのくらい正確なのか」，また「得られた結果で診断の確からしさがどの程度増すのか」を知っておくことはきわめて重要です。ここでは，検査の感度と特異度，尤度比，有病率（検査前確率）について説明します。

感度と特異度

検査の感度とは，疾患を有する人のうち，検査結果が期待通りに陽性と出る，その比率です。つまり，見つけ出す能力です。感度が高い検査ほど正解率（的中率）が上がりますが，一定の率で，間違い（エラー）が必ず伴います。一方，検査の特異度とは，疾患を有しない人のうち，検査結果が期待通り陰性と出る比率です。つまり，その疾患に罹患していないのに，誤って罹患していると判定される場合のことで，その確率が少ないほど特異度の高い良い検査になります。

特異度の低い検査を使用した場合，実際に原因となった疾患とは異なった疾患であっても陽性と出たり，健康人であっても陽性と出たりします。例えば，第14章の血中ALT逸脱酵素の測定は，簡便で，健康診断などで広く用いられている臨床検査です。慢性肝炎での測定値は確かに上昇しますが，心疾患や筋肉の疾患でも上昇します。ということで，特異度は高くありません。ですから，確定診断にではなく，スクリーニングや病態の把握に適しています。当然のことですが，できるだけ感度が高く，特異度の高い検査を診断に用いるのがよいということです（しかも複数の検査を）。

尤度比

鉄欠乏性貧血の診断には血清フェリチン値を測定するということを第7章で説明しました。値が45 ng/mL以下の場合は鉄欠乏性貧血が強く疑われ，100 ng/mL以上であれば，鉄欠乏性貧血よりも慢性炎症などに伴う貧血が考えられます。この検査の感度は，測定値が45 ng/mL以下の場合，0.85，特異度は0.92とされています（15 ng/mL以下では，感度0.59，特異度0.99と変わります）。では，この検査の診断への貢献度はどのように考えたらよいでしょうか。それには尤度比，つまり「尤もらしさ」を考えることが必要になります。

尤度比はこの場合，鉄欠乏性貧血の患者さんがそのフェリチン値を示す確率（0.85）を分子に，鉄欠乏性貧血でない患者さんがそのフェリチン値を示す確率（0.08：1−0.92と計算される）を分母にした値（0.85/0.08）で求められ，約11となります。一般に，尤度比が10を超えた場合には，病気疑いの確率が45 %上昇するとされ，尤度比が2程度だと確率は15 %上昇します。ちなみに，尤度比1はどちらとも言えない（鑑別能力がない）ことを示し，数値が大きくなるほど，そうだという肯定確率が高く（鑑別能力が優れている）ことになります。逆に，尤度比がゼロに近づくと，そうでないという否定確率が高くなっていきます。ですから，1より高いまたは低いほど鑑別能力は優れています。

感度と特異度およびと尤度比の関連性については，有疾患者，非罹患者を左上下に，検査陽性，検査陰性を右側上下にした2×2表を作成してみるとわかりやすいので，各自，ぜひ書いてみてください。検査結果や特定の症状の有無には，それぞれ尤度比が推定されています。日常診療ではいくつかの症状や検査結果を総合して，より正確な診断結果を得るように努力されています。

（続く）

詳しく知りたい　（続き）

検査前確率と的中率

感度の高い検査でも一定率の誤りがあります。だとすると，疾患の有病率が違うと，誤りの実数に違いが出てきて，それが的中率に影響してきます。ここがポイントで，その疾患に感染している可能性，つまり有病率（検査前確率）が重要だということになります。そこで，検査前確率が異なる2つの集団をとりあげ，その違いよる影響を説明しましょう。インフルエンザの迅速検査を例にしますが，検査の感度は63 %（高くない），特異度は98 %（高い）とします（尤度比は約30です）。

インフルエンザが流行している時期に，インフルエンザ様の患者さんが来院し，発熱，咳，鼻閉（鼻づまり）を訴えたとします。このときインフルエンザに感染している可能性（検査前確率）は，約50 %程度でしょう。一方，これが非流行期であると，患者さんがインフルエンザに感染している可能性は5 %程度にまで低下します。検査前確率が50 %と5 %という2つの集団A，Bで比較してみます。

対象者を100人とします。集団Aで予想される有病者は50人，非有病者は50人ということになります。

検査後，有病者50のうち，
31.5人（＝50 × 0.63）が陽性，
18.5人（＝50 × 0.37）が陰性
と判定されます（感度は63 %ですから）。

一方，50人の非有病者うち，
49人（5＝0 × 0.98）が陰性，
1人（5＝0 × 0.02）が誤って陽性
と判定されることになります（特異度98 %ですから）。

合計すると，
陽性と判定されたのは32.5人（31.5＋1）
陰性と判定されたのは67.5人（18.5＋49）
となります。

そうすると，陽性的中率は陽性と判定されたうちで真に感染していた数の比率ですから，31.5/32.5，約97 %ということになります。この検査により陽性と判定される人は全体の32.5 %ですが，陽性者については検査前確率が50 %であったのが，約97 %にまで上がったことになります。素晴らしいです。

一方，陰性的中率についても同様に計算すると，49/67.5で72.6 %ということになります。この陰性的中率＝72.6 %を反対側からみると，27.4 %の人が検査陰性でも感染していることになります（困ったことに，かなり多い）。この場合，「抗インフルエンザ薬の投与を控えるか」についての判断は医師により分かれるところです（もし投与が妥当と判断するなら，検査の意義は少ない，ということになります）。

同様に，検査前確率が5 %という集団Bで計算してみましょう。予想される有病者は5人と少なく，非有病者は95人です。検査後，有病者5人のうち，
3.15人（＝5 × 0.63）が陽性，
1.85人（＝5 × 0.37）が陰性
と判定されます。

一方，95人の非有病者のうち，
93.1人（＝95 × 0.98）が陰性，
1.9人（＝95 × 0.02）が誤って陽性
と判定されます。
陽性と判定されたのは，5.05人（3.15＋1.9）
陰性と判定されたのは94.95人（1.85＋93.1）
となります。そうすると，陽性的中度は3.15/ 5.05，約62.4 %ということになります。集団Aの的中度97 %と比べると，かなり低いことがわかります。一方，陰性的中度は93.1/94.95，約98 %という高い値になります。

高リスクのA集団では的中率97 %ですが，低リ

（続く）

詳しく知りたい　（続き）

スクのB集団では62.4 %と的中率が低くなることが理解できたでしょうか。どのような時期に症状を訴えて来院したか，予防接種をしているかなどで，検査前確率は変わり，検査の的中率も変わってきます。高リスクを予測できる集団では，検査前確率は上がり，結果として検査診断の的中率も上がります。だから，検査前に患者のリスクを想定する（あるいは絞り込む）ことが重要ということになります。なお，健康者を対象とする健康診断などでのスクリーニング検査では，的中率はかなり低くなります。

参考文献

内科クラークシップガイド　D. Paauw, LR. Burkholder, MB. Migeon著，上床周，奥田俊洋監訳，メディカル・サイエンス・インターナショナル，2004
極論で語る総合診療　桑間雄一郎著，丸善出版，2016
かぜ診療マニュアル　山本舜悟他著，日本医事新報社，2013

学習の目標 解答のヒント

第1章 「イライラ，ドキドキ」となるバセドウ病はホルモンの病気

生体内情報を伝達する物質とそれを受け取る受容体細胞の関係を学ぶ

●甲状腺と甲状腺ホルモンについて30秒で説明できる。

ヒント 濾胞細胞とサイログロブリン，T_3とその受容体，代謝の活性化，を用いて説明する。

●バセドウ病と橋本病を30秒で説明できる。

ヒント それぞれの症状，甲状腺の機能亢進と低下の原因，を用いて説明する。

●ホルモンの作用と生体の恒常性の維持機構を30秒で説明できる。

ヒント T_3の分泌，TSHの分泌，フィードバック調節，を用いて説明する。

第2章 上腹部の痛みや不快感を感じたら，胃潰瘍を疑ってみよう

胃の構造を知り，胃酸の分泌がヒスタミンにより調節されていることを学ぶ

●胃の構造を30秒で説明できる。

ヒント 胃の幽門前庭部，4種類の組織，を用いて説明する。

●胃潰瘍と胃酸分泌を30秒で説明できる。

ヒント 胃酸とアルカリ性粘液分泌細胞，胃粘膜組織の欠損の原因，を用いて説明する。

●ヒスタミンH_2受容体拮抗薬を30秒で説明できる。

ヒント 受容体と拮抗阻害薬，花粉症の抗ヒスタミン薬，を用いて説明する。

第3章 どうして見えにくくなるのか，緑内障

眼房水は眼球の圧力を維持するが，その分泌は交感神経系で調節されていることを学ぶ

●緑内障と眼圧，房水の流れを30秒で説明できる。

ヒント 視野欠損，視神経の変性，毛様体と隅角，を用いて説明する。

●緑内障治療薬とその作用機構を30秒で説明できる。

ヒント アドレナリンβおよびα_2受容体，プロスタグランジン，を用いて説明する。

●交感神経と副交感神経の働きが理解できる

第4章 うつ病は脳内の物質とどのように関係しているのだろうか

精神活動にセロトニンという物質が関与することを学ぶ

●うつ病の概要を30秒で説明できる。

ヒント 感情と意欲，身体症状，仮面性うつ病，を用いて説明する。

●セロトニンとその神経伝達機構を30秒で説明できる。

ヒント モノアミン，受容体，再取り込み，を用いて説明する。

● SSRIの作用機構を30秒で説明できる。

ヒント 三環系抗うつ薬，再取り込みの阻害，を用いて，開発の変遷を含め説明する。

●脳神経系と神経伝達物質の概要が理解できる。

第5章 血液中の糖がうまく利用できない糖尿病

糖の代謝とインスリンによるその調節を理解する

●糖尿病とその診断を30秒で説明できる。

ヒント 生活習慣病，合併症，高血糖とインスリン，を用いて説明する。

●血糖の利用へのインスリンの働きを30秒で説明できる。

ヒント グルコースの取り込み，受容体とシグナル伝達，を用いて説明する。

●インスリン分泌機構を30秒で説明できる。

ヒント ATP/ADP比，K_{ATP}チャネル，GLP-1受

容体，を用いて説明する。

●糖尿病薬の作用機構を30秒で説明できる。

ヒント　スルホニル尿素薬，DPP-4阻害薬，メトホルミン，を用いて説明する。

第6章　喘息ではヒューヒュー・ゼイゼイという呼吸音が聞かれる

空気中の酸素が肺に至るまでの気道を中心とした肺呼吸を理解する

●気管支喘息の症状，病態を30秒で説明できる。

ヒント　喘鳴，気管支の狭窄，炎症と浮腫，を用いて説明する。

●スパイロメトリーにみられる所見と喘息との関連性を30秒で説明できる。

ヒント　肺活量と1秒率，肺の換気能力と閉塞性，を用いて説明する。

●気管支喘息の治療薬の作用機構を30秒で説明できる。

ヒント　アレルゲンの除去，気管支の拡張，β_2受容体刺激薬，を用いて説明する。

●肺換気と外呼吸をそれぞれ30秒で説明できる。

ヒント　酸素供給の4つの過程，ガス交換と肺胞，を用いて説明する。

第7章　貧血になると，どうして立ちくらみが起こりやすくなるのか

鉄を含んだヘモグロビンが酸素をうまく運ぶ仕組みを学ぶ

●貧血の症状，状態を30秒で説明できる。

ヒント　動悸・息切れ，不定愁訴，ヘモグロビン量と酸素供給不足，を用いて説明する。

●鉄欠乏による貧血を30秒で説明できる。

ヒント　鉄の吸収，ヘモグロビン分子，血清フェリチン値，を用いて説明する。

●赤血球・ヘモグロビンを介した酸素運搬の機構を理解できる。

第8章　発熱と咳が長く続くときは肺炎を疑おう

肺炎を引き起こす肺炎球菌と抗菌薬について学ぶ

●市中肺炎と院内肺炎について30秒で説明できる。

ヒント　長引く咳と膿性の痰，肺炎球菌，耐性菌，を用いて説明する。

●細菌の種類，その構造と特性，グラム染色を30秒で説明できる。

ヒント　グラム染色のやり方，球菌と桿菌，真核細胞との違い，を用いて説明する。

●常在菌としての肺炎球菌の特徴を30秒で説明できる。

ヒント　常在菌と健康保持，誤嚥性肺炎，ワクチン摂取，を用いて説明する。

●抗菌薬とその作用点を30秒で説明できる。

ヒント　ペニシリン，細胞壁，耐性菌の出現，を用いて説明する。

第9章　肺結核という感染症には免疫系が関与する

生体に備わっている，病原体に対する防御機構を学ぶ

●現代の肺結核という病気を30秒で説明できる。

ヒント　感染症の歴史，感染症法，結核菌保持者，を用いて説明する。

●結核菌感染に対する防御機構を30秒で説明できる。

ヒント　リンパ節への侵入，ツベルクリン反応，保菌者，を用いて説明する。

●病原体から自身を守る生体防御機構を30秒で説明できる。

ヒント　バリア機能と自然免疫，炎症反応，獲得免疫，を用いて説明する。

●肺結核への細胞性免疫の関与を30秒で説明できる。

ヒント　細胞内で増殖する菌，液性免疫と細胞性免疫，キラーT細胞，を用いて説明する。

第10章　メタボリックシンドロームはどうして体に悪いのか

悪玉コレステロールなどの脂質の代謝とその合成阻害薬を学ぶ

●生活習慣病としての脂質異常症（高脂血症）を30秒で説明できる。

ヒント　メタボリックシンドローム，LDLコレステロール，動脈硬化，を用いて説明する。

●動脈硬化を30秒で説明できる。

ヒント　血管の構造，コレステロール蓄積，マクロファージ，を用いて説明する。

●コレステロール合成とその調節を30秒で説明できる。

ヒント　肝臓，アセチルCoA，HMG-CoA還元酵素，を用いて説明する。

●スタチン治療薬を30秒で説明できる。

ヒント　HMG-CoA還元酵素の阻害，リスク低下の疫学データ，を用いて説明する。

第11章　血圧が高いとどうして動脈硬化を引き起こすのか

血圧の調節に関与する物質とそれを標的とした治療薬を学ぶ

●血圧を30秒で説明できる。

ヒント　血圧の測定法，最高血圧，血管容積と血液量の相対値，を用いて説明する。

●高血圧による血管系の疾患リスクを30秒で説明できる。

ヒント　血圧とリスク因子，心筋梗塞と脳出血，を用いて説明する。

●血圧の調節を30秒で説明できる。

ヒント　カテコールアミン類，レニンとアンジオテンシン，アルドステロン，を用いて説明する。

●降圧薬の作用機構を30秒で説明できる。

ヒント　ARB，カルシウム拮抗薬，β受容体遮断薬，を用いて説明する。

第12章　心臓に酸素を運ぶ血管が詰まってしまうと心筋梗塞になる

心電図検査の基本と，障害時に心筋から漏れ出てくる酵素について学ぶ

●心筋梗塞を30秒で説明できる。

ヒント　心臓の機能，冠動脈，アテローム性プラーク，を用いて説明する。

●心筋梗塞にみられる心電図と血清中の逸脱酵素の診断的意義を30秒で説明できる。

ヒント　心筋の壊死，特殊な波形，トロポニンとクレアチンキナーゼ，を用いて説明する。

●心筋梗塞と狭心症の治療薬（予防薬）をそれぞれ30秒で説明できる。

ヒント　硝酸薬，カルシウム拮抗薬，β受容体遮断薬，を用いて説明する。

●心電図の撮り方と心電図の基礎となる心筋の電気活動を理解する。

第13章　関節が痛んで動かせなくなる病気，関節リウマチ

関節の炎症を引き起こす自己免疫疾患と抗体を用いた治療薬を学ぶ

●関節リウマチの症状と病態を30秒で説明できる。

ヒント　関節の痛みや腫れ，滑膜の炎症，自己免疫疾患，を用いて説明する。

●滑膜性関節の構造と関節痛を30秒で説明できる。

ヒント　関節腔と滑膜，炎症性と外傷性の関節痛，を用いて説明する。

●関節リウマチの治療薬を30秒で説明できる。

ヒント　生物学的製剤(抗体医薬)，メトトレキサート，を用いて説明する。

●抗体と液性免疫を理解する。

第14章　ウイルスの感染が原因で起こる慢性肝炎とはどんな病気か

肝炎ウイルスの増殖と抗ウイルス薬の作用機構を学ぶ

●ウイルス性肝炎を30秒で説明できる。

ヒント　B型およびC型肝炎ウイルス，血液または体液を介した感染，を用いて説明する。

●B型，C型肝炎ウイルスの特徴をそれぞれ30秒で説明できる。

ヒント　ウイルスキャリア，慢性化，肝細胞の破壊，を用いて説明する。

●ウイルス感染と感染防御機構をそれぞれ30秒で説明できる。

ヒント　ウイルスのライフサイクル，液性および細胞性免疫の関与，を用いて説明する。

●ウイルス治療薬の作用機構を30秒で説明できる。

ヒント　インターフェロン，ウイルス合成(産生)

の阻害，ヌクレオシドアナログ，を用いて説明する。

第15章 体内にたまった老廃物が排出できなくなる慢性腎臓病

老廃物の排出に働く腎臓の機能と治療の方向性を学ぶ

●慢性腎臓病（CKD）の概要を30秒で説明できる。

ヒント 腎機能低下と腎不全，症状の出現，腎透析者数の低減，を用いて説明する。

●腎機能とその評価について30秒で説明できる。

ヒント 窒素代謝物（老廃物）とその濾過，推算糸球体濾過値（eGFR），を用いて説明する。

●透析療法や腎移植治療を30秒で説明できる。

ヒント 腎透析の装置，腎移植と移植抗原，を用いて説明する。

第16章 難聴：音が聞き取りにくくなるのはどうして？

難聴原因遺伝子の機能と音刺激を受け取る内耳の感覚細胞を理解する

●遺伝性の感音難聴を30秒で説明できる。

ヒント 伝音難聴と感音難聴，先天性難聴と遺伝性難聴，を用いて説明する。

●聴覚の機構を30秒で説明できる。

ヒント 鼓膜と蝸牛，コルチ器と有毛細胞，聴性脳幹反応，を用いて説明する。

●コネキシン26遺伝子の変異がどうして劣性と優性の難聴をもたらすのかが理解できる。

第17章 遺伝する病気の診察ではどんな注意が必要か

疾患の遺伝性とそのカウンセリングの大切さを理解する

●メンデルの遺伝，非メンデル遺伝をそれぞれ30秒で説明できる。

ヒント 遺伝要因と環境要因，100％の発症，家系図の作成，を用いて説明する。

●劣性と優性のメンデルの遺伝病の遺伝する確率を30秒で説明できる。

ヒント アクシデントの排除，劣性と優性の遺伝，それぞれの再発率，を用いて説明する。

●遺伝カウンセリングに関する留意事項を30秒で説明できる。

ヒント 遺伝に悩む人の相談，不安の解消，チームでの対応，を用いて説明する。

第18章 がん細胞と正常細胞はどこが違うのか

がん細胞の異常な増殖能とその原因となる遺伝子変異を理解する

●がんが示す異常増殖を30秒で説明できる。

ヒント 細胞増殖のバランス，がん細胞の浸潤と転移，を用いて説明する。

●細胞増殖を促すがん遺伝子について30秒で説明できる。

ヒント がん遺伝子とがん抑制遺伝子，細胞増殖の機構と細胞死，を用いて説明する。

●がんの異常な細胞増殖を標的とした化学療法薬を30秒で説明できる。

ヒント DNA損傷，細胞死の誘発，を用いて説明する。

●分子標的薬とその治療標的を30秒で説明できる。

ヒント モノクローナル抗体と低分子化合物，それらの標的，を用いて説明する。

第19章 高齢者：病気と生活の自立への配慮や介護を考える

医療と介護保険制度，緩和ケアを学ぶ

●高齢者医療の要点を30秒で説明できる。

ヒント 医学的な適応，患者さんの意向，家族と周囲の状況，現在の医療体制，を用いて説明する。

●介護保険制度を30秒で説明できる。

ヒント 退院後の生活，被保険者と保険者，申請と要介護認定，を用いて説明する。

●緩和ケアでの注意点を30秒で説明できる。

ヒント 緩和ケアの目的，患者さんの満足，意思疎通，を用いて説明する。

索引

欧文, 和文の順に掲載。f は図を表す。

欧文索引

和文索引

●あ

著者紹介

木南 凌

●学歴，職歴など

1971年　岡山大学医学部卒業
1976年　徳島大学大学院医学研究科修了（村松正實 研究室）
1977年　米国NCI-Frederich Cancer Research Institute 博士研究員
1979年　癌研究会癌研究所 研究員
1982年　東京大学医学部 助手
1983年　東京大学医学部 助教授
1987年　新潟大学医学部 教授
2012年　新潟大学名誉教授
現在，新潟大学医学部教育研究担当，遺伝子倫理委員会委員
日本癌学会名誉会員，広島大学客員教授，東京都医学総合研究所評価委員会委員など

●何を研究してきたか

村松正實教授（後に東京大学教授）の研究室では，主にリボソームRNAの構造や遺伝子発現の研究を行いました。新潟大学赴任後は，反復配列DNA（ミニサテライト）の研究や，遺伝性疾患やがんの分子遺伝学的研究を行いました。

はじめての医学　定価：本体2,500円+税

2020年1月1日発行　第1版第1刷 ©

著　者　木南（こみなみ）　凌（りょう）

発行者　株式会社　メディカル・サイエンス・インターナショナル
代表取締役　金子 浩平
東京都文京区本郷 1-28-36
郵便番号 113-0033　電話 (03)5804-6050

印刷：日本制作センター
ブックデザイン・イラスト：岩崎邦好デザイン事務所

ISBN 978-4-8157-0175-8　C3047